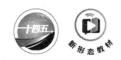

国家卫生健康委员会
"十四五"规划新形态教材

全国高等学校教材

供护理学类专业高等学历继续教育等（

护理伦理学

第 4 版

主　　编	范宇莹	
副 主 编	张　旋　汪国建	
数字负责人	汪国建	
编　　者	王庆华	滨州医学院
（以姓氏笔画为序）	王明丽	吉林医药学院
	邓　力	川北医学院
	龙　婷	昆明医科大学
	刘永宁	大连医科大学附属第一医院
	祁晓娜	哈尔滨医科大学附属肿瘤医院
	汪国建	浙江中医药大学
	张　旋	福建医科大学
	张思琪	海南医科大学
	范宇莹	哈尔滨医科大学
	贺利平	长治医学院
	栗　新	锦州医科大学
	魏洪娟	齐齐哈尔医学院
编 写 秘 书	祁晓娜	哈尔滨医科大学附属肿瘤医院

人民卫生出版社
·北 京·

图书在版编目（CIP）数据

护理伦理学 / 范宇莹主编 . -- 4 版 . -- 北京：人
民卫生出版社，2024. 9
全国高等学历继续教育"十四五"规划教材
ISBN 978-7-117-36337-2

I.①护… Ⅱ.①范… Ⅲ.①护理伦理学－成人高等
教育－教材 Ⅳ.①R47-05

中国国家版本馆 CIP 数据核字（2024）第 095592 号

护理伦理学
Huli Lunlixue
第 4 版

主　　　编	范宇莹
出版发行	人民卫生出版社（中继线 010-59780011）
地　　　址	北京市朝阳区潘家园南里 19 号
邮　　　编	100021
E – mail	pmph @ pmph.com
购书热线	010-59787592　010-59787584　010-65264830
印　　　刷	北京市艺辉印刷有限公司
经　　　销	新华书店
开　　　本	787×1092　1/16　　印张：12
字　　　数	282 千字
版　　　次	2007 年 9 月第 1 版　　2024 年 9 月第 4 版
印　　　次	2024 年 9 月第 1 次印刷
标准书号	ISBN 978-7-117-36337-2
定　　　价	49.00 元

打击盗版举报电话	010-59787491	E – mail	WQ @ pmph.com
质量问题联系电话	010-59787234	E – mail	zhiliang @ pmph.com
数字融合服务电话	4001118166	E – mail	zengzhi @ pmph.com

出版说明

为了深入贯彻党的二十大和二十届三中全会精神，实施科教兴国战略、人才强国战略、创新驱动发展战略，落实《教育部办公厅关于加强高等学历继续教育教材建设与管理的通知》《教育部关于推进新时代普通高等学校学历继续教育改革的实施意见》等相关文件精神，充分发挥教育、科技、人才在推进中国式现代化中的基础性、战略性支撑作用，加强系列化、多样化和立体化教材建设，在对上版教材深入调研和充分论证的基础上，人民卫生出版社组织全国相关领域专家对"全国高等学历继续教育规划教材"进行第五轮修订，包含临床医学专业和护理学专业（专科起点升本科）。

本套教材自1999年出版以来，为促进高等教育大众化、普及化和教育公平，推动经济社会发展和学习型社会建设作出了重要贡献。根据国家教材委员会发布的《关于首届全国教材建设奖奖励的决定》，教材在第四轮修订中有12种获得"职业教育与继续教育类"教材建设奖（1种荣获"全国优秀教材特等奖"，3种荣获"全国优秀教材一等奖"，8种荣获"全国优秀教材二等奖"），从众多参评教材中脱颖而出，得到了专家的广泛认可。

本轮修订和编写的特点如下：

1. 坚持国家级规划教材顶层设计、全程规划、全程质控和"三基、五性、三特定"的编写原则。

2. 教材体现了高等学历继续教育的专业培养目标和专业特点。坚持了高等学历继续教育的非零起点性、学历需求性、职业需求性、模式多样性的特点，贴近了高等学历继续教育的教学实际，适应了高等学历继续教育的社会需要，满足了高等学历继续教育的岗位胜任力需求，达到了教师好教、学生好学、实践好用的"三好"教材目标。

3. 贯彻落实教育部提出的以"课程思政"为目标的课堂教学改革号召，结合各学科专业的特色和优势，生动有效地融入相应思政元素，把思想政治教育贯穿人才培养体系。

4. 将"学习目标"分类细化，学习重点更加明确；章末新增"选择题"，与本章重点难点高度契合，引导读者与时俱进，不断提升个人技能，助力通过结业考试。

5. 服务教育强国建设，贯彻教育数字化的精神，落实教育部新形态教材建设的要求，配备在线课程等数字内容。以实用性、应用型课程为主，支持自学自测、随学随练，满足交互式学习需求，服务多种教学模式。同时，为提高移动阅读体验，特赠阅电子教材。

本轮修订是在构建服务全民终身学习教育体系、培养和建设一支满足人民群众健康需求和适应新时代医疗要求的医护队伍的背景下组织编写的，力求把握新发展阶段，贯彻新发展理念，服务构建新发展格局，为党育人，为国育才，落实立德树人根本任务，遵循医学继续教育规律，适应在职学习特点，推动高等学历医学继续教育规范、有序、健康发展，为促进经济社会发展和人的全面发展提供有力支撑。

新形态教材简介

　　本套教材是利用现代信息技术及二维码，将纸书内容与数字资源进行深度融合的新形态教材，每本教材均配有数字资源和电子教材，读者可以扫描书中二维码获取。

　　1. 数字资源包含但不限于 PPT 课件、在线课程、自测题等。

　　2. 电子教材是纸质教材的电子阅读版本，其内容及排版与纸质教材保持一致，支持多终端浏览，具有目录导航、全文检索功能，方便与纸质教材配合使用，可实现随时随地阅读。

获取数字资源与电子教材的步骤

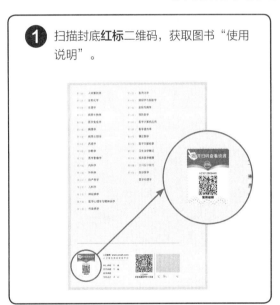

① 扫描封底**红标**二维码，获取图书"使用说明"。

② 揭开红标，扫描**绿标**激活码，注册 / 登录人卫账号获取数字资源与电子教材。

③ 扫描书内二维码或封底绿标激活码随时查看数字资源和电子教材。

④ 登录 zengzhi.ipmph.com 或下载应用体验更多功能和服务。

扫描下载应用

客户服务热线 400-111-8166

前　言

在新时代，护理学科飞速发展，人们对护理的需求不断增加，使得护理伦理学面临诸多挑战。护理伦理学作为护理学与伦理学的交叉学科，具有鲜明的价值导向性，同时，护理学科的发展对护理伦理学知识体系建设提出了新要求。因此，广大护生和临床护理工作者亟须提升护理伦理意识，以护理伦理素养应对纷繁复杂的伦理困境，从而作出正确的伦理抉择。本教材力求与飞速发展的护理科学技术和不断变化的护理需求相适应，以伦理赋能临床护理人员，帮助学习者树立以人为本、人文关怀的基本理念，培养人道主义情怀。

本教材在第3版编写、使用的基础上，对内容进行了精心编排和组织。本教材按照业内已形成的护理伦理学知识体系，以"学习目标—案例思考—提出问题—引发思考—回归理论—知识拓展—问题引申—思政融入—提升素养"为编写主线，优选内容、注重基础、突出重点、立足岗位，着重提出了基于岗位胜任力的新时期护理伦理学面临的主要问题的应对思路。此外，依托新形态教材的编写理念，融入了丰富的实践内容，增强了教材的实用性、适用性，力争做到既有利于教师讲授、又有利于学生自主学习，以帮助学习者树立科学的健康观、生命观和死亡观为主要目标，明确护理伦理规范，从而提升护理人员的伦理道德素养。

伦理学知识体系是历史生成性产物，它不可能跳脱民族和国家的道德文化传统而先天地形成。因此，传承、弘扬中华民族优秀道德文化传统是构建中国自主的伦理学知识体系的立足点和出发点。基于这样的主导思想，本教材融入了大量的反映我国传统文化的伦理内容，这成为本教材的鲜明特色。每章均设有学习目标、案例思考、相关链接、理论与实践、复习思考题等多个模块。

本教材在编写内容和形式上力争突出五方面特点。① 实用性：站在学生执业角度精选内容，注重帮助学生在其面临伦理困境时提升伦理分析和决策能力。尤其是在教材中编写了较多的伦理教学案例，可以启发学生思考，通过对问题的解析提高学生临床护理伦理分析能力。② 可读性：介绍必需的护理伦理学理论知识，学生学习后，能够正确理解护理伦理与经济体制、科技进步、文化习俗等社会要素之间的关系，能够运用护理伦理学的基本理论、原则和规范分析护理实践中的伦理问题，并给出正确的伦理评价。③ 先进性：介绍最新的护理伦理学研究进展，对现存的争议性问题不回避、不隐藏，对有关的护理伦理困境问题和争论予以介绍和梳理，以期开阔学生的伦理视野，体现护理伦理学特定的学科特点。④ 自学性：针对继续教育以自学为主、面授为辅的特点，教材的课后练习以复习思考题形式展开，再辅之以在线课程、教学课件、其他丰富的媒体资源等数字化内容，既有利于教师采用多样的教学方式组织教学，也便于学生自学、理解教材内容，并预留出思考和讨论的空间。⑤ 思政性：教材在进行专业知识阐述和理论分析的同时，更注重正确的价值理念传输和思想政治教育功能。

本教材在编写过程中，参考和借鉴了国内外大量的文献资料，因篇幅所限不能尽数列出。在此，谨向给予本教材帮助的各位作者致以诚挚的谢意！教材的编写也得到了各位编委所在单位的大力支持，在此一并表达衷心的感谢！尽管我们已经付出了极大的努力，但是由于水平和能力所限，不妥或疏漏之处在所难免，敬请各位读者和同仁不吝赐教，以期日臻完善。

范宇莹

2024 年 2 月

目　录

第一章　绪论

学习目标

知识目标	1. 掌握　伦理、职业道德、护理职业道德、护理伦理学的概念，护理伦理学的研究对象及内容。 2. 熟悉　新时期护理伦理建设的内容。 3. 了解　思想政治教育、科技发展、大健康观、智慧护理、重大疫情、人口老龄化等对护理伦理建设的影响和基本要求。
能力目标	能够运用护理伦理思想分析当前护理实践中的问题。
素质目标	形成基本的职业道德情感和正确的护理伦理价值理念。

第一节　护理伦理学概述

案例思考　某市区中心大道，一位中年女士突然晕倒在地，四肢抽搐、面色发绀、心搏和呼吸停止，生命垂危。路过的市民见此情景不知所措，无人敢上前询问。紧要关头，在附近办事的护士小岳冲上前来，动作熟练地评估患者后，对其实施胸外心脏按压。按压后，小岳见该女士还未苏醒，她完全没有犹豫，立即对这位素未谋面的女士实施了口对口人工呼吸，并给予其心肺复苏，最终这位女士恢复了意识，由救护车送往医院进行后续的治疗与护理。

请思考：从以上案例中可以得到哪些启示？

作为人类对自身生命自觉省思的结果，伦理学以其特有的对人性的尊重与维护，在护理工作中起着导航作用。护士的行为抉择从来都没有离开过伦理的考量，探讨伦理与道德的问题，对护士执业、护理质量的提高及护理学科的发展都具有重要意义。

一、伦理与道德

（一）道德

1. **道德的概念**　在中国最早的古籍中，"道"的原意为"路"，后引申为事物运动和变化的规则；"德"与"得"相通，指的是人们对"道"的认识、践履而后有所得。"道"与"德"之间存在普遍性和特殊性、一般性和个别性的关系。"道"是不以人的意志为转移的外在的客观规律，具有普遍性和一般性的特点；"德"则是个体对"道"的学习、实践并内化为品行，具有特殊性和个别性的特点。春秋战国时代开始，人们将"道""德"两字连用，意指在道德生活中形成的道德品质、道德境界及调整人与人关系的道德原则与规范。

在现代社会，道德（morality）是人们在社会生活实践中形成并由经济基础决定的，用善恶作为评价标准，依靠社会舆论、内心信念和传统习俗作为完善人格及调节人与人、人与自然关系的行为规范。

道德起源于人们的社会生活实践。首先，劳动是道德起源的重要前提。没有劳动，就没有道德。由于劳动，人与人之间的分工与协作关系形成；由于劳动，使人具有了意识、语言及思维。这些均为道德的产生奠定了基础。劳动产品的分配及人们现实需要满足之间的矛盾又推动了道德的发展。再者，社会关系的发展，为道德起源提供了直接的基础。道德只有在社会中，在形成个人与整体、个人利益与整体利益关系的时候，才有可能发生；道德的发生必须以复杂到一定程度的社会关系为依据，道德从萌芽到形成，与日趋复杂的社会关系密切联系在一起。

2. 道德的本质

（1）道德的一般本质：道德属于上层建筑，由经济基础决定。道德受社会关系特别是经济关系的制约，社会经济结构的性质直接决定各种道德体系的性质；社会经济关系所表现出来的利益直接决定着道德的基本原则和主要规范；经济关系的变化必然引起道德的变化。

（2）道德的特殊本质：道德是一种特殊的调节规范体系，其特殊性主要体现在：第一，道德是一种非制度化的规范体系，它不像法律、政治等具有一整套完善的规章制度及执行机构。道德主要通过社会教育、宣传及个人的自觉努力起作用。第二，道德是一种非强制性的规范体系。它也不像法律、政治具有强制性，而主要通过社会舆论、传统习俗及内心信念等形式对人的行为进行调节与约束。

（3）道德的深层本质：道德既具有精神性，又具有实践性。道德通过其价值方式，形成人们正确的价值取向，从而具有精神性；同时，道德通过调节人的行为，达到协调人与人、人与社会之间关系的目的，从而具有实践性。

3. 道德的结构　道德由道德活动、道德关系和道德意识三要素构成。道德活动是指在道德意识支配下，体现利益追求并可以用善恶加以评价的群体活动和个人行为的客观表现；道德关系是指由道德活动结成的可以进行善恶评价的利益关系；道德意识是指人们在道德活动及道德关系中形成并能影响他们的思想、观点、理论、规范等主观认识的成果，包括个人的道德意识（如道德观念、道德情感、道德理论观点等）和社会的道德意识（如道德戒律、道德格言、道德要求等）。以上三个要素，道德活动和道德关系是形成相应道德意识的客观基础，并能使已经形成的道德意识巩固、深化和提高。道德意识一旦形成，又起着指导、制约道德活动及改变道德关系的作用。道德规范不仅是人们在一定的道德活动和道德关系的基础上形成并概括出来的，而且是个体道德意识的升华，作为一种特殊规范，对道德活动、道德关系及个人道德意识都具有普遍和突出的约束和导向作用，因而集中体现了道德三要素的统一和特点。

4. 道德的特点

（1）社会性：一方面，道德贯穿于人类社会的始终。只要人类社会存在，维系社会发展的道德就存在；另一方面，道德贯穿于每一种社会形态的方方面面。社会都是由各种人际关系网络的交互作用形成的，只要有人与人关系的存在，调整他们之间关系的道德就存在。可以说，道德起源并服务于人们的社会生活实践。

（2）规范性：道德对人与人关系的调节作用主要表现在规范人的行为上，它以守则、公约、准则等形式倡导人们践行善、远离恶，并以此评价人们行为的道德与不道德。

（3）稳定性：道德随着经济基础的发展而不断变化，有些道德规范渗透到文化传统、风俗习惯而使其世世代代得以保留。虽然文化传统、风俗习惯也会随着时代的变迁而发生改变，但这些改变有时微乎其微，因而使得道德有相对的稳定性。如医学道德，它在很长的时间内保持一贯的稳定性。

（4）层次性：不同历史发展阶段的道德体系，不仅会建立基本的道德原则，还必须在这些原则的支配和指导下形成不同层次的、众多具体的道德规范，以调节公众在各个领域的思想、意识和行为，体现了道德的层次性特点。

（二）伦理

1. 伦理的概念　在中国古代，伦的原意为"辈"，在现代是指人与人的关系；而理的原意为"治玉"，取其对玉石的整治，要顺其纹路之意，在现代则指条理、道理或规则。在西方文化中，英文ethics，源自希腊语"ethos"，其意为习俗或品性。伦理（ethics）是指人与人相处的道理或调整人与人关系的规则。实质上，伦理是指一系列指导行为的观念，是从概念角度对道德现象的哲学思考，用于指导人们的思想和行为。

2. 伦理与道德的关系　在汉语中，"伦理"和"道德"两者在一定的词源意义上是相通的，而且与英语中的ethics和morality的词源含义相似，都是指调整人们在社会活动中应遵循的行为规范和准则，因而许多情况下可以互换使用。但在实际使用过程中，两者又存在着差异：第一，伦理是伦理学中的一级概念，而道德则是伦理学中的二级概念，是伦理学研究的对象；第二，伦理侧重于理论，道德侧重于实践。伦理是系统化、形式化的道德规范与准则，道德则是具体的规范与准则；第三，伦理侧重在社会层面上使用，反映人与人之间的关系以及维持人际关系所必须遵循的规则，涉及家庭、社会、国家等社会结构，具有社会性和客观性。道德则侧重在个体层面上使用，体现于良心、人品、修养等形式中。

（三）伦理学

1. 伦理学的概念　伦理学（ethics）是指专门以道德为研究对象，揭示其起源、本质、作用及其发展规律的学科或科学。从一定意义上说，伦理学是对道德生活的哲学思考，所以伦理学也称道德哲学。

在人类历史上，伦理学是一门既古老又具有时代气息的学科。公元前4世纪，古希腊哲学家亚里士多德对古雅典城邦社会的道德生活进行了系统的思考和研究，后由其弟子将其言论整理而成《尼各马科伦理学》，是西方最早的伦理学专著。在中国，尧舜时期即有了伦理思想的萌芽。

春秋末年，儒家学派创始人孔子开始讲授伦理学，其弟子依据其语录编写而成的《论语》，成为我国第一部伦理学著作。清末民初，我国学者严复以其译著的《进化论与伦理学》将专门研究道德之学问的词语"伦理学"及其学科引入我国。19世纪末，随着社会发展，人与人、人与社会及人与自然关系的复杂化，使得伦理学进入大众视野，成为人们关注的重要问题。在现代社会，伦理学是人们生活中不可或缺的人生哲学。

2. 伦理学的基本问题　伦理学的基本问题是道德和利益的关系问题。它包含两方面的内容：第一，经济利益与道德的相互决定关系问题，以及道德对经济关系有无反作用的问题。对这些问题的不同回答，是区分唯物主义伦理学与其他伦理学流派的基础。辩证唯物主义认为，道德是社会历史的产物，是一定社会经济关系的反映；利益决定道德，道德反作用于利益。第二，个人利益与社会整体利益的从属关系问题，决定了各种道德体系的价值取向和伦理原则。辩证唯物主义认为，个人利益应该服从于社会整体利益，而社会整体利益应是无数个人利益的集合体，应代表绝大多数的个人利益。

3. 伦理学的分支学科　古今中外，伦理学学派众多。根据研究类型、方法以及研究内容、理论体系的不同，将其划分为不同类型的伦理学。

（1）理论伦理学（theoretical ethics）：是指研究伦理学基本理论的学科，现代西方理论伦理学的主体是元伦理学。

（2）描述伦理学（descriptive ethics）：是指描述和研究各种社会、民族、阶级或社会集团实际存在的道德状况（道德观念、道德规范等）的学科。它只对道德现象进行经验性描述和再现，又称记述伦理学。

（3）规范伦理学（normative ethics）：是以人的行为准则为研究对象，探究如何规定人们行动的理论学科。

（4）比较伦理学（comparative ethics）：是研究不同地域、时代、民族和各种文化背景下的道德实践，以考察各种道德异同的学科。

（5）实践伦理学（practical ethics）：是研究道德实践领域中的伦理学问题的学科。

（6）应用伦理学（applied ethics）：是以伦理学原则为依据，研究社会生活各个领域的伦理学问题的学科，也是对社会生活各领域进行道德审视的学科。

相关链接　｜　**信息伦理学的应运而生**

随着数字电子媒介的蓬勃兴起、计算机与国际互联网的日益普及，以及种种信息处理技术的不断发展和应用，各种不断涌现的信息技术正在迅速地影响和改变着我们传统的认知渠道、思想观念和生活方式。信息化带给我们的不仅仅是一种技术层面的影响，它同时也以技术负载伦理的方式对社会产生广泛而深远的文化层面的影响，因为表层的技术所掩盖的恰恰是深层的人与人之间的关系。为了满足信息社会的伦理需要，作为信息技术与伦理学交叉学科的信息伦理学应运而生。信息伦理学作为一门新兴的应用伦理学科，研究的是社会信息生产、组织、传播与使用过程中人们应当遵守的伦理准则和道德规范，并以此形成的伦理关系。

二、职业道德与护理职业道德

（一）职业道德

1. 职业道德的概念 职业道德（occupational ethics）是指从事一定职业的人们在职业生活中应该遵守的具有职业特征的道德要求和行为准则。在社会生活中，不同的职业有不同的职业道德；而同一种职业在不同的时代会有不同的道德要求。但无论何种职业道德，都会受到其所处社会主流道德的影响和制约。

2. 职业道德的特点

（1）专属性与局限性：职业道德是以调整职业活动中的各种关系为目的，对专门从事该职业的人群提出的道德要求。这一特点导致专属于某一职业领域的职业道德只对该领域人群发生作用，即在适用范围上具有局限性。

（2）时代性与继承性：由于不同时代的人们在职业生活中的地位、作用不同，各种职业利益与社会利益的关系不同，导致职业道德在不同时代有不同的要求，体现了职业道德的时代性。同时，职业道德是以职业特征为主要标识的行为规范，因为职业内容的相似性与继承性、职业精神的一贯性与相袭性，导致职业道德具有相对稳定性与历史继承性。

在现代社会，职业成为体现人际平等、人格尊严及人生价值的重要舞台。因而爱岗敬业、诚实守信、办事公道、服务群众和奉献社会成为新时代各行各业职业道德的基本要求。

（二）护理职业道德

1. 护理职业道德的概念 护理职业道德（nursing occupational ethics）是在一般社会道德基础上，根据护理专业的性质、任务，以及护理岗位对人类健康所承担的社会义务和责任，对护理工作者提出的护理职业道德标准和护士行为规范。

2. 护理职业道德的内容

（1）职业态度（vocational attitude）：是指劳动态度。它反映了护士对待服务对象的心理准备状态与表现出来的行为倾向。护士的职业态度会影响护理执业活动的方式和对职业的认知。

（2）职业理想（professional ideals）：是护士依据社会要求和个人条件，借助想象而确立的职业奋斗目标及渴望在从事护理执业活动的过程中所达到的理想境界与成就。

（3）职业责任（professional liability）：是指护士在护理执业活动中所承担的特定职责，包括其应该做的工作和应该承担的义务。

（4）职业技能（vocational skill）：是指护士完成职业活动所需要的护理技术和能力。

（5）职业纪律（professional discipline）：是指护士在护理执业活动范围内必须共同遵守的行为准则。

（6）职业良心（professional conscience）：是指护士在从业过程中，对职业责任的自觉意识，是对道德责任的自我感知能力和对道德行为的自我评价能力。职业良心的实质是自律。

（7）职业荣誉（professional honor）：是指护士在完成好自己的职责义务后所获得的社会肯定、赞许与褒奖，及由此而感受到对护理职业的满足感。

（8）职业作风（professional style）：是指护士在其职业实践和职业生活中所表现出来的一贯态度。

3. 护理职业道德的特点　护理职业道德是社会一般道德在护理实践领域中的特殊体现，是护理领域中各种道德关系的反映，涉及人的生命、疾病和健康问题，是护士在护理领域内处理各种道德关系的职业意识和行为规范，目的是促进护士更好地为人类的健康服务。护理工作的特殊性决定了它在具备一般职业道德所具备的共性特征外，更有自己独特的特点。

（1）广泛性与社会性：现代医学模式的转变，使医学目的从恢复人类健康、延长寿命、降低死亡率发展到提高人民生命质量与生命价值。这就决定了护理工作的广泛性和社会性，从而也决定了护理职业道德的广泛性和社会性。护士不仅要面向医院的患者，还要面向全社会不同层次、不同年龄、不同文化程度、不同职业、不同健康状况的人群；不仅要履行对患者的健康责任，还要承担起对其他人、对社会的健康责任；不仅要考虑患者的局部利益，还要考虑他人、社会和后代利益；不仅要看护理效果给社会带来的效益，还要考虑在护理过程中所采取的措施可能给社会带来的影响。

（2）人类性与人道性：道德是有阶级性的，但医学、护理本身没有阶级性，疾病对人类的危害是不分阶级的，因此护理职业道德的人类性和人道性较其他道德领域更加丰富。2008年中华护理学会制定的《护士守则》第二条中明确规定"护士应当对患者一视同仁，尊重患者，维护患者的健康权益。"这就要求以人道主义作为护理职业道德的重要内容，在护理领域中关心患者的健康、重视患者的生命、尊重患者的人格与权利、维护患者的利益和幸福，平等地给予人道待遇，提供人性化的护理服务。

（3）实践性与协调性：护理工作特别强调实际动手操作能力，实践性强。护士处于错综复杂的人际关系之中，在护理实践过程中，不仅要协调处理好自己与患者、医生、医技人员之间的责任关系、利益关系，还要以患者权益代言人的身份联系并协调患者与有关医务人员及机构的相互关系，建立、维持一个有效的沟通网络，使诊断、治疗、护理等工作得以互相协调、配合，保证护理对象获得最适宜的整体性医护照顾。

（4）规范性与艺术性：2008年国务院颁布的《护士条例》第十六条指出，护士执业，应当遵守法律、法规、规章和诊疗技术规范的规定。因此，护理工作必须高度敬业、严谨负责、一丝不苟，确保对患者识别的准确性，严格执行"三查七对"制度等至关重要。弗洛伦斯·南丁格尔认为护理是一门最精细的艺术，护理艺术不仅渗透在躯体护理中，还体现在心理护理过程中。护士的言行举止会使患者产生心理反应，从而引起情绪变化。因而，护士应注意对仪表、风度、气质、神态等外在品格的修养，更要提高自身内在的人文素养，提升自己的道德境界，还要掌握沟通的技巧，善于了解患者的心理，通过自己的语言美和行为美作用于患者。

三、护理伦理学

（一）护理伦理学的概念和研究对象

1. 护理伦理学的概念　护理伦理学（nursing ethics）是研究护理道德的学问，它是应用一般伦理学的原理来解决和调整护理实践中人与人、人与社会及人与自然之间关系的一门学科。护理伦理学属于应用伦理学的范畴，其学科性质为护理学与伦理学的交叉学科。

2. 护理伦理学的研究对象　护理伦理学的研究对象是护理伦理现象、护理伦理关系及护理伦理规律。

（1）护理伦理现象：① 护理伦理意识现象，即护理伦理的观念、思想和理论；② 护理伦理规范现象，即评判护士行为的伦理标准；③ 护理伦理活动现象，即护理伦理行为、护理伦理评价、教育和修养。

（2）护理伦理关系：包括护士和患者的关系、护士和其他医务人员的关系、护士和社会的关系及护士和护理科学之间的关系。

（3）护理伦理规律：是指隐藏在护理伦理现象背后内在的、本质的必然联系。

3. 护理伦理学的研究内容

（1）护理伦理学基本理论：主要研究护理道德的发生、发展及其规律，阐明护理道德的本质与社会作用。

（2）护理伦理学原则、规范和范畴：主要研究护士对患者、社会及同事应该承担的道德责任，指出护士在护理活动中应遵循的护理伦理规范体系。

（3）护理伦理修养、教育和评价：主要研究护理伦理修养及其境界，提出护理伦理教育与评价在护士伦理修养过程中的意义、标准及方法。

（二）护理伦理学与相关学科的关系

1. 护理伦理学与护理心理学　作为护理学的分支学科，两者在研究内容上有一定的相关性，并相互影响、互为基础。但其侧重点不同：护理心理学主要是从心理学的视角探讨心理因素对人类健康的影响，护患的心理特点及针对这些特点应采取哪些有效的方法，预防或减轻不良心理对患者的不利影响。而护理伦理学则主要围绕护患关系，探讨护士在护理实践中如何选择合乎伦理的护理行为，以建立和谐的护理人际关系。

2. 护理伦理学与卫生法学　护理伦理学与卫生法学都是以调整护士护理活动行为规范为对象的学科。两者研究目标的方向一致，但所起作用的方式、范围及采取的途径与手段不同，护理伦理学主要是通过社会舆论、内心信念及传统习俗等非强制性方式在较广泛的范围内约束护患双方的行为；而卫生法学则主要是通过法律途径，以强制方式在小范围内起作用，主要以震慑为目标。

3. 护理伦理学与医学伦理学　作为调整医护人员医疗、护理活动的道德规范，医学伦理学与护理伦理学有着共同的目标与方向，导致两者的基本原则及基本规范具有高度的一致性。但由于医疗与护理工作侧重点不同，使得两者在具体的伦理要求方面存在一些差别：护理伦理学以调整护士的行为为目的，以护理活动为着眼点；医学伦理学则更强调从医生的角度去考虑和处理医疗活动中的伦理问题，以医疗活动为切入点。

（三）学习护理伦理学的意义和方法

1. 学习护理伦理学的意义　学习护理伦理学就是学习医护道德的优良传统及近现代中外护理先驱者的宝贵经验，进而树立科学的世界观、人生观和道德观，树立热爱护理事业、忠于护理事业、献身护理科学事业的信念，更好地为护理事业作贡献。

（1）有助于护士提高自身的伦理修养：学习护理伦理学有助于护士从学科的角度对护理伦理问题进行客观的分析，帮助护士对伦理问题做出决策，并学习如何提高自身伦理修养。目前，大多数护士对护理伦理学的知识没有系统化，有些停留在直觉层面，有些停留在个人喜好层面，有些还没有上升到对护理专业的认识高度。通过系统学习护理伦理学，有助于提高护士自身的伦理修养，熟悉本专业的伦理规范，掌握有关的伦理理论及原则，使护士更好地面对和处理护理职业生涯中的多样化问题。

（2）有助于护士提高自身的专业技能：随着医学和护理科学的飞速发展、护理模式的转变以及高新技术的广泛应用，众多护理伦理问题摆在了护士面前。同时，护理服务对象的法律意识也在提高，健康需求进一步提升。面对复杂的伦理问题及冲突，护士不可能单凭直觉或经验来解决这些问题。通过系统学习护理伦理学，有助于护士提高自身的专业技能，帮助护士经过深思熟虑的伦理思考，做出较理性、公正的伦理决策，并能在解决问题的同时，兼顾服务对象的最大权益。

（3）有助于护士自觉履行职业道德：伦理学不是附加在护理工作之外的，而是每一个护士在他们与患者和其他人每日的接触中必不可少的组成部分。通过系统学习护理伦理学，有助于护士意识到护理工作中的伦理学因素，并愿意将伦理行为有意识地整合到护理实践中，自觉履行职业道德，这对于树立文明的护理行业风气，并传递到家庭和社会，有着重要的意义。

2. 学习护理伦理学的方法　学习护理伦理学的方法包括理论联系实际法、历史分析法、系统方法、逻辑分析法和案例分析法等。

（1）理论联系实际法：认真学习护理伦理学的基础理论和相关知识，同时坚持把理论知识应用到具体的护理实践中，才能从中发现和拓宽护理伦理学的内容，更好地促进学科的发展。

（2）历史分析法：护理道德现象和道德关系受到当时社会政治、经济、文化、宗教等社会意识形态和上层建筑的影响和制约，并随着不同的社会经济关系和护理实践的发展而变化。在学习护理伦理学时应注意遵循历史分析的原则，将其放在不同的历史文化背景中进行辩证分析，才能对其做出科学的认识和理解。

（3）系统方法：护理道德是由道德意识、道德关系和道德活动3个相互关联、相互制约的子系统构成，而护理道德又是整个社会道德系统中的一个子系统，因此在学习护理伦理学时需要既坚持整体性原则又坚持动态性原则，既对护理道德的各个要素进行单独研究，又要将这几个要素联系起来作为整体进行分析，并将其放在整个社会道德范畴和空间中进行学习和研究。

（4）逻辑分析法：在护理伦理中，进行护理伦理评价需要做出道德判断，此时应运用逻辑分析的方法，从纵横对比，从时间和空间上进行比较，对不同时空、不同地域、不同社会环境下的护理道德考察其异同的原因及其影响。

（5）案例分析法：通过对常见事例的陈述，从中引出伦理学探讨的问题，并运用伦理学知识指导护理实践。进行案例分析时，不一定要设立固定的程序和方法，只要把问题分析透彻、有说服力就可以了。

第二节　护理伦理学的历史与发展

案例思考　　孙思邈的家乡盛产药材，他一面学习医书，一面不畏艰险，走遍家乡和附近的名山大川进山采药。他采药回来后，亲自将药进行晾晒加工，并经常亲自试用药材。孙思邈一心一意要用自己的精湛医术为穷苦百姓服务，凡是没有钱看病的人，他不但不收诊费、药钱，还腾出房子给远道而来的患者居住，并亲自熬药给患者喝。无论三更半夜，还是狂风暴雨，只要有人请他看病，他从不推辞，一定立刻赶去救治。孙思邈深耕医术，并且在实践中不断创新，发现了一些新的疾病，创造出一些新的治疗方法。孙思邈医术高明的声誉传遍祖国大地，当时老百姓赞颂他是"起死回生的神医"。后来，世人为了纪念他在传统医学方面做出的丰功伟绩，奉他为"药王"。

请思考：从孙思邈的事迹中分析中国传统医护伦理内涵有哪些？

几千年的世界文明史孕育了丰富的文化宝藏，也悄然滋润了道德生存的土壤。文化以其特有的造化功能，滋养了生生不息的护理道德；而现代文明又以其鲜明的时代精神，为护理道德的发展提供了丰厚的营养。

一、中国文化与护理伦理

（一）中国传统文化的特质

在中国典籍中，文化是指"文治"与"教化"。同其他国家文化比较，中国传统文化是世界上极为罕见的延绵不绝、高峰迭起的文化系统。纵观中国传统文化的特质，主要表现为几个方面：

1. 以人为本　　以儒家为代表的思想家专注于社会关系的和谐及道德人格的完善，致力于讨论人格塑造、人的社会活动、人际关系及人与自然关系的和谐等极具人文关怀精神的伦理文化。以人为本是中国传统文化的核心价值，而最能体现人本精神的当推孔子的"仁"学思想。因而，中国文化的人文传统与道德价值成为中国传统文化区别于其他文化的重要特质。

2. 义务本位　以家庭血缘为单位的社会结构及形式决定了中国传统文化的群体认同倾向。每个个体都必须依附于各种人际关系网才能确定自己的存在，这就要求每个人必须严格遵从并适应他在家庭关系网络乃至整个社会结构中被确定的身份和角色，不能有所逾越。因而，自觉接受"礼"的约束，是中国文化赋予每个个体的重要义务和责任。

3. 中庸和谐　从群体价值目标出发，中国传统文化强调以中庸、中和为价值原则和人格标准。中庸的核心就是保持思想及行为的适度及守常，即要求为人庄重、谨慎，要节制个人的情感和欲望，反对偏激、片面，以达到处世的通达与通融。通过对道德原则恰如其分地固守，达到中庸的最高境界——和谐。这里的"和"不是无原则的一团和气，而是保持个性与差异从而相互补充、相互促进的"和而不同"。

（二）中国传统医护伦理精华

从人类医学发展史的整体来看，由于古代医学发展水平不高，尚没有形成医、护、药专门的职业，往往从医者既负责医疗，又负责护理与药事。因此，当时的护理伦理思想与医学伦理思想是融为一体的，没有截然的区分。我国现存的第一部医学经典著作《黄帝内经》以古代朴素的阴阳五行哲学思想为指导，以"医乃仁术"为核心，把医术和医德融为一体，对当时的医护道德实践予以朴素总结和全面阐述，标志着我国医护伦理思想的初步形成。之后，张仲景、孙思邈等人又在此基础上进行了发展和完善，奠定了我国古代护理伦理思想的基本框架，其主要内容有：

1. 赤诚济世，仁爱救人　古代的医护人员认为自己掌握医护技术，对人施治，是以仁心在做善事。医护活动不仅可以救人，还可以拯救社会。因而赤诚济世，仁爱救人成为他们事业的准则。孙思邈在《大医精诚》中特别强调医护人员不论遇到什么样的患者都要"一心赴救"，他本人也恪守着这样的道德要求，成为一代"苍生大医"。

2. 不图名利，清廉正直　围绕济世救人的行医宗旨，古代医者为患者服务的目的非常单纯，坚决反对将医护技术作为敛财的手段。许多医者甘愿淡泊名利，注重清廉，对患者一视同仁。这种高尚品格使得他们在行医中不欺骗患者、不沽名钓誉、不贬低同道。东汉的张仲景、华佗就是这样的典范，他们不畏权势，甘愿终生为平民百姓服务。

3. 不畏劳苦，一心施救　传说古代医家弟子出师，老师要送其一把雨伞、一盏马灯，意为从此以后不论晴天阴天、刮风下雨、白天黑夜，只要有患者求救，即应出诊施治。历代医护人员都强调对待患者要像对待自己的亲人一样，做到"勿避险巇、昼夜、寒暑、饥渴、疲劳，一心赴救"。孙思邈就是这样的典范，因而受到后人的景仰。

4. 认真负责，精勤好学　怀着对医疗职业的神圣使命感，历代医护人员有高度的责任意识，他们认为医学是活人救世的事业，如果为医者学之不精，不仅不能治好患者的病，反而会害人性命。因而在学业上兢兢业业、精勤不倦。晋代著名的针灸学家皇甫谧42岁得了风痹病，54岁因服寒石散几乎丧命，但并未放弃学习，反而一心专攻针灸，完成了《针灸甲乙经》，被后世尊称为针灸学之祖。

5. 谦虚谨慎，忠于职守　自古以来，中华民族就有谦虚的美德，并且流传下来很多关于谦虚的名言警句，如"谦受益，满招损"等。虚心、审慎、忠诚于患者成为历代医护人员所推崇的道德准则。虚心可以令医护人员博学，审慎可以使医护行为更加精准，忠诚则能保障患者的健康利益。

二、护理伦理学的形成与发展

（一）南丁格尔的奠基性工作

弗洛伦斯·南丁格尔的著作《护理札记》为医院管理、护理伦理、护理教育的发展奠定了基础，推动了西欧各国乃至世界各地护理工作和护士教育的发展。在《护理札记》一书中，南丁格尔最早提出了"护理"的概念，并对护理的本质进行了表述，奠定了护理学的基础。该书语言平实而亲切，观察细腻且准确，处处蕴含着对患者的关心和爱护，涉及护理伦理的内容包括对患者的尊重、隐私保护、多样化服务，以及护士个人卫生和同事间合作等。虽然南丁格尔并未提出某种护理伦理学理论，但她的言行中充满了高尚的护理伦理思想，提倡护理要从人道主义出发，着眼于患者，既要重视患者的生理因素，又要对患者的心理因素给予充分的注意；护士必须十分清醒，绝对忠诚，有信仰和奉献精神，有敏锐的观察力和充分的同情心；必须尊重自己的职业，必须作风正派。南丁格尔认为让患者得到更好的照护是护士首要的职业道德，并把有教养、有进取心、思维敏捷、灵巧、判断力强等作为挑选护士的条件。南丁格尔的护理实践和护理教育思想，为护理伦理学的形成奠定了基础。

（二）中国近现代医护伦理的发展

19世纪以来，随着西方医学和护理学的传入，中国逐步设立了医院，一些专门培养护士的学校相继成立。护理活动逐渐成为独立的职业活动。同时，西方的行医准则开始引入中国。在我国，护理伦理学作为一个学科，其发展与医学伦理学密不可分，可以说是在一定意义上从医学伦理学中分化出来的。1933年，由中国现代知名的医学教育家和医学伦理学先驱宋国宾主编的《医业伦理学》在上海出版，标志着中国医学伦理学步入一个新阶段。随着护士职业的独立，护理伦理观念逐步确立。著名民主主义革命家秋瑾在其翻译的《看护学教程》序言中深刻论述了护士职业的博爱本质，阐明女性从事护理工作的优势及其价值。

1941年5月12日国际护士节，毛泽东题词"护士工作有很大的政治重要性"，并于1942年5月，再次为护士题词"尊重护士，爱护护士"。中华人民共和国成立后，广大护士恪尽职守，在自己的岗位上为维护人民群众的健康发扬了医学人道主义精神，推动了我国护理伦理学的进步和发展。

20世纪80年代，我国开始对护理伦理学进行系统化建设。1986年出版《实用护理伦理学》教材，一批护理伦理学教材相继出版，此后，部分院校的护理专业开始开设护理伦理学课程，为护理伦理学的学科化、规范化、系统化作出了贡献；卫生部于1993年颁布的《中华人民共和国护士管理办法》及国务院2008年颁布的《护士条例》，对护士的执业规则、权利、义务等作出了更加明确的规定；随后于2008年，中华医学会医学伦理学分会全国护理伦理学专业委员会在广州成立；2010年，国家社会科学基金首次资助护理伦理学项目"新时期我国护理事业发展中的伦理难题及理论重构研究"，该研究成果为专著《护理伦理学：理论构建与应用》；2010年，代表中国医学界最高规格出版工程的《中华医学百科全书》正式启动，其中包括护理管理学和护理伦理学分卷；经过20多年的丰富和发展，我国的护理伦理学教材已经形成了较为完善的理论体系和知识体系，但仍有待进一步梳理。

第三节 新时期的护理伦理建设

案例思考 我国西藏自治区某些山区的卫生条件较为艰苦，尤其是对工作在基层一线的医疗卫生及护理工作者而言更是如此。山路难行，而且一旦碰到下雨，可能会遭遇泥石流或路面塌方等险情。当护士们乘车无法通过的时候，她们仍然不会放弃，经过安全评估后，护士们会徒手搬开路面的石头，或者拿起铁锹和木板开路，然后到达村庄，一家一户地去义诊，一般都要工作到深夜。护士们的工作内容包括上门为村民体检，同时为每一户村民建立医疗信息档案。在进入村庄为居民服务的过程中，护士们看到很多行动不便的群众因为他们的到来而开心，甚至有的老人还会在他们离开时摘帽行礼。护士坚定地说："我觉得我做的这一切，都值得！"

请思考：结合本案例谈谈你对新时期的护理伦理建设有哪些想法？

一、思想政治教育与护理伦理建设

（一）思想政治教育对护理伦理的影响

我国高等教育肩负着培养全面发展的社会主义事业建设者和接班人的重任，必须坚持正确的价值导向和坚定的政治方向。这是由我国5 000多年来形成的文化和我国独特的国情所决定的。高校不能仅仅强调知识的传播、技能的培养，必须把对学生正确的世界观、人生观、价值观的培养作为核心，突显德育为本的思想。此处之"德"不仅包括做人、做事之常德，还包括为国、为民之大德。作为大德之"德"总是与政治不可分离的，社会意识离不开上层建筑的指导。2016年，习近平总书记在全国高校思想政治工作会议上强调，我们的高校是党领导下的高校，是中国特色社会主义高校。我国高等教育发展方向要同我国发展的现实目标和未来方向紧密联系在一起，为人民服务，为中国共产党治国理政服务，为巩固和发展中国特色社会主义制度服务，为改革开放和社会主义现代化建设服务。

护理工作的服务对象是人，人不仅具有生物性，而且还具有社会性。人的心理、习俗、价值观念等无不影响着人们的行为，影响着人们的健康和疾病的状况及其转归。仅仅依靠医学护理技术已经不能解决医学所面临的诸多问题，仅凭讲授生物医学知识和医学护理技能也已不能让医学护理专业学生毕业后很好地胜任各种医疗护理研究和实践。此外，随着卫生事业的健康发展、卫生政策的正确制定，医学护理研究和实践中所面临的伦理、法律和社会问题，也是单凭生物医学无法解决的。尤其在面对重大疫情时，防控更离不开强有力的统一领导，需要坚持人民至上、生命至上、以人为本的思想，需要恪守人类命运共同体的指导理念。而这些问题，都离不开思想政治教育和思想政治工作的引领。通过思想政治教育能够塑造护理专业学生的社会主义核心价值观，形成良好的品格，践行全心全意为人民身心健康服务的宗旨，培养爱国主义情怀。

（二）思想政治教育对护理伦理建设的基本要求

1. 在加强护理伦理建设时要注重对护理专业学生政治素质的培养　在护理实践中，面对患者和重大疫情，护士必须从生物、心理、社会等多方面把握疾病和健康，在不断提高自身的专业知识储备和专业技能水平的同时，也要学习和坚持马克思主义的基本立场、基本观点和基本方法，全心全意为患者、为人民的身心健康服务，坚持患者至上、生命至上。作为护理学专业教师在讲授护理专业知识时，应当结合授课内容将马克思主义的基本立场、基本观点和基本方法贯穿到教育教学过程之中，培养护理学生树立人民至上和生命至上的立场、正确的人生观和价值观，以及辩证分析和矛盾分析的方法等。作为护理专业学生，在学习护理专业知识时，也应当从优秀的专业教师身上学习做人的道理，从专业知识中涉及的人和事去体味所蕴含的人生哲理，并通过团队学习、研究性学习、角色扮演等形式强化课程学习效果，培育团队精神、创新精神，体会道德力量和价值。

2. 在加强护理伦理建设时要注重对护理专业学生道德能力的培养　护理伦理建设离不开护理伦理教育，而护理伦理教育的内容、形式需要结合受教育者所处社会的政治制度、经济制度、文化习俗等社会环境来确定。在马克思主义看来，人的本质在于其社会性，任何人都不可能永久地孤立于现实的生活之外，无时无刻不受到社会因素的影响。因此，护理伦理教育必须面对现实，既不能高谈阔论而脱离社会现实，也不能只顾灌输而不顾分析和解决现实问题。作为护士，面对纷繁复杂的社会生态及矛盾，面对千差万别的患者，应当如何看待和分析，如何解除患者的痛苦和忧伤，这不仅需要科学的专业护理学知识，也需要丰富的人文社会科学知识，需要有辩证地分析问题和解决问题的道德能力。伦理能力包括伦理认识能力、伦理判断能力、伦理选择能力、伦理践履能力、伦理直觉能力、伦理创造能力等，对这些伦理能力的培养应成为护理伦理教育的重要议题。因此，离不开马克思主义理论的指导，需要坚持伦理教育与思想政治教育的有机结合，从社会主义核心价值观的视角分析和看待问题，用马克思主义关于人民群众的立场、辩证分析的方法、矛盾分析的方法等教育和培育学生，切实提高学生分析和解决问题、适应社会的能力。

二、科技发展与护理伦理建设

（一）科技发展引发的伦理问题

1. 科技发展强化了护患关系的物化趋势　随着现代科技的发展，医学手段和设备逐步趋于自动化、信息化和远程化。但是，在人们尽情地享用医学科技进步所带来的种种好处的同时，工具理性主义也随之日益泛化和强化，其价值导向作用也日趋突显。一些医护人员对医学科技由倚重发展到崇拜，甚至过分地强调技术本身，忽视了对人的生命的关爱，淡化了对人的理解、关怀和尊重，忘记了患者不仅是一个生物学存在，更重要的是社会存在，是具有心理情感因素的人。从而把护患之间的人际关系等同于人与机器的关系、技术关系，导致了护患关系的非人格化。

2. 现代科技引发的伦理难题　医学科技的发展带来了一系列的护理伦理难题，甚至导致了护理道德危机。如人工授精、体外受精、胚胎干细胞术、克隆技术等新的生殖医学手段，打破了传统的婚姻、血缘和家庭观念，出现了婚姻与生育、性与生育等方面的分离，护士作为新技术主要的应用者和执行者，必然身处这些伦理冲突之中；除此之外，医学科技进步所面临的人体试验问题、基因治疗技术可能导致的人类基因库改变问题等，都与传统的伦理道德观念格格不入，对传统伦理道德观念提出了新的挑战。如何解决这一系列的伦理冲突和问题，将是新时期医学伦理学和护理伦理学需要关注和研究的新课题。

（二）现代科技背景下的护理伦理建设

1. 现代科技应以医学人道主义精神为引领　医疗科技应以人的生命和健康为中心，无论是医疗技术的研发还是应用都应当以捍卫人的尊严，守护人的生命和健康为宗旨，否则就可能出现为科学而科学、为技术而技术的"唯科学主义""唯技术主义"，背离医学的目的，导致对患者的伤害。在运用现代高新医疗技术时，医护人员应该坚持医学人道主义精神，一切从患者的利益出发，本着尊重、有利、不伤害、公正的职业态度服务于民众，加强与患者的沟通，减少因为使用机器和设备而对患者产生的负面影响。

2. 医护人员应恪守现代科技伦理规范　护士是现代医疗科技研发和应用的重要力量，应自觉学习和遵守现代科技研发和应用的伦理规范，如《涉及人的生命科学和医学研究伦理审查办法》《人类辅助生殖技术和人类精子库伦理原则》《人胚胎干细胞研究伦理指导原则》等文件精神。在应用高新医学技术手段时，首先应该明确实施这些高新技术的伦理原则和相关伦理规范，对可能出现的伦理问题进行深入探讨和研究，严格执行国家和国际相关公约、政策和规定，恪守职业道德，杜绝从狭隘的私利出发，过度使用甚至滥用现代医学技术手段，从而避免由此引发的社会问题和伦理危机。

三、大健康观与护理伦理建设

（一）大健康观对护理伦理的影响

随着医学及心理学、行为科学、社会学等学科的发展，以及疾病谱、死亡谱等因素的改变，人们对健康问题的认识越来越深刻、越来越全面，逐渐认识到健康不单纯是躯体上的无痛无病，还与精神、心理状态等多种因素有着密切联系。近年来，也有学者主张将道德因素引入健康范畴，认为人的健康包括身体健康、心理健康、社会适应良好和道德健康4个方面。不可否认，健康作为对人的生存状态的表征，与道德密切相关，它不同于动物的野蛮、雄壮，是人的综合素养的有机组成部分。大健康观要求护理工作必须从生物、心理、社会、道德等多方面把握健康，从以疾病为中心的功能制护理模式转向以患者为中心的责任制护理和整体护理模式，在重视服务对象的生理和病理反应的同时，更要重视人的社会心理需要和道德完善。

（二）大健康观下的护理伦理建设

1. 大健康观要求护士必须提高自身的综合素质　护士为胜任整体护理模式的要求，不但需要提高自身的护理专业能力，掌握扎实的护理专业知识，还要认真学习护理伦理、护理心理、人际沟通等方面知识，提高自身人文素养，树立正确价值观。护士需要道德健康、心理健康，才能维持护患关系和谐，较好地适应社会，完成社会赋予护理职业的神圣使命。

2. 加强护理伦理修养需要多方重视　尽管加强护士伦理修养主要依赖于护士自身努力，但是护理教育机构和医疗机构的教育和培养、卫生行业的管理以及社会宏观环境等状况，都不可避免地对护士伦理修养的提高产生直接或间接影响。因而加强护理伦理建设，完善护士人格，提高护士伦理修养，需要护理教育、医疗行业以及相关社会行业多方重视。

四、智慧护理与护理伦理建设

（一）智慧护理对护理伦理的影响

1. 智慧护理对护理伦理建设的促进　智慧护理发展于智慧医疗，一般指围绕临床护理、护理管理、护理教育、智慧病房、远程护理等场景，利用云计算、大数据、物联网等多种信息技术，以实现护理信息全面感知、资源整合、智慧处理，达到改进护理流程、提升护理效率的目标。智慧护理的发展改变了患者就医方式，有助于满足人民群众多样化、多层次的健康需求，对一些医疗服务不足的地区或面临其他限制的患者有了新的选择途径，促进了医疗优势资源获取的区域平衡。智慧护理有助于促使医护人员服务观念的转变和新型医护道德体系的建立。随着患者获取信息的渠道日益增多，医护知识会逐渐走进公众的生活，公众会更加注重自己的健康，参与医疗活动的自主性会越来越强，并且会提出更多的有关护理和治疗的问题，这势必促进医护人员服务观念的更新和服务态度的转变，改变护患之间主动–被动的关系模式，促使平等、共享的护患决策理念的形成和新型医护道德体系的建立。此外，互联网的高曝光率在一定程度上有助于规范医/护患纠纷处理，增加医、护、患各方的自律意识，使医、护、患各方尤其患者方更多地采取理性的方法来解决纠纷，促进医/护患关系的和谐。

2. 智慧护理对护理伦理建设的挑战　智慧护理仍在不断完善和发展，带来了很多伦理问题。医疗发展福利获得的公平问题从实体医疗的区域公平问题转移为不同人群的公平问题，如老年人自行直接参与智慧护理有困难，使老年人成为部分智慧护理的弱势人群。医疗大数据涉及患者各方面的隐私信息，而智慧护理的信息共享具有一定的信息安全与患者隐私暴露的潜在风险，这些数据信息一旦泄露将会造成极其严重的后果，可能会产生社会歧视、污名化等不良影响，尤其是对传染病患者及精神疾病患者，更易受到社会的歧视。远程或数据与面对面的交流和观察存在差距，无法提供相应的情感支持，远程监控中的人文关怀如何体现和加强是智慧护理需要考虑的重要伦理问题，在智慧护理过程中不能忽视并应采取措施弥补因机器和距离导致的人文关怀不足。另外，在医疗大数据挖掘过程中如何获得患者的知情同意，大数据应该以什么方式共享，如何在充分采集大数据促进智慧护理的发展和保护患者隐私权之间进行平衡，这些问题随着智慧护理的进一步发展都急需解决。

算法歧视是人工智能自动化决策中，由数据分析导致的对特定群体的，系统的、可重复的不公正对待。算法歧视正在人工智能技术应用的多个情境中出现，对受害群体及整个社会有着多重不利影响。因为算法歧视，智慧医疗提供的诊断治疗方案可能会误导医生做出错误的决策。首先，原始数据所具有的价值偏好或风俗习惯，在算法执行过程中会被带入决策过程。算法决策中数据的抽样偏差和设置的权重不同也会造成算法歧视。其次，智慧医疗的研发者拥有自己的价值观，会带入算法设计过程中从而被算法继承。如果算法的设计者缺乏一种普惠、公正的价值理念，由于弱势群体的医疗数据相对缺乏，很可能会导致算法歧视。和人的偏见相比，人工智能算法的偏见导致的医源性伤害出现的可能性更大，危害性也更大。

（二）智慧护理趋势下的护理伦理建设

在医护工作中，护士应充分发挥智慧护理的优势，克服弊端，积极应对其带来的挑战和问题。坚持以人民健康为中心，拓展获取医疗资源的渠道，在解决线上预约问题时，秉持不伤害原则与公正原则，自觉为患者提供方便、权威、系统的医护服务。在利用患者的个人信息进行医学教学及医学科研时，应充分尊重患者知情同意的权利，取得患者的知情同意后再进行后续安排及活动。医疗机构及信息平台应加强对电子档案及信息系统的安全管理，防止信息泄露。此外，医护人员还要规范自身言行，杜绝在互联网上发布、公开谈论患者的病情和个人信息，切实保护好患者的隐私。智慧护理需要在人与科技之间取得平衡，在智慧护理过程中人必然是第一位的，设备和人工智能仅仅是手段和工具，通过改变不同的护患互动方式，提供更加个性化和人性化的护理服务。

五、重大疫情与护理伦理建设

（一）重大疫情引发的伦理问题

在抗击重大疫情的过程中，所采取的治疗、护理通常会带来许多伦理问题。例如，由于原有的医疗卫生资源配置结构和配置方式被打破，医疗资源短缺，在这种情况下，如何公正、高效地分配有限的医疗卫生资源，给一线的医护人员带来了医疗决策的伦理压力，同时也容易引发医患冲突。再者，在重大疫情防控中，由于时间紧迫和传染病的特殊性，常规状态下尊重患者自主的处理方案并不能完全适应这一特殊的情形，捍卫患者的知情同意权与实施强制性医疗之间的利益冲突问题，给已经习惯了已有临床伦理程序的医护人员造成伦理上的困惑。此外，已有的临终关怀措施更多的是针对慢性病的终末期患者，因此有着较为充足的时间和手段来帮助患者度过最终的时光，而如何为危重的、具有传染性的疫情患者提供临终关怀，则对我们提出了新的伦理要求。

（二）重大疫情下的伦理建设

1. 应坚持公平、公正，捍卫生命至上 救死扶伤是医护人员对每一位患者承担的道德责任，不应为了抢救某个或某些患者而忽视或舍弃了对其他患者的抢救，对任何人都应当给予同样的对待，而不应有所区别。医护人员可以从专业的角度为患者及其家属提出诊疗建议，尽到解释说明的义务，但不能代替患者及其家属做出是否放弃治疗或继续救治的决断，应在充分沟通并尊重患者及其家属意愿的基础上由患者及其家属进行选择。当然，面对卫生资源紧缺的伦理难题，离不开政府的主导和调控。

2. 应提升护士的职业道德素养，增强其伦理决策能力　面对重大疫情下临床救护中的伦理难题，需要护士在公平与效率、权利与义务等利益冲突的困境下进行伦理决策，充分评估患者与患者、患者与家属、患者与社会之间的利益及风险，这就需要加强对护士的护理伦理教育，提升护士自身的职业道德素养和伦理分析、判断能力，以及在紧急情况和灾难期间的风险管理能力、自控能力和社会适应能力。面对困境，护士需要通过积极的应对方式来化解压力，克服过度焦虑、恐惧情绪等，修炼良好的自控能力和社会适应能力，将护理过程中的消极挑战转化为积极和建设性的挑战，充分发挥护士个人和团队在解决伦理难题中的主动性，消解或减少道德冲突和困境。

3. 应加强不同专业人员之间的协作，构建完善的护理保障体系　一般来说，重大疫情带来的不仅是生命健康的损害，还常常伴随着心理、精神、社会等方面的影响，受到影响的不仅仅是疫情的罹患者，也包括普通公众。为此，在疫情期间医护人员的服务对象更加多样化、复杂化，需要给患者及其家属、公众甚至社会群体提供全方位的医护服务。护士需要为不同人群提供不同的疫情管理和心理支持的方案，并加强对非专业人员培训，积极指导和参与人员分流，制订将资源从住院环境转移到社区环境的具体方案，部署、安排抗击疫情的志愿者以便为患者、家属及公众提供心理–社会支持，加强护患沟通，采用标准化的数据收集系统以提高护理服务质量。同时，护士由于身处较高风险之中，也需要做好自身的防护和心理压力的疏导，并充分利用社会资源，获得公众、社区等方面的配合和支持。

六、人口老龄化与护理伦理建设
（一）人口老龄化引发的护理伦理问题

1. 社会养老模式带来的护理伦理问题　中国面临严峻的人口老龄化问题，养老问题突出，也由此引发一系列伦理问题。老年群体的规模逐渐扩大，家庭规模趋于小型化，代际关系逐渐减弱等问题，导致传统的家庭养老无法完全满足老年人的养老需求，养老模式由家庭养老向社会养老转化。我国传统家庭养老的维系基于我国社会推崇孝道的伦理基础，不仅包括对老人的物质供养，还包括生活照料和精神慰藉。目前的社会养老模式引发一系列护理伦理问题，是由于经济发展不均衡导致的养老资源分布不均，专业护士数量不足导致的护理服务质量相差悬殊，人文关怀行为和老年人的关怀需求之间不平衡导致的缺乏个性化人文关怀，以及对老年人心理健康重视程度不足导致的老年人心理护理缺失而引起的。

2. 智慧养老模式诱发的护理伦理问题　随着科学技术的进步，人工智能逐渐融入养老服务，智慧养老模式应运而生。目前我国上海等地推出的"家庭养老床位"服务就是智慧养老的缩影，通过安装智能感应、智能穿戴、远程监控等电子信息设备，为失能或失智、半失能老人提供居家养老服务。智慧养老推进养老便捷化和提高舒适度，但这种新的模式也带来了一系列护理伦理难题。例如，人工智能机械地物化操控可能损害老年人的自主意愿和自主选择，侵犯其人格和尊严，从而加剧老年人自卑感、无力感与孤独感；老年人个人隐私数据在研发或健康管理过程中存在泄露的安全隐患；智慧养老模式主要集中于经济发达地区，经济落后地区的老年人很难有机会享受到智慧养老模式的便捷等。

（二）人口老龄化趋势下的护理伦理建设

人口老龄化趋势给护理伦理带来更多挑战，老年护理不仅为老年人提供生活、医疗、保健、护理服务，还需要提供人文关怀与心理护理等。面对行动不便、交流困难的老年人时，护士需要有足够的耐心和爱心，不仅要具备娴熟的护理技能，还要具有护理职业素养，同老年人多沟通，给予其心理支持，促进其心理健康。在智慧养老服务过程中，护士应保留老年人自由选择和自主决定的权利，保障老年人的自主意愿，维护其尊严。安宁疗护需要多学科团队合作，护士作为团队核心成员发挥着重要作用，不仅要利用自身专业知识为患者提供护理服务，还要根据患者需要协调团队其他成员，努力提高临终患者及家庭照顾者的生活质量。因此，护士在不断提高专业能力的同时，更要提升自身的职业道德与伦理素养。

学习小结

本章首先介绍了道德、伦理、伦理学、职业道德、护理职业道德、护理伦理学等基本概念，阐述了护理伦理学的研究对象和内容，学习护理伦理学的意义和方法，学生通过对本章节的学习能说出道德、伦理、职业道德、护理职业道德、护理伦理学的概念，复述护理伦理学的研究对象和内容；其次详细介绍了中国传统医护道德的发展历史及其优良的传统医护道德思想，学生通过学习，应能够简述中国传统医护道德思想的主要内容；最后提出了新时期的护理伦理建设，包括思想政治教育、科技发展、大健康观、智慧护理、重大疫情、人口老龄化等对护理伦理建设的作用和影响，学生通过学习，能够阐述新时期护理伦理建设的基本要求。

复习思考题

一、选择题

1. 下列不属于护理职业道德范畴的是
   A. 职业态度
   B. 职业理想
   C. 职业习惯
   D. 职业责任
   E. 职业良心

2. 下列不属于护理伦理学主要研究内容的是
   A. 护理伦理学的基本理论
   B. 护理伦理学的基本原则、规范和范畴
   C. 护理伦理修养

D. 护理不良事件分析

E. 护理伦理教育及评价

3. 下列对伦理和道德关系阐述正确的是

    A. 伦理和道德在词源意义上完全不同

    B. 伦理和道德在大多数情况下不能互换使用

    C. 伦理和道德这两个概念在范畴和语义上完全一致

    D. 相比伦理，道德更侧重于社会层面使用

    E. 相比道德，伦理更侧重于研究人与人之间的关系

4. 职业道德具有的特点有

    A. 特异性和非特异性

B. 时代性与继承性

C. 文化性与扩展性

D. 历史性与现实性

E. 变化性和持续发展性

5. 患者张某，女性，51岁，发热、头疼1d，医生要为她做腰椎穿刺检查，患者非常恐惧。从伦理要求考虑，医护人员应首先向患者做的工作是

    A. 得到患者知情同意

    B. 请患者家属签字

    C. 告知家属做好患者的心理安慰

    D. 因诊断需要，先检查，后动员

    E. 消除患者恐惧

    答案：1. C；2. D；3. E；4. B；5. A

二、简答题

1. 简述护理职业道德的基本内容。

2. 简述护理伦理学的研究对象。

3. 简述思想政治教育对护理伦理建设的作用和影响。

（范宇莹　祁晓娜）

第二章 　　　# 护理伦理学的基本理论与基本观点

学习目标

知识目标	1. 掌握　义务论、效果论的内涵和主要内容；生命神圣论、生命质量论、生命价值论和生命统一论的内涵。 2. 熟悉　美德论的内涵和主要内容；健康观和疾病观的基本内容。 3. 了解　美德论、义务论、效果论、生命神圣论、生命质量论和生命价值论的局限性。
能力目标	能够运用护理伦理学的基本理论和观点指导护理实践活动。
素质目标	弘扬真诚、信仰、忠诚、自律的美德，引导学生树立平等、善良、奉献、尊重的护理职业观。

第一节　护理伦理学的基本理论

案例思考　一位5岁女孩患肾炎继发肾衰竭住院3年，一直进行透析治疗，等候肾移植。经父母商讨，同意家人进行活体移植。经检查：其母因组织类型不符被排除，其弟因年纪小也不适宜，其父中年且组织类型符合。医生与其父商量作为供体，但是其父经一番思考决定不做供体，并恳请医生告诉他的家人他不适合做供体，因为他怕家人指责他对子女没有感情，医生虽不太愿意，但还是按照他的要求做了。

请思考：医生和其父的做法符合伦理要求吗？请说明理由。

护理伦理学是以伦理学基本理论为指导，探究护理活动中的伦理现象、伦理关系和伦理规律，为护士提供正确的价值导向和伦理原则，以便更好地维护和促进人类健康。因此，在护理活动中，护士应以护理伦理学的基本理论为基础，在伦理道德明灯的指引下，走出纷繁复杂的伦理困境，提高护理伦理分析和决策能力，从而使现代护理伦理真正体现人性化和艺术化。

一、美德论

（一）美德的概念

美德（virtue）通常指高尚的道德行为和优良的道德品质，是一定的社会道德准则和规范在个人思想和行为中的体现，是一个人在一系列的道德行为中所表现出来的比较稳定的特征和倾向。

在不同时代、社会和阶级中，美德有着不同的具体内容。中国古代儒家提出孝、悌、忠、信4种美德；历代劳动人民把勤劳、勇敢、节俭、诚实看作美德；在社会主义社会，热爱祖国、热爱人民、热爱劳动、热爱科学、热爱社会主义的"五爱"是每个公民应当具备的基本美德。由此可见，这些美德是在一定的社会历史条件下经过长期实践形成的具有普遍和永恒价值的精神遗产，在人类历史长河中发挥了积极的作用。

（二）美德论的内涵

美德论（virtue ethics）又称德性论、德行论或品德论，主要研究做人应具备的品格和品德，即告诉人们什么是道德上的完人以及如何成为道德上的完人。美德论认为，一个人只要拥有适宜的美德，自然就会做出好的道德判断，即做出合乎伦理的行为决策、评价和辩护。古希腊哲学家柏拉图最早提出"美德即知识"的观点，亚里士多德构建了较系统、完整的美德论体系。此后不少现代伦理学家在亚里士多德美德论的基础上，提出自己关于美德问题的理论，并且将完美的道德品质描述为诚实、同情心、关爱照顾、责任心、诚实可靠、敏锐的洞察力以及审慎等。

护理伦理学中的美德论主要阐述医护人员应具备的道德品质，即医德品质。它既包括医护人员对医德原则和规范的认识，也包括医护人员基于这种认识所产生的具有稳定性特征的行为习惯，是主观上医德认识和客观上医德行为的统一。

（三）美德论的主要内容

弗洛伦斯·南丁格尔在《护理札记》中指出护士应当具有以下美德：值得信赖、专心工作、保守秘密、镇定、诚实、敬业、奉献、敏于观察、情感高尚。这些美德组成了护理职业所需要的美德的核心内容。随着护理实践的不断发展，培养了护士许多高尚的美德。现阶段护理美德主要包括以下内容：

1. **仁慈** 即仁爱慈善，同情、尊重、关心和爱护患者，全心全意为患者服务。

2. **严谨** 即具有严肃认真的科学态度，周详缜密的逻辑思维，审慎负责的工作作风。

3. **公正** 即对待患者能够一视同仁，合情合理地处理公私关系和分配医疗卫生资源。

4. **进取** 即刻苦钻研、勤奋学习，在业务上做到精益求精，不断提高护理服务质量。

5. **协作** 即在工作中能与其他医务人员相互尊重、互相支持、密切合作，并勇挑重担。

6. **奉献** 即不怕苦、脏、累，不畏困难，勇于牺牲个人利益。

7. **诚挚** 即热爱护理事业，忠诚于患者，一切为患者的健康利益，并能够实事求是，敢于承担责任，勇于纠正错误。

8. **廉洁** 即办事公道，作风正派，不图谋私利。

（四）美德论的局限性

美德论是注重个体道德研究的微观伦理学理论，因此它局限于个体的道德完善，忽略了社会环境对个体道德的制约性，不利于实现个体道德建设与社会道德建设的和谐、平衡发展。此外，当下社会价值多元化，美德论对良好美德是什么以及这些美德为什么是良好的等问题难以给予具体的解答。

（五）美德论在护理实践中的应用

护士的美德是护理学的精神支柱，培养护士的美德是护理伦理学的核心。南丁格尔认为优良的道德品质是一个优秀的护士必须具备的重要、显著特性。一名具备高尚美德的护士不仅能够战胜护理过程中的种种艰难险阻直到获得成功或将损失降至最小，而且能够将来自各方的患者与自己聚为一体，共同战胜病魔，促进健康。因此，护士应明确自己唯一的目的就是拯救人民群众的疾苦，并将其视为毕生的追求和最大的精神享受，从而认识到护理工作本身的重要性和崇高性，增加自己的职业认同感与成就感，在个体的内心形成稳定的道德信念。

在护理过程中，护士要善于利用美德论来阐述和评判护理当事人的行为与后果的善恶。同时，护理管理者应注重培养护士良好的道德品质，要建立和完善护士伦理教育与评价体系，优化医院护理文化氛围；要对护士进行人性化管理，使护士将伦理原则和规范内化为道德情感，形成道德认识与道德情感的统一，从而养成良好的护理职业行为。

案例思考　　　　　　　　　　　　　　**杏林春暖**

晋代医学家葛洪撰写的《神仙传》记载：三国时期有个医术高明的医生叫董奉，家居庐山，每天给人治病，从不索取酬金，唯一的要求是让痊愈后的患者栽种杏树。"重病愈者，便栽杏五株，轻者一株""如此数年，郁然成林"。每到杏子成熟时，他又于林中建一草仓，书写告示曰"欲买杏者，不须报奉，但将谷一器置仓中，即自取一器杏去。"董奉将以此法换来的粮食，全部用来救济贫苦百姓和那些出远门或有困难的人们。这就是流芳千古的"杏林佳话"。

后世感谢像董奉一样具有高尚医风的苍生大医时，常用"杏林春暖""誉满杏林"等赞美之词，"杏林"也在中国民间成了医家的专用名词。

请思考：如何看待"杏林春暖"中的"暖"的含义及其与伦理学观点之间的联系？

二、义务论

（一）义务论的内涵

义务论（deontology）又称为道义论或非目的论，是指人们必须按照某种正当性或者某种道德原则去行动的道德理论。对于处于一定社会关系和物质生活条件下的人来说，每个人都要承担自己和有关他人的一定责任和任务，这就是义务，如法律义务、道德义务等。义务论主张行为的对错不是行动的后果，而是行动本身的性质。如某护士给患者注射药物时告知"此药有效"，其实这是一剂"安慰药"。义务论认为从护士本人的角色和诚信义务等角度出发，这样做是不对的，因为这一行动本身是"欺骗"，而不考虑其结果如何。

关于义务论，中西方都有丰富的传统伦理理论资源。中国儒家思想认为在选择行为时，首先须考虑的是道义原则的要求，一旦道义原则的要求被履行了，则行为主体的个人利益与好处也将随之而来。在西方，义务论的理论渊源可追溯到中世纪初基督教的伦理思想，但是作为一种完整的理论，它是由18世纪德国哲学家康德提出来的，康德是义务论的典型代表。他认为：人固然是感性的，但人和动物的区别不在于感性欲望，而在于理性。人是有善良意志的，善良意志是一种理性。义务就是遵照源自善良意志的、具有普遍必然性的道德法则行事。

护理伦理学中的义务论是确定护士的行为准则和规范，把护士的行为限定于合理范围内的有关伦理道德的理论，其具体表达形式为"护士应该做什么，不应该做什么以及如何做才是道德的。"

（二）义务论的主要内容

义务论规定了护士的行为标准，确立了判断行为正确与错误的界限，其主要内容有：

1. 救死扶伤的义务　世界医学会于1948年颁布的《医学伦理学日内瓦协议法》中明确规定：在我的职责和我的患者之间不允许把对宗教、国籍、种族、政党和社会党派的考虑掺杂进去。孙思邈在《备急千金要方》中的《大医精诚》强调优秀的医者治病要神志专一，不可有其他杂念，同时要有解救老百姓疾苦的慈悲之心。因此护士必须以自身所掌握的全部医学知识和治疗手段尽最大努力为各类患者治病。这是职业的性质所决定的，不能以任何政治的、社会的等非医疗理由推脱为患者治病的义务。

2. 解释说明的义务　护士有义务向患者说明诊断、治疗、预后等医疗情况。在解释说明时既要让患者了解病情，也要注意避免可能造成的精神上的伤害。实事求是地解释治疗的利弊，让患者在知情的情况下积极配合护士的护理工作。

3. 保密的义务　《医学伦理学日内瓦协议法》中规定：凡是信托于我的秘密，我均予以尊重。医疗中的秘密包括医护人员在体检、诊疗中得到的情况，以及患者认为属于自己的隐私，均应守口如瓶。

4. 对社会的义务　总体而言，护士对患者尽义务和对社会尽义务是一致的。为患者服务是履行社会责任的一个方面。但具体而言，由于个人利益与社会利益的基点不同、指向不同，有时也会产生矛盾，甚至冲突。当发生矛盾时，必须首先考虑社会利益，协调个人利益和社会利益，使两者尽可能地统一起来。同时护士还有向社会宣传、普及医学科学知识的义务，积极参与、认真遵守和执行卫生法规、政策的义务等。

（三）义务论的意义与局限性

义务论把护士为患者服务当作某种绝对的义务和责任，其主要出发点就是护士的善良动机和为人类服务的信念，在护理发展过程中，义务论对护理实践有着举足轻重的影响。但随着社会的发展、护理学科的进步，义务论也逐渐暴露出其本身的局限性。

1. 忽视了动机与效果的统一　义务论是从"应当""必须"的观念中产生应当如何做的道德要求，强调的是个人行为的动机，规定护士为患者服务是一种绝对的责任和义务，在道德上必须履行。但是事实上，基于义务论的观点有时可能会出现怀着美好的动机，却不一定能给患者带来利益的情况，即动机、行为、后果有时并不一致，甚至产生矛盾，因此需要有新的理论予以指导来协调好动机、行为、后果之间的关系，使之处于一种和谐的状态之中。

2. 忽略了对患者应尽义务和对他人、社会应尽义务的统一　义务论难以回答现代医学条件下产生的许多复杂的医学问题，难以确定某种特殊条件下医护行为的准则，尤其是在进行医学伦理决策的时候，它所依据的道德规范很难在实践中得到灵活运用。如关于临危患者的救治问题，义务论认为尽全力延长患者的生命是医护人员的职责。但在现代社会受到一定的"限制"，对患者来说，在绝症面前，冰冷的医疗器械和药物的作用固然可以延长生命的长度，但却加重了患者的痛苦，使患者丧失了尊严；对医院来说，对不可逆转的生命不惜一切代价进行抢救，会消耗有限的卫生资源；对家属来说，会增加其经济和精神负担。

（四）义务论在护理实践中的应用

在护理实践中，义务论可以弥补美德论无法确认美德自身合理性的缺陷，同时确认社会对护理职业的道德职责要求。它在护理实践中的运用体现在以下3个方面：

1. 为美德原则提供理论前提和基础　将美德看作与生俱来的道德品质是美德论最大的理论困难，因此美德论无法确认其自身的合理性。然而义务论将美德看作是人们长期履行道德义务的结果，义务乃是凭借人的善良意志履行对社会和他人的职责。因此，义务论中的义务与美德的含义相同。从这个意义上讲，义务论成为美德论的理论前提。义务论对美德论的理论支持，使美德论更具有合理性和现实性。

2. 明确了护士必须坚守的职责　义务论本质上是要确立"我应该做什么，不应该做什么"的道德规则。应用到护理工作中，就要结合护理实践活动特点，规定护士应当恪守的职责。例如，护士应当承担救死扶伤、维护健康、提高生命质量等义务，应当履行对社会的义务等。

3. 强化了护理伦理学的动机因素　义务论的理论重点就是强调道德义务和道德动机的至上性、绝对性和纯粹性，因此对道德个体行为进行道德评价时，尤其看重行为动机的正当性和纯粹性。这在客观上要求护士的具体行为必须从纯粹的高尚动机出发，有利于遏制将个人不正当欲望合理化的心理冲动，提高护士对患者和社会的道德责任感。正是因为义务论侧重于强调护士的道德责任，护士的道德形象才被社会所认同并给予广泛的尊敬。当然，对动机过度强化，在实践中也出现了一些问题，还需要通过效果论的纠偏，使义务论更具有广泛的解释力。

三、效果论

效果论（effect theory）又称目的论或后果论，是以道德行为后果作为确定道德规范的最终依据的伦理学理论。效果论最具有代表性的是19世纪英国的功利主义伦理思想。由于功利论极易把人们的行为引向极端的个人主义或功利主义，后来又出现了强调行为长远、整体利益效果的公益思想。

（一）功利论

1. 功利论的内涵　功利论（utilitarianism）亦称功利主义、效用主义、目的论，是与义务论相对立的一种伦理学说，是以实际功利或效用作为行为原则和评价标准。它主张人的行为道德与否取决于行为的结果，凡行为带来的结果是利大于弊，则行为是道德的，反之就是不道德的。其道德原则是最大多数人的最大幸福，即确定的道德规范必须直接有利于实现最大多数人的最大幸福。最早明确使用"功利主义"这一术语的是19世纪英国哲学家密尔。英国哲学家边沁和密尔是功利主义的主要代表。

护理伦理学中的功利论是主张以医护人员的行为满足患者和社会大多数人的健康利益为道德标准的一种伦理思想。

2. 功利论的主要内容

（1）满足患者健康功利、医护人员功利、医院功利和社会功利的统一：医护人员必须明确，维护和保障患者的健康功利是医护人员的神圣职责。因此在医学道德中，满足患者的健康功利是医护人员的最大功利，也是功利论的重要内容。当患者的健康功利与医护人员的正当个人利益、医院功利和社会功利发生矛盾时，医护人员在坚持满足患者健康功利的前提下，应保障个人功利，同时也应考虑医院功利和社会功利。

（2）满足社会大多数人的健康功利：患者和社会大多数人的健康利益应该是一致的和统一的，但在医疗卫生资源有限的情况下，二者可能会发生矛盾，此时应尽量满足每个患者的基本医疗需要，同时也应考虑社会大多数人的利益，即反对单纯考虑患者利益而不考虑行为后果对社会大多数人的影响的做法。

3. 功利论的意义与局限性　在医疗护理实践中，功利论的运用有助于坚持满足多层面功利的统一。同时，功利主义提倡关注个人利益的同时注重社会整体利益，调动了医护人员的积极性，加强了人们的社会责任感。但运用功利论对一个人的行为进行评价也有其片面性。

（1）过于强调行为的结果：功利主义割裂了伦理行为中动机与结果的辩证统一关系，导致医护人员一切行动都要先评估效益，一旦是效益较低或没有效益的服务项目就可能无人愿意主动完成，容易滋生利己主义，进而忽视医护职业必须肩负的主动为社会公众健康负责的道德责任。

（2）可能导致社会不公正的后果：功利主义主张以满足社会多数人的最大利益为依据，因而忽略少数人的利益，甚至可能会以牺牲少数人的利益为代价，不可避免地导致对少数人的不公平。

（3）无法定量和预测效用：功利主义在效用问题上，没有对眼前利益与长远利益、局部利益与整体利益、个人利益与集体利益做出区分回答，因此在实践中运用存在一定的困难。

4. 功利论在护理实践中的应用　功利论应用到护理领域，最大的好处就是护士在判断或进行行为选择时，以患者和社会多数人的利益为重，同时兼顾个人的正当利益和医院利益，这有利于将有限的医疗卫生资源按照符合社会整体利益的方向进行分配，从而避免浪费。同时它有助于护士树立正确的功利观，促使护士将患者和社会人群的生命健康利益放在首位，在肯定医护人员正当利益的前提下，尽量满足被服务者的利益，平等、善良地对待每一位患者。然而在护理实践过程中，护士在进行伦理决策与判断时要充分认识到功利论的缺陷，避免滑向"重利轻义"的极端，防止因过分注重眼前利益，忽视长远利益和根本利益。

（二）公益论

1. 公益论的内涵　公益论（public interest theory）是根据行为是否以社会公共利益为直接目的而确定道德规范的效果论。公益思想产生于古代，但作为医学伦理学的基本理论则是在20世纪70年代出现。

护理伦理学中的公益论是从社会、人类和后代的利益出发，主张公正、合理地分配医疗卫生资源，解决医疗活动中出现的各种利益矛盾，使医疗活动不仅有利于患者个体，还有利于群体乃至后代的一种理论。因此，它要求医护人员应当把对患者的责任与对社会、人类、后代的责任统一起来，把对现实和对未来的责任统一起来，并且要求在制定卫生政策、卫生发展战略方针、医疗保健体制和制度时符合公正、合理的原则。

2. 公益论的主要内容 公益论探讨的是如何使特殊的医疗手段（如优生）和有限的卫生资源得到更合理的分配和利用，更符合大多数人的利益，因此公益论主要包含以下内容：

（1）兼容观：公益论主张社会利益、集体利益与个人利益相统一，以人为本，多元兼容。在医疗护理实践中，具体表现为护士在工作中既要做到满足广大人民群众日益增长的健康和保健的需求，又要提高全社会即中华民族的整体健康水平。

（2）兼顾观：任何医疗护理行为都应当兼顾到社会、集体和个人的利益。当三者发生冲突时，要做到个人利益和集体利益兼顾，以集体利益为主；集体利益和社会利益兼顾，以社会利益为重；当前利益和长远利益兼顾，以长远利益为重。

（3）社会效益观：公益论强调在医疗护理服务中，坚持社会效益优先，社会效益和经济效益并重的原则。公益论把护理伦理关系扩展到整个人类社会，并提示人们不仅要关注人类的现在，更应关注人类的未来；既注重卫生资源的合理分配与有效利用，又注重保护和优化人类赖以生存的自然环境，积极造福社会，为人类未来的繁荣创造条件。

3. 公益论的意义与局限性 公益论被引入护理伦理领域，克服了义务论的不足与缺陷，解决了现代医学发展中的伦理难题，改善了人类生存环境。但是由于公益论把医疗护理工作的重心放在了集体公益，淡化了患者的个人利益。这在一定程度上会影响患者的现实利益。因此，它是一种美好的理想框架，难以切实有效地引导人们走出当代生命伦理问题所面临的诸多困境。只有把功利论、义务论、公益论三者有机地结合起来，才能使护士在实践中所面临的伦理难题得到解决。

4. 公益论在护理实践中的应用 现代护理工作已从治病扩展到防病保健，并逐步渗入到安宁疗护、老年护理、康复保健、家庭护理及社区护理等领域。护理学科的社会化及护理服务对象的拓展对护士提出了更高的护理专业技能的要求，同时护士在工作中将面临更多的伦理决策难题，如如何保护患者的自主权。因此，在护理服务过程中，公益论主要在以下方面发挥着积极的作用：

（1）指导护士在实际工作中进行伦理判断：在健康护理过程中，护士要善于充分利用公益论的理念指导自己的行为，促进健康护理发展。健康护理发展不仅要以改善和提高人民健康质量为目的，预防疾病，体现社会进步；同时还要以保护全人类的健康为基础，与保护资源和环境的承载能力相适应，强调要以可持续发展的方式使用护理资源。

（2）推动护理学科向纵深方向发展：公益论加强了护士的社会责任感，扩大了护士的义务范围，这有助于护理服务领域的进一步扩展和护理学科向纵深方向发展。

第二节 护理伦理学的基本观点

不同时代、不同国度、不同生活背景的人对生命、健康和疾病有不同的态度和思考。人们对生命、健康和疾病的本质和意义的回答形成了生命观、健康观和疾病观。

一、生命观

生命观是指人们对待人的生命的起始、本质、价值等基本问题的总的看法和根本观点。人类的伦理思想史是一部在对生命本质的认识和揭示中反思人与人、人与社会关系的历史。生命神圣论、生命质量论、生命价值论和生命统一论4种不同的人类生命观，也是生命观4个相互联系的发展阶段。

（一）生命神圣论

1. 生命神圣论的内涵 生命神圣论（theory of divine life）是强调人的生命具有至高无上、神圣不可侵犯的道德价值的一种伦理观念。这种观点认为，在任何情况下都要尊重人的生命，重视和保护人的生命，捍卫生命的神圣性，不允许对人的生命有任何侵犯和伤害。"医者，生人之木也"，医学自从诞生伊始就以救人活命作为根本任务。为人道行医、为患者谋利益仍是现代医务人员奉行的根本道德信条。

2. 生命神圣论的意义与局限性 生命神圣论的伦理意义在于强化了医学及护理学的宗旨，奠定了人道主义的思想基础，推动了医学和护理学的发展。但是由于片面、绝对强调生命至上，因而也具有一定的局限性。生命神圣论主张医护人员在医疗活动中必须无条件地维护患者的生命。任何原因的放弃治疗、中断治疗和停止治疗都应当加以反对和禁止，即使对重度残疾儿童、晚期恶性肿瘤患者、全身器官衰竭不可逆转的患者、濒临死亡的患者等，仍应不惜一切代价地进行救治。显然，它没有考虑到疾病可能对患者造成的心理、尊严的伤害及其对家庭、社会的影响，其结果势必造成大量宝贵的卫生资源的浪费。

3. 生命神圣论在护理实践中的应用 从古至今，生命神圣论一直是医疗护理的道德基础和行为准则。唐代名医孙思邈在《备急千金要方》中指出："以为人命至重，有贵千金，一方济之，德逾于此"，并立志"誓愿普救含灵之苦"，把拯救患者的生命作为自己的天职。可见，生命神圣论从伦理学的角度强化了医学和护理学的宗旨，推动了学科发展。根据生命神圣论的观点，作为护理人员，要秉承生命神圣的职业信念，敬畏生命、忠于职守，最大限度地保护人民群众生命安全和身体健康。

（二）生命质量论

1. 生命质量论的内涵 生命质量论（theory of life quality）是在认同生命神圣论的基础上，把注意力集中在对生命质量的考察，是以人的自然素质（体能和智能）的高低和优劣为依据来衡量生命对自身、他人和社会存在价值的一种伦理观念。护理伦理学中的生命质量论就是主张依据人的生命质量好坏，对人类的生命个体实施有效控制并评判医护人员救治义务的一种生命伦理观。

2. 生命质量论的意义与局限性　生命质量论的伦理意义在于由传统的生命神圣转向追求生命质量的理性选择，为制定社会政策和医疗决策提供理论依据，积极促进医务人员追求高质量的生命价值观。但是生命质量论仅就人的自然素质谈生命存在的价值有其局限性。人是一切社会关系的总和，生命质量论只把人看作一个自然人，忽视了人的社会性，而社会性才是人的根本属性，从而导致人们只关注了好的生命质量对个体自身存在的意义，忽视了那些较低生命质量的患者及其家庭和社会所发挥的精神激励价值。同时，它忽视了患者作为人的其他权利，在临床护理实践中，尤其在面对对终末期患者是否进行救治的选择中，可能会导致对患者生命作出武断决策，容易使患者生命失去尊严。

3. 生命质量论在护理实践中的应用　生命质量论的出现，使医疗护理服务有了更加明晰的道德方向和切实可行的伦理指南。它是人类要求改善自身素质以求更好发展的反映，是人类生命观念的新飞跃。在现代医疗护理服务中，器官移植、辅助生殖技术、基因治疗、生命维持措施等前沿技术的应用，引发了尖锐的伦理冲突。而这些冲突仅凭传统的生命神圣论是难以解决的，引入并联合运用生命质量论，可以为这些医学技术手段的合理使用提供比较充分的伦理指导，即给予道德辩护、道德谴责、道德促进或道德规制，从而使这些医学道德难题得到破解，使医疗护理服务走出伦理困境。

（三）生命价值论

1. 生命价值论的内涵　生命价值论（theory of life value）是对生命质量论的进一步发展，是指通过人具有的内在价值与外在价值的统一来衡量生命存在意义的一种伦理观念。内在价值是生命所具有的潜在创造能力和劳动能力，是生命具有的对自身的效用；外在价值是个体为社会创造物质财富和精神财富的社会价值，是生命具有的对他人和社会的效用。

2. 生命价值量的确定　生命价值论认为，人的生命价值是有差异的，是变化的，其生命价值量与他对他人和社会的积极效用成正比，与其消极效用（负担）成反比。因此有人主张，患者的生命价值与社会需要、医疗需要、生命质量、治愈率、预期寿命成正比，与维护其生命所花的代价成反比。在此基础之上，提出了人生命价值计算的公式：

$$生命价值＝（生命质量×治愈率×预期寿命×医疗需要×社会需要）/代价$$

其中生命质量包括生命存在、自然素质（如生理功能）和精神状态（如愉快、心理健康）；医疗需要指对发展医学科学的作用；社会需要指一个人对社会的过去、现在和将来实现的和潜在的贡献；代价指医疗、社会的负担等。生命价值原则意味着对生命质量极低、社会维护其生存需花代价太高的生命不应承担救治的义务。

3. 生命价值论的意义与局限性　生命价值论的伦理意义在于有利于全面认识人的生命价值，有利于作出科学的医疗护理决策，有利于医学的发展和社会的进步。但生命价值论主张以生命的价值来衡量生命存在的意义，强调生命对他人、对社会、对人类的贡献，因此有学者认为生命价值论在考虑他人利益、社会公益之时，往往会牺牲患者的个人利益，这将不利于维护患者的健康权益。

4. 生命价值论在护理实践中的应用　生命价值论帮助人们更全面和立体地看待生命，成为当代人类对人的生命干预的主要依据。在医疗护理服务中，当遇到严重的生命质量问题时，就会涉及有些医疗护理手段到底值不值得提供的新问题，如对植物人是否应该积极救治，仅有的一只供体肾移植给正在苦苦等待它的众多患者中的哪一位更为合理等。这时，由于这些医疗护理决策是复杂的价值决策，而生命质量论过分强调生命的自然属性，忽视其社会属性，因而需要生命价值论来补充。生命价值论可以为临床护理决策提供指导，为解决当代医疗难题提供科学的医疗护理决策思路。

（四）生命统一论

1. 生命统一论的内涵　生命统一论是主张生命神圣论、生命质量论及生命价值论有机统一起来，辩证地看待生命的一种伦理理论。生命的质量和价值是生命神圣的基础，而对生命神圣性的敬畏又是捍卫生命质量和价值的内在动因，否则，仅仅以质量和价值来衡量人的生命，有可能把人降低到一般动物的水平，甚至会导致不可想象的后果。因此，在坚持生命神圣的基础上，不断地提高生命质量，执着地追求生命价值，是现代护理伦理道德的核心。

2. 生命统一论在护理实践中的应用　生命统一论为护士进行正确的伦理抉择指明了方向和路径。

（1）体现了生命神圣的宗旨：生命统一论在考虑他人和社会公益之时，并没有无视患者的个人利益。也就是说，它不是粗暴地、简单地以牺牲个别人的生命为代价去换取多数人的潜在利益，体现了生命神圣的宗旨。

（2）体现了人的自然属性和社会属性相统一的辩证立场：当患者个人利益与他人和社会公益发生冲突时，它将"生命质量"作为二者取舍的标准。当患者具有或者经治疗后可能具有较高的生命质量时，要求从生命神圣论出发，以牺牲家庭和社会的部分利益来确保患者个人的现实利益。当患者的生命质量极低甚至已无生命价值时，应着重考虑如何保障家庭和社会的现实利益。

（3）体现了生命价值论的要求：生命统一论打破了传统医护道德中医护人员只对其面前的患者负责的一医一护一患的关系，在强调患者利益的同时也兼顾他人和社会的公益，体现了生命价值论的要求。

二、健康观

健康观是人们对待健康的基本看法和观点，涉及什么是健康、健康责任、健康价值、健康影响因素等问题。人们对健康的理解与认识在不同时期有不同的含义，也就形成了不同的健康观念。

（一）古代健康观

中国传统医学用"阴阳""正邪"来解释人体健康问题，强调人体内部、机体与心理、人与自然的和谐统一。战国医学家曾以内因"七情"、外因"六淫"来概括健康与疾病、躯体与精神、内外环境的辩证关系。古希腊医生希波克拉底认为人体存在血液、黏液、黄胆汁和黑胆汁，当4种体液比例适当并处于平衡状态时则健康存焉，反之健康则损。古罗马医生盖仑指出健康是构成生命体元素之间的比例平衡状态。由此可见，古代多把健康理解为一种平衡和协调状态，要么理解为机体内环境的完整、统一，要么理解为机体与外界环境的和谐和平衡。这种健康观是一种朴素的唯物主义观点。

（二）近代生物医学健康观

文艺复兴之后，随着现代医学科学的发展，西方认为没有疾病，即没有躯体和精神疾病的症状，成为健康的常识性定义。19世纪中叶"细胞学说"确立之后，人们认为健康就是生物学上的适应，机体处于内稳态状态。进入20世纪以来，随着医学的空前发展和科技的巨大进步，对疾病的防治和对健康的认识有了很大提高。贝克尔将健康定义为一个有机体或有机体的部分处于安宁的状态，它的特征是机体有正常的功能以及没有疾病。但查尔斯·罗森伯格注意到，从某种意义上讲，在我们感知、命名和应对疾病，以承认它的存在之前，疾病并不存在。因此，疾病实体因其文化情境性而具有一定的不确定性，从这个意义上来讲，单用有无疾病来定义是否健康，也是片面而不完整的。

（三）现代整体健康观

20世纪，精神的维度被纳入健康的考量。美国学者鲍尔（Bauer）认为健康是人的身体、心情和精神方面的自感良好、活力充沛的一种状态。同时，著名医学社会史学家亨利·西格里斯特（Henry Sigerist）提出：健康不仅仅是没有疾病，而且是对生活具有正面、快乐的态度，并且欣然接受生活所赋予每个人的责任。只有身体和精神处于平衡，对躯体和社会环境具有更好的适应性，才可称之为健康人。1948年，世界卫生组织（WHO）在其宪章中首次提出：健康不仅为疾病或羸弱之消除，而是体格、精神与社会之完全状态。1986年，世界卫生组织在宪章中再次明确规定：健康乃是一种身体上、精神上和社会适应上（三维）的完满状态，而不仅仅是没有疾病和虚弱的现象。

尽管世界卫生组织提出的健康定义受到人们的广泛赞同，但也有学者对三维度健康感到不足，梅尔比（Mellbye）和阿瓦迪（Abdul Rahman Al Awadi）等代表在世界卫生组织的专家委员会上提出，现有的概念忽略了行为决定因素对健康的影响，比如吸毒、酗酒，因此应当加入道德健康的维度。不过这一建议并未被正式采纳。世界卫生组织对健康的定义也至今未被修改。WHO对影响健康的因素进行总结：健康＝60%生活方式＋15%遗传因素＋10%社会因素＋8%医疗因素＋7%气候因素。

健康是促进人全面发展的必然要求，是社会文明进步的基础，是经济社会发展的基础条件，是民族昌盛和国家富强的重要标志，也是广大人民群众的共同追求。2016年，习近平总书记在全国卫生与健康大会上强调，没有全民健康，就没有全面小康。要把人民健康放在优先发展的战略地位，以普及健康生活、优化健康服务、完善健康保障、建设健康环境、发展健康产业为重点，加快推进健康中国建设，努力全方位、全周期保障人民健康，为实现"两个一百年"奋斗目标、实现中华民族伟大复兴的中国梦打下坚实健康基础。

相关链接 | **健康的道德负载**

健康不仅是一种状态，也是一种能力和意识，是多种表征在个体上的综合体现。一个人健康水平的高低，不能仅仅从其躯体的健康状况及恢复健康的能力来评价，健康素养尤其是健康意识是一个不可或缺的因素。而在健康意识中，道德意识更为重要。

健康的道德意识包括健康的道德观念、道德情感、道德意志、道德信念等，这种道德意识既影响着个体的自身健康，也影响着他人的健康。

健康道德作为调整人际关系的规范，它更加关注健康与他人、社会、环境的关系及其健康行为对他人、社会的影响，而不是仅仅关注个体自身的利益和健康。只有强化内在的健康道德意识，树立健康负载道德的理念，形成健康的道德行为习惯，并将其与后代、家庭的健康利益关联起来，才能切实增强人们的道德自觉，发挥健康伦理规范的应有作用。

主张将道德融入健康，并不是说要从道德的维度审视人的疾病，甚至分列出"道德疾病"，而是全面剖析道德意识和道德行为与健康的互动、互渗机制及其异质性，从本源上考察健康、疾病发生、发展的道德始因，从而为制订科学的健康促进、疾病预防措施提供更加有效的伦理指导，增强伦理规范的可接受性和实效性。

三、疾病观

疾病观是人们关于疾病的本质及其发展规律等的基本观点。它从理论上回答什么是疾病以及关于病因、病机、病理、转归和防治等规律的总体认识。健康与疾病是医学科学中两个基本概念。随着医学对健康观的理解和认识，疾病观也经历了古代疾病观、近代疾病观和现代疾病观3个发展阶段。

（一）古代疾病观

古代医学对疾病的认识集中于人的整体水平，对微观细节和内在机制缺乏了解，形成了整体性的疾病观。中医疾病观是以描述人的功能异常的"证"概念为核心，以"正邪""阴阳""气机""病机"和"辨证论治"为基本体系的疾病观。在古希腊时代，希波克拉底提出了体液学说，认为疾病的本质是4种体液比例失调。阿斯克列匹阿德提出了固体病理学说，认为组成人体的原子颗粒决定人体的健康状态。亚里士多德的灵气学说把病因归为神秘的灵气。

（二）近代疾病观

18—19世纪以来，受西方科学技术革命的影响，形成了生物医学模式。这种模式重视疾病的生物学因素，并以此来解释、诊断、治疗和预防疾病。生物医学模式对现代医学的发展和人类的健康产生了巨大的推动作用，但是它把人看作单纯的生物，只注重对人的生物学指标的测量，弱化了人的社会属性，以及患者的心理、行为和社会性，对疾病的整体特性和功能特性认识不足，带有很大的机械性。

（三）现代疾病观

20世纪以来，在马克思主义哲学和现代科学技术革命的推动下，生物医学模式向生物–心理–社会医学模式转变，形成了唯物辩证的疾病观。这种观点从人是生物、社会和思维3种属性的统一上来理解疾病。在认识疾病规律的方面，把人与环境统一起来，把人的结构与功能统一起来，把从宏观到微观的多层次统一起来，把各层次上整体与部分之间的双向交互作用统一起来，把病因的致病过程与机体的御病、祛病过程统一起来，把生物的、心理的和社会的因素统一起来，深入和全面地认识疾病。

学习小结

本章首先详细介绍了护理伦理学的基本理论：美德论、义务论和效果论的内涵、主要内容和局限性，阐述了3种理论在护理实践中的应用，学生通过对本章节的学习能说出3种理论的内涵，复述3种理论的主要内容，能综合运用3种理论指导护理实践；其次提出了护理伦理学的基本观点：生命观、健康观和疾病观，学生通过学习，能够阐述4种生命观的内涵，能够简述现代健康观和疾病观的基本内容，并能综合运用生命观、健康观和疾病观分析、解决护理伦理问题。

**复习
思考题**

一、选择题

1. 公益思想所属的理论范畴是
   - A. 美德论
   - B. 义务论
   - C. 效果论
   - D. 动机论
   - E. 功利论

2. 以"护士应该做什么，不应该做什么以及如何做才是道德的"为具体形式的护理伦理学理论被称为
   - A. 美德论
   - B. 效果论
   - C. 动机论
   - D. 义务论
   - E. 功利论

3. 在护理伦理评价的依据中，历史上两种对立的观点、理论是
   - A. 美德论与公益论
   - B. 义务论与功利论
   - C. 公益论与公正论
   - D. 道义论与美德论
   - E. 效果论与德性论

4. 判断供体肾移植给众多等待移植患者中的某一位更为合理，所依据的护理伦理学基本观点是
   - A. 生命神圣论
   - B. 生命价值论
   - C. 生命质量论
   - D. 效果论
   - E. 生命统一论

5. 产妇王某，40岁，孕3产1。因过去有习惯性流产病史，第4次妊娠保胎至31周早产，新生儿体重1.85kg，出生后呼吸暂停，最长一次达2min。超声检查发现新生儿有颅内出血，后又并发吸入性肺炎、硬皮肿。医生向产妇及其家属告知新生儿病情危重，即使能够存活，未来可能影响智力。医护人员建议家属放弃早产儿。但是，产妇和家属商定，即使孩子长大是痴呆也要不惜一切代价地抢救。对于此案例，以下说法不正确的是
   - A. 医护人员的行为符合生命神圣论的伦理要求
   - B. 医护人员的行为符合义务论的

伦理要求

C. 医护人员的行为符合美德论的伦理要求

D. 从公益论的角度，医护人员应

劝导产妇和家属舍弃早产儿

E. 从生命价值论、生命质量论的观点出发，救治该新生儿没有意义

答案：1. C；2. D；3. B；4. D；5. E。

二、简答题

1. 简述美德论的主要内容。

2. 简述义务论的局限性。

3. 简述功利论的主要内容。

4. 简述公益论的内涵。

5. 简述不同生命观的内涵。

（贺利平）

护理伦理学的规范体系

03章

学习目标

知识目标	1. 掌握　尊重原则、有利原则、不伤害原则及公正原则的概念和要求；护理伦理学基本规范、基本范畴的内容和要求。 2. 熟悉　护理伦理学基本原则之间的冲突与应对；权利与义务、尊严与价值、情感与理智、良心与荣誉、审慎与胆识等范畴的概念。 3. 了解　护理伦理学基本规范的特点和作用。
能力目标	1. 能够将护理伦理学基本原则、基本规范运用到临床护理工作中。 2. 能够运用评判性思维，在临床护理工作中正确应用护理伦理学基本原则，选择符合伦理规范的行为。
素质目标	1. 具有运用护理伦理学规范体系进行伦理思维并处理伦理难题的基本能力。 2. 确立科学的价值观，明确自身的角色责任，提升自身的素质水平。

"有时去治愈；常常去帮助；总是去安慰。"体现了医护人员的责任不仅仅是治愈疾病，更多的是帮助患者找回健康、保持健康、传承健康和人文关怀，充分揭示了护理行为的伦理特征。

第一节　护理伦理学的基本原则

案例思考　患者王某，女性，卵巢癌术后第3天，表情痛苦，排尿不畅，出现尿潴留，遵医嘱为患者进行导尿。李护士摆好用物，准备为其进行导尿，却遭到患者拒绝。李护士耐心地向患者解释导尿的必要性，并做好遮挡，保护患者隐私，最终消除患者疑虑和反对情绪。李护士经常巡视病房与患者建立了良好的护患关系，1周后，患者病情稳定，办理了出院。

请思考：在护理工作中，李护士遵循了哪些护理伦理学基本原则？

一、尊重原则

（一）尊重原则的概念

尊重（respect）是指人与人之间相互尊敬或重视，行为庄重，是对个体存在肯定与承认的一种基本方式。在护理活动中，护士与患者都是作为个体存在的，彼此尊重、真诚相待并相互配合是实现护理目标的工作基础。护理伦理学强调的尊重，主要突出护士对患者的尊重。

尊重原则（principle of respect）是指护士必须认识到患者享有为人的尊严和权利，在护理活动中为患者提供平等的服务，对涉及患者利益的行为应事先征求其意见，并充分考虑患者对自身利害的判断和权衡。尊重原则有狭义和广义之分。狭义的尊重原则是指护士应尊重患者及其家属的人格尊严和人格权利。广义的尊重原则除了强调尊重患者及其家属的人格尊严和人格权利外，还包括尊重患者的自主权利。尊重原则源于患者享有的人格权和对护理的自主决定权。护士对该权利的合理认同，护患双方认可彼此关系的平等，并能够建立平等的护患关系是实现尊重原则的前提。

（二）尊重原则的意义

1. 是现代护患关系发展的客观要求　现代生物－心理－社会医学模式要求护士应把患者看作是独立的、有尊严的、有自主决定能力的完整个体，重视心理和社会因素对患者健康的影响。在护理工作中，护士只有通过与患者平等对话、沟通，相互尊重、理解与配合，建立良好的护患关系，才能准确地收集、整理和分析患者的病情、心理和社会等资料，从而做出正确的护理诊断，实行有针对性的护理措施。只有建立和谐的护患关系，护理目的才能真正达成。

2. 是维护患者健康利益的必要条件和可靠保障　护理活动的最终目的是维护患者的健康利益，患者有权知晓各种护理手段的利弊，并自主选择能够最大限度符合自己健康利益的护理行为。尊重原则可以保障患者的知情权与同意权，是维护患者健康利益的必要条件和可靠保障。

（三）尊重原则对护士的要求

1. 尊重患者的生命　生命是人存在的基础，是人的基本人格权利。尊重患者的生命，首先要尽力救治患者，维护其生命的存在，这是对人的神圣生命的尊重。其次要通过良好的护理服务提高患者的生命质量，以维持其生命价值，这是尊重人格权利的具体体现。尊重人的生命及其生命价值是医学伦理的根本要求，也是护理伦理的根本体现。

2. 尊重患者及其家属的人格尊严　人格是人的尊严、价值和道德品质的总称。尊严是对个人或社会团体的社会价值或道德价值的认识与肯定，是被认可的身份标识。人格尊严是个人确立自我存在价值的标志，表现为不被歧视或不被忽略。任何患者（包括已故患者）都具有基本的人格尊严，都应该受到护士的尊重与维护。主要表现为：① 患者在接受诊疗服务时享有同健康人平等的人格尊严，不能因患病而受到任何歧视；② 患者的身体应该受到尊重，尤其是有生理缺陷的患者不得受到嫌弃或嗤笑；③ 患者的风俗与生活习惯应受到尊重；④ 患者就医时不应受到怠慢。维护患者及其家属的人格权是在更高层面上维护其人格尊严。依据我国法律规定，每一位公民都享有生命权、健康权、身体权（遗体权）、隐私权和肖像权等人格权利。患者及其家属享有法律赋予的各种人格权利，肯定患者生命存在的价值和意义。

3. 尊重患者的隐私　患者的隐私不受他人侵犯。患者在临床诊疗过程中的隐私，除个人身份信息、家庭情况外，还包括特殊性疾病、生理缺陷、病史等不愿向他人透露的信息。尊重患者的隐私要求护士保护患者的隐私和秘密，不得随意泄露患者的隐私。如在护理服务过程中，不公开或在公共场所谈论患者的病情、家庭情况及因工作便利所获悉的患者个人事项等；未经患者同意，不允许无关人员在场旁观患者有关检查、治疗等。尊重患者隐私是护士基本职业道德之

一、《国际护士协会护士伦理规范》中提出，护士应对民众的个人资料保密。《护士守则》第五条规定：护士应当关心、爱护患者，保护患者的隐私。同时，我国相关法律法规也作出了具体规定并设置罚则。《中华人民共和国民法典》第一千二百二十六条规定：医疗机构及其医务人员应当对患者的隐私和个人信息保密。泄露患者的隐私和个人信息，或者未经患者同意公开其病历资料的，应当承担侵权责任。2020年修订的《护士条例》第十八条规定：护士应当尊重、关心、爱护患者，保护患者的隐私；第三十一条规定：泄露患者隐私的，由县级以上地方人民政府卫生主管部门依据职责分工责令改正，给予警告；情节严重的，暂停其6个月以上1年以下执业活动，直至由原发证部门吊销其护士执业证书。

相关链接 | 护士与患者接触时间最长，关系最为密切，对患者的身体隐私、心理隐私、信息隐私和社会隐私的了解也最全面，因而对患者隐私保护起到十分关键的作用。保守患者隐私是基于护患之间的信任，如果患者不能信赖护士，就会隐瞒一些可能影响声誉的病史与行为，从而增加治疗和护理的困难。同样，如果护士违背了对患者隐私保密的承诺，患者就不会很好地配合护士的工作甚至引发相关的法律纠纷。因此，护士对患者隐私权的尊重和保护不仅是法律规定的义务和责任，同时也是护理伦理学原则和护理职业道德的基本要求。

4. 尊重患者的自主决定 自主决定是自我选择、自由行动或依照个人意愿进行自我管理和自我决策，是尊重原则的核心。患者的自主决定主要通过其知情同意权的行使而实现。护士须判断患者是否具有民事行为能力，并通过沟通和交流，向其提供真实、适量并且能够理解的医疗护理信息，保证患者充分行使知情同意权。具体要求如下：

（1）知情同意能力的判断：《中华人民共和国民法典》规定，不满八周岁的未成年人为无民事行为能力人，由其法定代理人代理实施民事法律行为。八周岁以上的未成年人为限制民事行为能力人，实施民事法律行为由其法定代理人代理或者经其法定代理人同意、追认；但是，可以独立实施纯获利益的民事法律行为或者与其年龄、智力相适应的民事法律行为。十六周岁以上的未成年人，以自己的劳动收入为主要生活来源的，视为完全民事行为能力人。未成年人的监护人依次为父母、祖父母、外祖父母、兄、姐。对于无上述监护人的未成年人，可由其他愿意担任监护人的个人或者组织担任监护人，但是须经未成年人住所地的居民委员会、村民委员会或者民政部门同意。无民事行为能力或者限制民事行为能力的成年人，由有监护能力的人按顺序担任监护人，依次为配偶、父母、子女、其他近亲属。在对未成年患者知情同意能力的判断中，要更好地保护未成年患者的健康利益及其他各项权益，平衡未成年患者本人、监护人与医疗机构三方之间的利益。

（2）知情同意权的实现：知情同意体现在护理工作的每一个环节，包括入院时、诊疗护理过程中及出院时。实现患者知情同意权，应做到：① 及时、准确告知信息。护士应该为患者作出合理的决定提供所需要的信息，如病情、预后、治疗护理方案及可预知的后果等。病情告知时，护士应预先做好计划，确定方式和场合，对特殊和重症患者宜留有余地，让其慢慢接受事实，不欺骗患者；同时及时给予患者心理支持，让其有发泄情绪的机会；如可能，在告知后与患者一起制订治疗计划。② 正确信息的理解。有效的知情同意需要护士选择适宜的时机，用患者可以理解的方式和语言为其提供足量的、正确的信息。③ 诊疗的自由同意。自由同意是指患者具有自主决定的自由，不受其他人不正当的影响或强迫。患者接受诊疗应完全自愿，不应受到任何形式的胁迫、操纵或限制。另外，在临床护理工作中，护士要维护患者知情权中的医护一致性，即护士告知患者或家属的信息应与医生告知的信息保持一致。

（3）特殊情况下知情同意权的处理：① 紧急情况。当患者遇到危及生命的紧急情况，拖延治疗可能对生命安全造成威胁时，护士可按照我国法律法规规定的程序，从患者最佳利益出发实施抢救措施，事后尽可能补充病情介绍和必要的护理措施并取得患者及其家属的理解。② 治疗上的特殊状况。某些特殊状况下，为减轻患者的焦虑，允许护士不告知对患者健康有害的信息，实施保护性医疗；一旦患者情况改善，有足够的承受能力时，护士应将原先隐瞒的信息完全告知患者。③ 患者主动委托或其无同意能力。有知情同意能力的患者主动把护理决定权委托给护士时，护士应根据患者利益作出护理决定；对没有知情同意能力的患者，在无法与其法定代理人取得联系时，护士应作出给予患者必要处理的决定。④ 患者和家属的自主决定与法律、法规、政策相违背或对他人和社会有危害时（如传染病患者拒绝住院隔离），护士应该按照法律、法规、政策要求，作出符合社会利益的决定。⑤ 患者和家属错误的决定明显危害患者的健康和生命时，护士应当向其耐心解释说明利害、得失，并采取正确的护理方案。此外，在履行知情同意时应当考虑到不同的文化可能对患者知情同意的影响。西方文化背景下，医疗选择的最后决定权主要是患者本人，而在中国文化背景下尤其当医疗选择对患者有着重大影响时，家庭因素是不可忽略的。

二、有利原则

（一）有利原则的概念

有利原则（principle of beneficence）是指护士始终把患者健康利益置于首位，并将其作为选择护理行为的首要标准，做有利于患者健康的事。也有学者将其称为行善原则。护理工作的目的是保护生命、减轻痛苦、恢复健康。这就要求护士从有利于患者的角度出发，选择最优的护理方案，一切服务于患者的健康利益。世界医学会《日内瓦宣言》写道："在我被吸收为医学事业中的一员时，我严肃地保证将我的一生奉献于为人类服务。""我的患者健康将是我首先考虑的。"这些都体现了有利原则。

（二）有利原则对护士的要求

1. 树立患者利益第一的服务意识　护士要树立"以人为本、一切为患者、一切服务于患者"的服务意识，从小事做起，从细节入手，树立全面的利益观，既要关心患者的客观利益，如镇痛、康复、治愈、节约费用等，又要关心患者的主观利益，如合理的心理需求、正当的社会需求等。

2. 树立创新优质护理的服务理念　护士要树立为患者提供更专业、更优质的护理服务的理念，在多种可选的护理方案中选择并实施对患者最有利的护理措施，努力使患者受益。如减轻疼痛，照料患者的生活起居，帮助其康复。

3. 树立视患者如亲人的意识　当诊断、治疗和护理的手段对患者利弊共存时，应该权衡利弊、得失，慎重作出伦理决策，尽量给患者带来最大的益处和最小的危害。

4. 综合考虑患者、他人及社会利益　将患者的健康利益放在首位，充分尊重患者的人格与尊严，尊重患者的个人隐私与知情同意，充分体现对患者的尊重、理解和关心，有利于将患者、他人及社会利益有机统一起来。既要考虑给患者带来益处，也要考虑不能损害他人与社会利益。

三、不伤害原则

（一）不伤害原则的概念

不伤害原则（principle of non-maleficence）也称无伤原则，是指护士在为患者提供护理服务时，最大限度地避免患者身心受到伤害。不伤害原则的真正意义不在于消除医疗护理伤害，而在于让护士树立不伤害的理念，保护患者的健康和生命，在护理实践中仔细评估，审慎行事，把医疗护理伤害降到最低。护士在从事医疗护理工作中必须遵循不伤害原则，发挥最好的医疗照护知识和技能水平，谨慎执行医疗照护行为，避免让患者承担任何不当的风险。

（二）医疗伤害的种类

1. 有意伤害与无意伤害　有意伤害是指医护人员极不负责任或主观恶意伤害患者，滥施不必要的医疗与护理措施；或为了增加收入等狭隘的目的对患者滥施不必要的诊治手段与护理措施等所直接造成的故意伤害。无意伤害是指在进行正常诊治活动中对患者造成的间接伤害，如手术治疗带来的创伤或并发症，药物的毒副作用，辅助检查导致的痛苦与不适等。

2. 可知伤害与不可知伤害　可知伤害是指医护人员在采取医疗护理措施之前就可通过预测而预先知晓或应该知晓对患者的伤害；不可知伤害是指虽经医护人员预测，但难以预料或无法预先知晓对患者造成的伤害。

3. 可控伤害与不可控伤害　可控伤害是指经过医护人员努力可以降低患者损伤程度或杜绝其损伤的伤害。不可控伤害是指超出医护人员控制能力的伤害。

4. 责任伤害与非责任伤害　责任伤害是指由于医护人员缺乏责任意识导致对患者的伤害，如有意伤害，可知、可控却未加预测与控制的伤害等；非责任伤害是指并非由医护人员的责任心不强导致对患者的伤害，如无意伤害、可知而不可控伤害、意外伤害等。有意伤害，以及可知、可控却未采取正确预防及控制造成的伤害都是违背伦理规范的。

（三）不伤害原则对护士的要求

1. 杜绝有意伤害和责任伤害　重视患者的利益，增强为患者利益和健康着想的理念，绝不能为了个人利益而滥用诊疗护理手段，强化以患者为中心的服务意识，加强护士道德修养，加强责任心，关心患者，坚决杜绝有意伤害和责任伤害，把不可避免但可控的伤害降到最低。

2. 努力控制伤害程度　护士要具备扎实过硬的专业知识与专业技能，认真负责的态度，避免因技术不精或粗心大意给患者造成伤害，努力为患者提供最佳的优质护理服务，保证患者的健康和生命安全。

3. 选择最佳护理措施 对存在危险或有可能造成伤害的护理措施进行仔细评估，进行危险与利益或伤害与利益的分析，审慎考虑，选择利益大于危险或伤害的护理措施。如足部有严重溃疡的糖尿病患者，经治疗病情并未缓解反而有发生败血症的风险，为保证患者生命需要截肢。截肢的结果产生了一个有害效应，但这个有害效应不是直接的、有意造成的，而是为了挽救患者的生命，这个正当的动机会产生间接的且可预见的效应，这种情况在伦理与法律上是可以被接受的。

四、公正原则

（一）公正原则的概念

公正（justice）是指公平正义，无偏私。公正原则（principle of justice）是指护士在医疗护理过程中公平地对待每一位患者，真正做到公平公正、无偏私、一视同仁。每位社会成员都应平等、合理地享受公共卫生资源或享有公平分配的权利，不能因年龄、性别、外貌、贫富、地域、民族和宗教信仰不同而区别对待。公正原则有利于护士调节护患关系，可以帮助护士与患者建立信任与和谐的护患关系，有利于解决患者的健康需求与医疗卫生资源之间的矛盾问题。

公正原则主要体现在人际交往的公正与医疗卫生资源分配的公正两个方面。在人际交往方面，患者之间拥有平等的人格权利与尊严权利，护士应做到平等对待患者，体现人人平等。医疗卫生资源分配包括宏观分配和微观分配，在分配时应以公平优先、兼顾效率为基本原则，优化配置和合理使用医疗卫生资源。宏观医疗卫生资源的分配强调卫生保健投入比例，预防医学与临床医学、基础研究与应用研究、基本医疗与特需医疗等各层次、各领域的分配比例，皆应充分体现社会公正，以满足广大人民群众人人享有保健的基本需要；微观医疗卫生资源如床位、手术机会、贵重稀缺医疗资源的分配则要注意贯彻形式与内容统一的公正原则，努力做到相对公平。卫生资源分配的公正强调社会上的每一个人都具有平等享受卫生资源合理或公平分配的权利。公正原则有利于医疗资源分配矛盾的解决，有利于缓解和处理好护患矛盾和纠纷，维护良好的医疗秩序。

（二）公正原则对护士的要求

1. 公正地分配医疗卫生资源 护士可以参与分配的医疗卫生资源主要指住院病床、手术机会及稀有医疗卫生资源。公正分配医疗资源，分配时对所有相关资源进行评估，确保资源分配的公平性与合理性。护士在护理服务中应按照医学标准，兼顾社会价值标准、家庭角色标准、科研价值标准、余年寿命标准等综合比较后进行权衡，以确定稀缺卫生资源享用者资格，尽力实现患者享有平等的医疗护理服务和权利。新医改及其所取得的改革成就，都体现出社会公正向着合理方向发展，也是正在形成中的新医疗卫生体制公正性的充分体现。

2. 以平等的态度对待患者 平等是公正原则的重要内容之一。在护理服务中，护士要树立平等观，平等、公平对待每位患者，尊重和关心每位患者的人格、权利、正当健康需求，尤其是对老弱病残孕等弱势群体，应给予足够的耐心和关爱。

3. 公正地解决护患纠纷 在护理工作中发生护患纠纷或护理差错事故时，护士应坚持实事求是，站在公正的立场上，不偏袒任何一方，妥善处理纠纷。在护士监督管理工作中滥用职权、徇私舞弊，或者有其他失职、渎职行为的，依法给予处分；构成犯罪的，依法追究刑事责任。

案例思考

紧缺的呼吸机谁有权优先使用

在新型冠状病毒感染流行期间，出现了大量患者急需呼吸机而造成呼吸机紧缺的问题，面对这种情形，有人认为应当将呼吸机优先给年轻人使用，也有人认为应当将呼吸机优先给老年人使用，纷争不一。还有人认为，应当按照"随机选择"即抽签的方法来确保公平。

请思考：

1. 该案例中的呼吸机分配中存在哪些伦理问题？

2. 紧缺的呼吸机谁有权优先使用？

五、原则之间的冲突与应对

（一）原则之间的冲突

护理伦理学的4个基本原则有各自的要求和考量，但在某些特殊情况下，从不同原则出发可能会得出不一致的伦理判断与选择，护理伦理学原则之间容易发生矛盾和冲突，护理伦理难题由此出现。

1. 尊重原则与不伤害原则的冲突　多表现为护士尊重患者的自主决定而无法选择使其不受到伤害的护理行为。如患者家属或其法定代理人已表明患者在某一情况下的价值观，而护士从护理专业角度未将患者的愿望或价值观列入伦理决策的考虑范围，就可能构成对患者的伤害。虽然护士是从专业角度认为为患者提供有益的护理措施，但未必能够被患者所接受和理解。在护士的基本职责中，"不伤害"的责任比"要尽力照护或协助患者"的责任更受到重视。

2. 不伤害原则与有利原则的冲突　有利原则要求护士以患者的健康利益为指标而采取相应的护理措施，然而在临床护理工作中，不伤害原则却与有利原则之间存在着冲突风险，这种冲突以"两害相权取其轻"为典型。如一位多年未孕的孕中期女性，因妊娠期严重合并症可能危及生命，医护人员为保住其生命建议其立即终止妊娠。从对孕妇不伤害的原则出发，医护人员应选择终止妊娠，但从对胎儿不伤害的原则出发，医护人员则应建议孕妇继续妊娠。究竟选择哪一种方案对孕妇和胎儿更有利，这就需要对孕妇、胎儿的健康和疾病状况以及现有的医护水平进行综合评估，选择一种获益最大而伤害最小并能够被孕妇及其家属所接受的措施。但这一选择并非易事。

3. 有利原则与尊重原则的冲突　有利原则强调了一切为患者的利益着想，尽量做对患者有益的事情，尽量避免伤害患者。例如，当护士认为对某一患者隐瞒其病情更有利于患者的健康时，有利原则与尊重原则之间就可能出现冲突。从有利原则出发，护士会选择对患者隐瞒病情，从尊重原则出发，护士则很可能会选择告知患者病情。在临床护理工作中，护士不能以自己的判断代替患者的判断，因此，不应只考虑有利原则。尊重原则的核心是尊重患者的自主决定，即患者有权根据自身实际情况作出符合医疗原则的决定。当然，并不是所有的患者都适合自主决定，对于自主能力减弱或没有自主能力的患者，如婴幼儿、严重智障者、精神病患者、昏迷患者等，不但不应该让其自主决定，反而需要加以保护、监督与协助。

4. 公正原则与其他原则的冲突　每个人都是社会团体中的一员，拥有享用社会资源的权利。

当医护人员为某些患者的健康与幸福努力时，亦应考虑是否威胁到其他患者的利益、需求与权利。当卫生资源不足时，谁先享用，如何公平分配等问题使公正原则与有利原则发生冲突。如两个患者同时需要入住重症监护病房，但现在只有一张病床，此时公正原则与有利原则之间出现冲突。从公正原则角度出发，两位患者均应有机会获得稀有医疗资源，而从有利原则角度出发，医护人员会把这张空床留给两者中最需要这张床位的患者。又如在可供移植器官数量不足的情况下，公正原则导致唯一后果即所有患者均不移植器官，因为一旦有人获得移植，那么其余未获得移植的患者即失去公正待遇，所有的患者在客观上遭受了生命健康的损害，在此公正原则与不伤害原则间发生了冲突。

（二）原则冲突之间的应对

1. 护理伦理原则优先排序　一般来说，护理伦理原则的主次顺序依次为有利原则、尊重原则、不伤害原则和公正原则。但这种主次顺序不是固定不变的，需要根据具体护理情景进行慎重考虑，从而进行伦理优先性的排序。

（1）公正原则与其他3种原则冲突的应对：当护理伦理决策涉及患者之外的他者利益、群体利益乃至社会整体利益的情况下，公正原则应处于比其他3种原则更根本的伦理地位。护理活动不仅涉及医护人员与患者，还与他人、社会密切相关。护士在护理活动中不仅要考虑患者当前的利益，还必须考虑他人、集体乃至社会的利益，患者的利益并非总是应该被优先考虑的，必须用公正原则来调节患方、医方、其他群体乃至整个社会之间的利益分配，也就是说，对患者的有利和不伤害原则应在符合公正原则的前提下发挥作用。

（2）尊重原则与有利原则、不伤害原则冲突的应对：当护理伦理决策的选择需要综合考虑患者生理、心理、社会、文化等方面的利益时，尊重原则应优于有利原则与不伤害原则。护士对患者最佳利益的判定是基于其专业的护理相关知识、技能和经验，所判定的侧重点是有关患者健康、生命的医学利益。但是护理行为除了尊重患者医学上的利益，还包括其他利益，如信仰自由、追求某种生活方式的自由等。虽然患者对医学利益的判定没有护士权威，但在医学利益和其他利益权衡方面，患者的理解与判断比护士更加深刻、真实，护士应当尊重患者的合理选择。

（3）不伤害原则与有利原则冲突的应对：临床诊治和护理手段往往具有双重效应，在达到预期诊治目的的同时，也会带来一些负面效应。因此，不伤害原则与有利原则在护理决策中经常共同发生作用，而且经常是冲突的。解决冲突的方法就是对具体境遇下的护理决策进行利害权衡，当某一护理决策给患者可能带来的伤害大于利益时，即使伤害本身不是故意的，该决策也不能被采纳。即不伤害原则在此情形下应优先于有利原则而起主要调节作用；相反，当决策给患者可能带来的利益大于伤害，且决策的目的是指向利益而非伤害时，那么有利原则就应该优先于不伤害原则而起主要调节作用。如一位子宫恶性肿瘤患者经化学药物治疗病情仍反复发作，有生命危险，此时为保住患者的生命需要对患者实施子宫切除手术。从表面上看，这样做对患者将造成很大的危害，但是为了保全患者的生命，这样做却是符合有利原则的。

2. 充分发挥共享护理决策的作用　在护理决策过程中，会出现许多伦理冲突的情况，在面对护理决策选择分歧时，医生、护士、患者、家属之间针对实际情况积极讨论，共同参与构建一个中立性的伦理框架——相互尊重、平等协商。当护理决策是由利益相关者达成共识的，才能真正地具有伦理权威。而"医生、护士、患者、家属共享决策模式"，有助于解决持有不同伦理价值判断和利益需求的原则冲突。

第二节 护理伦理学的基本规范

案例思考　某医院儿科收治一名高热患儿，经医生初诊为发热待查，不排除脑炎。急诊值班护士凭多年经验，对患儿仔细观察，发现其精神越来越差，末梢循环不好，伴有谵妄，但患儿颈部不强直。于是，护士又详细询问家长，怀疑是中毒性菌痢。经直肠指诊、粪便化验，证实为中毒性菌痢，值班护士便及时报告给医生。经医护密切配合抢救，患儿得救。

请思考：对该护士的行为做伦理分析，它符合哪些护理伦理学基本规范？

一、护理伦理学基本规范的概念和本质

（一）护理伦理学基本规范的概念

规范就是约定俗成或明文规定的标准。伦理规范（code of ethics）是指人们在一定的社会关系中普遍遵循的行为准则。护理伦理学基本规范是指依据一定的护理伦理学理论和原则制订的，用以调整护士人际关系、护士与社会的关系，评价护理行为善恶和适应临床护理工作需要的行为准则或具体要求。

（二）护理伦理学基本规范的本质

护理伦理学基本规范是护理伦理学理论和原则的具体化与现实化，具有时代性与继承性、实践性与理论性、现实性与理想性等特征。在本质上，其所体现的护理伦理学价值观念直接表现为护理伦理道德意识和护理伦理道德行为的标准。护士自身及护理行业整体都必须以护理伦理学基本规范为标准，建构个人及行业的护理价值目标，并以此为准则规范一切护理行为。

二、护理伦理学基本规范的形式和内容

（一）护理伦理学基本规范的形式

护理伦理规范比护理伦理原则更为直接和具体，由国家和医疗卫生部门颁布、执行。多采用简明扼要，易于记忆、理解和接受的形式，主要有戒律、宣言、誓言、誓词、法典、守则、行为规范等形式。其中，戒律是比较古老的形式，如陈实功的《医家五戒十要》是通过应该做什么或不应该做什么的方式对医者提出伦理底线要求；护理宣言、誓言等强调护士的职业精神与职业要求，如《南丁格尔誓言》《中国医学生誓词》等，通过宣誓的仪式给学生一种神圣感与使命感，激发其内心履行职责的决心和信心；护理法典、守则等是对护理职业精神理性认知的结果，如《护士伦理学国际法》《护士条例》《21世纪中国护士伦理准则草案》等都更加强调护理专业伦理，具有权威性和科学性。

（二）护理伦理学基本规范的内容

1. **热爱专业，恪尽职守** 热爱护理事业、忠诚于护理事业、树立职业自豪感是护士首要的道德品质和职业精神，也是做好护理工作的动力和信念。只有热爱护理专业，才能真正认识到护理工作的价值和意义，才能真正爱护和尊重患者，牢固树立为平凡而高尚的护理事业献身的理想，激发强烈的责任感，自觉承担起做好本职工作的义务。恪尽职守要求护士在护理工作中时刻把患者的痛苦、生命安危放在首位，兢兢业业、踏踏实实、全心全意地为患者的身心健康服务。正如钟南山院士所说选择医学可能是偶然，但你一旦选择了，就必须用一生的忠诚和热情去对待它。

2. **尊重患者，一视同仁** 尊重、同情和关心患者是护士最基本的道德规范和道德品质，也是建立良好的护患关系的前提和基础。在护理工作中，要充分尊重患者的生命、价值、人格及权利，对患者一视同仁。绝不能根据自己的需求、价值取向、审美偏好等有选择地对待患者，厚此薄彼；也不可根据男女老幼、种族、国籍、权力大小、美丑智愚、关系亲疏有区别地对待；更不能歧视残疾患者及精神障碍患者。时刻把患者的安危放在心上，关心、体贴患者，设身处地为患者着想，尽量满足患者的需要，给患者安慰和温暖。

3. **举止端庄，文明礼貌** 护士文明的言语、端庄的行为举止不仅体现了护士自身良好的素质和修养，也是赢得患者信任与合作，促进其疾病康复的必然需要。护士良好的职业形象具体表现在良好的精神心理状态、端庄文雅的行为举止、良好的语言修养3个方面。俗话说"良言一句三冬暖，恶语伤人六月寒"。护士应深刻认识到语言既可"治病"，也可"致病"的道理。

4. **刻苦钻研，精益求精** 护理工作是一项科学性、技术性很强的实践活动，直接关系到患者的健康和生命。它要求护士必须竭尽全力、刻苦钻研、勤奋进取，不断更新知识，熟练掌握各种护理技术和专业技能，做到精益求精，为患者提供优质的护理服务。

5. **互尊互学，团结协作** 是正确处理护理人际关系的基本准则。护士应树立整体观念，坚持患者利益第一的原则，彼此平等、互相尊重、相互学习、共同提高；从维护患者利益的角度出发，发挥优势、密切配合，共同维护患者的身心健康；遵守竞争规则，做到公平、公正、公开，使竞争真正起到推动护理事业发展的作用。

6. **诚实守信，保守医密** 是处理护患关系应遵守的基本行为准则，既有利于维护护士的良好形象，又有利于和谐护患关系的建立。唐代名医孙思邈在《大医精诚》中，用一个"诚"字概括和诠释"大医风范"。保守医密的目的是尊重患者的人格尊严以及保证疾病的治疗效果。

7. **廉洁奉公，遵纪守法** 护士应正直廉洁、奉公守法、不图私利，以国家、人民利益为重，不以护理手段谋取个人私利，不接受患者或家属的钱物。护士在经济利益面前务必保持清醒的头脑，增强法律意识，恪守廉洁行医，以自己的廉洁行为维护"白衣天使"的社会信誉和形象。

三、护理伦理学基本规范的特点和作用

（一）护理伦理学基本规范的特点

1. **时代性与继承性** 护理伦理学基本规范直接引导护士护理行为的选择，必须符合时代对护理活动的要求。同时，护理伦理学基本规范又是在继承传统护理美德的基础上发展而来的，具有

继承性的特点。古往今来，救世济人、普同一等、精勤不倦、廉洁正直等优良传统医护道德的继承与发扬，使护理伦理学基本规范具有深厚的伦理底蕴及旺盛的生命力，与时俱进的时代要求则使其兼具现实价值及指导意义。

2. 实践性与理论性　护理伦理学基本规范的实践性体现在内容上，具有对护士行为的规范性。理论性则表现在护理伦理学基本规范的形式上，是护理伦理规范体系的重要组成部分。这一特点使得护理伦理学基本规范成为护理伦理学理论及原则转化为护理行为的必要中间环节。

3. 现实性与理想性　护理伦理学基本规范是现实护理实践的伦理要求，必须符合护士的工作实际，具有现实性；同时，作为护士的行为标准，必须反映人们对护理专业的价值追求及理想护士的人格目标，具有理想性。

（二）护理伦理学基本规范的作用

1. 主体作用　护理伦理学基本规范是护理伦理规范体系的基本内容，直接体现护理伦理学基本原则的具体要求，并对护理伦理学基本范畴进行指导。护理伦理学基本规范明确而具体地规定了护士应该做什么，不应该做什么，在护理伦理学规范体系中居于主体地位，发挥着无可替代的主体作用。

2. 尺度作用　护理伦理学基本规范是评价护士伦理行为的基本准则。社会及自我评价都必须以护理伦理学基本规范作为直接尺度，即用护理伦理规范来衡量护士在护理活动中道德行为的是与非、善与恶。对凡是符合护理伦理学基本规范的行为应给予褒扬；对违背护理伦理学基本规范的行为应给予谴责。

3. 规范作用　护理伦理学基本规范是医院制订护理管理规范和措施的准绳，是加强护理伦理道德教育并实施规范化护理管理的重要依据，因而具有规范护理管理与护士行为的作用。例如护士举止不够端庄，对患者态度生硬等行为，会不同程度地影响护患关系，必须加以调节，护理伦理规范能弥补法律、制度的局限，对这类行为加以调节。

4. 内化作用　护理伦理调节职能的实现取决于护士提高护理伦理修养的程度。护士只有严格按照护理伦理学基本规范要求自己，反思自身言行，才能实现护理伦理学基本规范的内化，才能实现从他律到自律的转化，提高和完善护理道德人格。

第三节　护理伦理学的基本范畴

案例思考　患儿，男性，3岁。因"误服5ml炉甘石洗剂"到某医院急诊就诊。急诊医生准备用25%硫酸镁20ml口服导泻，但将口服25%硫酸镁误写成静脉注射。治疗护士拿到处方发现给药方式不对，找医生核对医嘱，医生重新下医嘱。因护士工作认真的态度和行为避免了医疗事故的发生。

请思考：运用护理伦理学基本范畴的相关知识分析该护士的行为。

一、护理伦理学基本范畴概述

（一）护理伦理学基本范畴的概念

在哲学中，范畴（category）是反映事物本质属性和普遍联系的基本概念，是经过实践证明并内化、积淀而成为人类的思维成果，具有高度的概括性和稳定性。护理伦理范畴是人们对护理道德现象的总结和概括，是护理实践领域中护理道德现象和护理道德关系的基本概念，分为广义和狭义两种。广义上，护理伦理学这个学科所使用的基本概念，都可以看成护理伦理范畴。护理伦理学基本原则和规范分别是护理伦理准则体系的第一、二层次，而狭义的护理伦理范畴是第三个层次，是指能够反映护理伦理学本质的基本概念，主要包括权利与义务、尊严与价值、情感与理智、良心与荣誉、胆识与审慎。

（二）护理伦理学基本范畴的意义

1. 有助于强化护士的伦理道德意识　护理伦理学基本范畴是以护理伦理学基本原则、规范为基础，并在其指导下形成的。护理伦理学基本范畴是对护理行为中起关键作用的伦理道德意识的抽象与高度概括。领悟护理伦理学基本范畴可以使护士将抽象的伦理道德意识与具体可行的护理实践相结合，从护理实践中体会护理伦理对护理行为的价值与意义，具有强化护士的护理伦理观念、责任心的作用。

2. 有助于塑造护士的伦理品质　护理伦理学基本范畴是将护理伦理学基本原则和规范转化为护理伦理品质的直接体现。护理伦理学基本原则和规范是社会对护士提出的客观要求，护士通过权利、义务、尊严、价值、良心、荣誉、情感、审慎等概念去感知内在客观要求，并进而将其内化为自己的伦理品质。

3. 有助于指导护士的护理伦理实践　护理伦理学基本范畴通过对护理伦理意识的强化和内化而形成护士个人伦理品质，并最终运用于护理伦理实践中，为护理伦理决策提供理论依据。

二、护理伦理学基本范畴的内容

（一）权利与义务

1. 权利（right）　作为伦理学范畴的权利，是指伦理主体所拥有的道义上的权力和利益。这种道义上的权利强调的是"应该"，即伦理主体应该拥有的权力和应该享受的利益。护理伦理学基本范畴的权利主要包括两个方面的内容：一是患者在护理人际关系中所享有的权力和应该享有的利益；二是护士在护理关系中所享有的利益和行使的权力。

（1）患者的权利：是指患者在患病期间所拥有的，并且能够行使的权力和应该享受的利益，也称患者权益，是公民基本权利的一部分，包括法律权利和道德权利。患者权利的实现，有赖于护士对患者权利和护士义务相统一，有赖于患者自身的维权意识和义务的实现等。如若护士不履行解释说明的义务，患者对自身疾病认知的权利就不可能得到实现。护士要明确患者的权利和应尽的义务，在护理工作中尊重、维护患者的权利。

（2）护士的权利：护士在护理工作中，既享有作为公民应有的权利，也享有护理职业范围内的特殊权利，护士的权利是法律、道德赋予的，主要包括获得物质报酬、安全执业、学习培训、获得表彰/奖励、人格尊严和人身安全不受侵犯等权利。护士正当的权利得到尊重和维护，不仅能提高护理职业声誉和社会地位，而且还能调动广大护士履行义务的积极性和主动性，有利于维护和促进人类健康。

2. 义务（obligation） 是指在一定伦理意识支配下，人们对他人、集体和社会所自觉承担的责任，这是由社会物质条件和人们在社会关系中所处的地位决定的。任何人对他人、集体和社会都有应尽的伦理义务。伦理义务是自觉、自愿履行的义务，往往是以自我牺牲为前提的。护理伦理学基本范畴的义务主要包括两个方面的内容：一是患者在护理人际关系中应尽的义务；二是护士在护理关系中应尽的义务。

（1）护士的义务：是指护士对患者、集体和社会所承担的伦理责任，也是对护士行为的基本要求。护士履行义务的作用有：① 能够引导护士端正专业态度，明确服务方向，树立热爱本职工作的意识；② 能够增强护士的职业责任感，正确处理个人与患者、社会之间的利益关系；③ 能够完善护士的人格，升华护士的道德境界。

（2）患者的义务：是指患者在享有权利的同时应尽的责任。患者在享有权利的同时必须履行义务。患者应履行的义务包括：① 如实提供病情和有关信息；② 接受并积极配合诊疗护理工作；③ 避免将疾病传播他人；④ 尊重医护人员的职业自主权；⑤ 遵守医院规章制度；⑥ 支持临床实习和医学发展。

3. 护患双方权利与义务的关系 在护理工作中，患者和护士应该履行相应的权利和义务，但双方的权利和义务是不对等的，因而要处理好护患关系。

（1）坚持患者首位原则：患者的权利居于首位，不受任何经济利益、社会压力以及管理需要的影响。无论遇到任何情况，护士要尊重并维护患者的权利。

（2）正确处理患者权利与护士义务之间的关系：患者权利与护士义务在总体上是一致的，护士履行义务是对患者权利的尊重。但有时患者权利和护士义务之间存在不一致，护士应该妥善处理好各方利益关系，最大限度维护患者权利，履行义务。

（3）正确处理患者权利和护士权利之间的关系：患者权利与护士权利是一致的。护士权利是维护和保证患者医疗权利和健康得以实现的必要前提。当护士权利和患者权利不一致甚至发生冲突时，应以患者最大利益为出发点处理问题。

（4）正确对待患者义务与护士义务之间的关系：多数情况下，患者义务与护士义务是一致的，都是为了患者的利益。但护士必须明确，护士履行义务是不以患者是否履行义务为前提的。

（二）尊严与价值

1. 尊严（dignity） 主要表现为人格尊严。人格尊严是对人的价值和个体独特性的尊重，是人当之为人应该享有的地位、待遇、尊重的总和。主要包括姓名权、肖像权、名誉权、荣誉权和隐私权。任何人和社会组织都无权侵犯他人的人格尊严及其权利，护士与患者都具有人格尊严。具体表现为：

（1）维护护士的尊严：护士应自尊自爱，并对护理行为负责。护士的尊严是推动其自强自立、有所作为、取得成就、创造价值的动力源泉。

（2）尊重患者的人格尊严：尊重并维护患者的尊严是护理工作的基本要求，也是护理活动可以顺利进行的前提条件。护士应平等看待患者的人格尊严，为患者提供合理的护理服务，保护患者的隐私，并设计满足患者个人需求的照顾计划。

（3）尊重同事的人格尊严：在工作中与同事相互尊重，保守同事的秘密。

（4）有权得到患者的尊重：得到尊重是每个人的基本权利，患者在就医过程中应尊重、理解和信任护士，尊重护理工作。

2. 价值（value） 是反映客体满足主体需要的有益属性，是人和事物之间一种需要与被需要的关系。护士及其护理活动都有其特定的价值。护士的价值在于能够增进健康、预防疾病、恢复健康和减轻痛苦，能够满足患者身心健康的需要。

当护士意识到护理活动的功用并能够对护理活动的性质作出善恶价值判断时，便形成了护士的职业价值观念。护士职业价值观是护士对护理工作的存在，评判护理活动的价值，在护理活动中创造价值等问题的根本观点。护士职业价值观一方面表现为护理价值目标，即自己在护理活动中追求的目标；另一方面则表现为护理价值尺度与标准，即评价自己或他人护理行为的标准。护士职业价值观包括：

（1）以人为本，患者利益至上：最大限度为患者解决身心疾病所带来的痛苦，满足患者健康需要。

（2）注重护理活动的社会价值：将患者利益与社会利益有机统一。

（3）遵守伦理准则：以护理伦理基本原则、规范为护理活动及其评价的价值尺度，恪守道德要求。

（三）情感与理智

1. 情感（feeling） 是人们内心世界的自然流露，是人们对客观事物的态度体验。护理伦理情感是指护士在护理工作中对个人行为或他人行为进行评价时所产生的内心体验。它是护士在长期的护理工作中经过反复磨炼而逐步形成的，具有护理职业的特殊性、理智性、纯洁性等特点。

（1）情感的内容：主要包括同情感、责任感和事业感。① 同情感：是最基本的护理伦理情感，是一切善良美德和行为的基础与原动力。南丁格尔说过："护士必须要有一颗同情的心和一双勤劳的手。"护士的同情感是发自对患者生命的热爱、人格的尊重、价值的认同而产生的一种情感，竭尽全力减轻或解除患者痛苦。② 责任感：把挽救患者生命、促进患者身心健康视为自己义不容辞的责任的情感。护士把挽救患者的生命，对患者怀有高度负责的态度作为职责；在护理工作中严谨周密，真正实现全心全意为人民的身心健康服务。③ 事业感：是最高层次的护理伦理情感，是把本职工作与发展护理事业和人类健康事业密切联系起来，把护理事业看作高于一切并为之执着追求的情感。强烈的事业感使护士不断进取、精益求精，推动护理事业的发展。

（2）情感的作用：情感是护士伦理生活的内在动力源泉，良好的情感对护士的行为起着促进和推动作用。① 促使护士努力做好护理工作，促进患者康复；② 促进护士自身素质的提高，在护理工作中不断提高道德修养水平，实现整体素质的提高；③ 激励护士为护理事业的发展贡献力量，推动护理事业不断向前发展。

2. 理智（reason） 是指一个人辨别是非、利害关系以及控制自己的能力。护士的理智包括自制能力、认知素质、决断能力和智慧素质。理智可以帮助护士把握、调控、驾驭、优化自己的情感，防范自我情感的不良应答，使情感与理智相互协调，共同促进，为患者提供最佳的护理服务。具体表现为：

（1）理性处理个人情感：把情感建立在护理科学的坚实基础上，防范情绪过度膨胀及情感缺失，以道德理性全面整合自我情感世界。

（2）理性对待患者及其家属的情感：在患者及其家属情绪激动、亢奋的情况下，护士要坚持科学精神，保持理性及清醒的头脑，认真负责、实事求是地对待患者。

（3）理性对待情感氛围：恪守伦理原则，自觉抵制和排除种种不良情绪的干扰。

3. 情感与理智的关系 情感与理智是辩证统一关系，情感需要理智导向、规范，理智需要情感激活、支持。没有理智的情感和没有情感的理智都不利于护士履行义务。从某种意义上说，情感具有理智性，护士关爱患者，对其关怀体贴并不是盲目冲动，而是建立在科学基础上，必须在护理科学允许的范围内去满足患者及其家属的要求。坚持治疗原则，既要重视对患者的同情、关怀，又要考虑到社会的整体利益。

（四）良心与荣誉

1. 良心（conscience） 是道德情感的深化，指人们对他人、集体、社会履行义务的道德责任感和自我评价能力，是个人意识中道德心理因素的有机结合。良心的实质是自律，是护士发自内心深处的情感呼唤、道德律令，不管有无外界监督，面对利益诱惑，良心都是通过自我选择、自我评价的自律过程而发挥作用的。护士的良心是护士的职业良心，是护士在履行对患者、集体和社会义务过程中，应负的道德责任，是护理伦理学的基本原则、规范在个人意识中形成的稳定的信念和意识。

（1）良心对护士的要求：① 良心以护理伦理学基本原则和规范为准则，要求护士看轻个人名利，忠于职守，为患者的身心健康竭尽全力。② 在任何情况下都能维护患者的利益，良心做事，具备慎独精神。③ 维护社会利益，护理行为不能损害社会利益。为患者服务是护士应尽的义务，护士应依靠职业良心恪守职业道德，从社会利益出发自觉维护护理事业的纯洁性。

（2）良心的作用：良心是护士思想和情操的主要精神支柱，在护士道德行为中起着重要作用。① 动机选择作用：护士的良心根据护士履行义务的道德要求进行动机的检验。对符合护理伦理规范要求的动机给予肯定，反之则加以否定，从而驱使护士选择符合伦理要求的行为。② 监督保障作用：在护理工作中，良心对护士的情感、意志、信念、行动方式和手段起着监督作用，通过激励合乎护理伦理规范的行为，制止和纠正有违护理伦理的行为方式，来及时调整护士的行为举止。③ 评价矫正作用：在护理行为发生后，护士通过自我评价不断反省，实现护理道德升华，符合护理伦理学基本原则和规范要求的行为，良心上将产生安宁和满足感，带来内心的喜悦和舒畅；而对不符合伦理要求的行为，良心会受到谴责，带来内心的羞愧和内疚。

2. 荣誉（honor） 是指一定社会或集团对特定个人或组织履行社会义务的道德行为所作的积

极评价和褒奖。它包括社会评价和个人自我意识两个方面。个人意识到积极评价和褒奖所产生的道德情感，称为荣誉感。

护士的荣誉感与护理道德义务密切相连。忠实履行义务是护士获得荣誉的前提，荣誉则是履行义务的结果。荣誉一旦成为护士的愿望，就会产生巨大的精神力量。护士正确的荣誉感包括：

（1）重视、爱惜名誉：名誉是荣誉的核心和表征。护士重视名誉，通过正当手段追求和爱惜荣誉，是护士自尊心的表现。

（2）正确认识荣誉：荣誉的获得在于贡献，而不在于索取。护士只有通过努力工作才能得到患者或社会的肯定。护士的荣誉永远与护理事业、为患者服务相随；离开护理事业、偏离为患者真诚服务，荣誉将会变得虚伪，没有任何价值，更不能把履行救死扶伤的神圣职责作为猎取个人荣誉的手段。

（3）合理追求荣誉：护士的荣誉应该建立在维护患者健康利益，促进护理事业发展的基础上。只有通过符合法律和伦理的手段而获得的荣誉才是真正的荣誉。一个真正懂得荣誉的人，才能获得崇高的荣誉。

（五）审慎与胆识

1. 审慎（circumspection） 即周密谨慎。护理伦理范畴的审慎是指护士在行为之前的周密思考和行为过程之中的小心谨慎。是一种道德作风，也是良心的外在表现。护士具有审慎的道德修养对患者的身心健康至关重要，是护士对患者和社会履行道德义务的高度责任感和同情心的内在要求。

（1）审慎的要求：① 语言审慎。护士要语言审慎，注意语言的科学性、严谨性和表达技巧。针对患者多疑、敏感的心理特点，护士与患者沟通时要注意语言的治疗性作用；当患者情绪不稳定、思想负担较重时应使用安慰性、鼓励性语言；当患者因对治疗手段及后果不了解而心存疑惑时应使用解释性语言。另外，肢体语言如面部表情、眼神、手势等有时也会产生不同的沟通效果。护士应学会正确使用肢体语言。② 行为审慎。护士在护理活动的各环节，必须保持谨慎认真的态度。严格遵守各项规章制度和操作流程，避免差错事故的发生，自觉做到认真负责、行为谨慎，准确处理不良事件并周密观察患者情况，防止各种意外情况的发生。《护士条例》第三章第十七条规定：护士发现医嘱违反法律、法规、规章或者诊疗技术规范规定的，应当及时向开具医嘱的医师提出；必要时，应当向该医师所在科室的负责人或者医疗卫生机构负责医疗服务管理的人员报告。

（2）审慎的作用：① 有助于提高护理质量，保证患者生命安全。审慎促进护士在护理工作中小心谨慎、一丝不苟，及时、严密观察患者病情变化；熟练掌握护理操作技能，准确、及时、有效、安全地运用各项护理措施。② 有助于提高护士专业技能和综合素质。护士为实践审慎的道德要求，就要不断地钻研业务知识，提高技术水平，在护理工作中做到谨慎、周密地处理问题，及时发现患者的病情变化并予以处理。③ 有助于提升护士的伦理道德境界。审慎要求护士具有高度负责的精神，护士必须谨遵护理伦理学基本要求，加强自身伦理道德修养，不断提高伦理道德水平，从而逐步达到慎独的境界，真正做到全心全意为患者的健康服务。④ 有助于建立良好的护患关系。文明、准确、恰当的语言会保障护患之间的交流与沟通。周密、谨慎的护理行为会赢得患者对护士的信任，和谐的护患关系需要护士的审慎。

案例思考　　　　　　　　　　　**卡介苗误作为乙脑疫苗接种的事故**

2004年6月24日，某镇卫生院1名医生在领取乙脑疫苗时，发放疫苗的人员未核对，误将2支皮内注射卡介苗当作乙脑疫苗装入其中1盒只有8支的乙脑疫苗盒中，下乡接种的医生在领疫苗及接种时均未核对疫苗，即将2支（5人份/支）卡介苗当作乙脑疫苗分别每人0.5ml于上臂三角肌深部行肌内注射，接种于10个儿童。后于6月26日有个别儿童出现局部红肿，遂叫其家长热敷，以为是局部正常反应，未怀疑是疫苗注射错误。后发现反应不正常，遂于7月14日向县疾病预防控制中心报告。经调查6月24日领疫苗时，原注射乙脑疫苗时有1盒差2支，误将冰箱中剩余的2支疫苗（卡介苗）装入其中，未核对（因颜色相差不大），调查时该10名儿童注射局部出现红肿、硬结。

请思考：从伦理的角度，分析此事件产生的原因有哪些？

---

2. 胆识（courage and insight）　即胆量和见识，指护士在患者面临风险时敢于承担风险和善于化解风险的勇气和能力，其是建立在关心患者和尊重科学的基础上的。在护理工作中，尤其是面对某些特殊患者时，胆识具有突出的价值：① 有助于帮助护士把握住有效抢救急危重症患者的时机，及时作出正确诊断和处理，提高救治效率。② 有助于帮助护士在患者损伤不可被避免时，作出最大善果和最小恶果的合理选择。③ 有助于帮助护士对疑难杂症作出正确诊断和处理。

3. 审慎与胆识的辩证统一　审慎与胆识是相辅相成的，在护理工作中缺一不可。胆欲大而心欲小，知欲圆而行欲方。强调审慎并不否定胆识；恰恰相反，心细还需胆大。尤其是面对急危重症患者的抢救，时间就是生命，要求护士具备不怕担风险的意识，要把患者的利益放在首位，做到敏捷、果断地抢救，力争达到风险最小、损伤最轻、安全有效的结果，把审慎与胆识统一起来，发挥最佳效应。审慎与胆识统一的基础是护士具备对护理学执着的科学精神和对患者高度的责任心。

学习小结

本章介绍了尊重原则、有利原则、不伤害原则及公正原则的概念和要求，阐述了护理伦理学基本规范、基本范畴的内容和要求。通过学习，学生能够说出尊重原则、有利原则、不伤害原则及公正原则的概念，正确理解护理伦理学基本规范、基本范畴，能在临床护理工作中正确应用护理伦理学基本原则并选择符合伦理规范的行为。

复习思考题

一、选择题

1. 下列选项中不属于尊重原则对护士的要求的是
   - A. 尊重患者对自己疾病的知情权
   - B. 关心患者，一视同仁
   - C. 尊重患者的一切要求
   - D. 重视患者的感受，对家属的提问及时解答
   - E. 取得患者同意后，对其进行护理操作

2. 下列护理行为中违背了不伤害原则的是
   - A. 护士劝说患者接受其不愿做但有必要做的治疗
   - B. 护士坚持患者接受某种其不愿做但有必要做的治疗
   - C. 护士告诉患者不做治疗可能带来的危害
   - D. 护士将传染病患者进行隔离治疗，在一定范围内限制其自由
   - E. 护士权衡利弊后，为患者选择相对伤害较小的护理行为

3. 下列选项中不属于护理伦理学基本原则的是
   - A. 尊重原则
   - B. 有利原则
   - C. 不伤害原则
   - D. 公正原则
   - E. 公平原则

4. 患者找到护士甲，反映护士乙发的药片与以往不同，要求更换。经核查，确实存在发错药的问题。关于对护士乙的评价，最恰当的是
   - A. 违反了审慎要求
   - B. 违反了不伤害原则
   - C. 违反了尊重原则
   - D. 违反了有利原则
   - E. 违背了良心要求

5. 患儿，男性，3岁，因肠套叠住院手术治疗，好转待出院。其父母觉得孩子虚弱，要求输血。碍于情面，医生同意。为赶时间，护士为患儿静脉注射输血。患儿在输血中出现心搏骤停而死亡。下列对该案例中医生和护士行为进行评价最恰当的是
   - A. 尊重了家属自主权，违背了有利原则
   - B. 尊重了家属自主权，违背了不伤害原则
   - C. 尊重了家属自主权，违背了公正原则
   - D. 曲解了家属自主权，违背了不伤害原则
   - E. 曲解了家属自主权，违背了有利原则

   答案：1. C；2. B；3. E；4. A；5. D

二、简答题

1. 简述尊重原则对护士的要求。
2. 简述护理伦理学基本规范的特点和内容。
3. 简述护理伦理学基本范畴的内容。

（魏洪娟）

第四章

护理人际关系伦理

学习目标

知识目标	1. 掌握　患者与护士的权利和义务；护患关系的伦理原则；各种护理人际关系的伦理规范。 2. 熟悉　护患关系的基本内容及其特点；护患关系、护际关系的矛盾及其影响因素。 3. 了解　护患关系的模式；护际关系的特点；建立良好医护关系的意义。
能力目标	1. 能够依据护患双方的权利和义务正确处理护患关系。 2. 能够将护理人际关系的伦理规范运用于护理实践中。
素质目标	具备基于伦理规范要求处理护理人际关系的素养。

第一节　护患关系伦理

案例思考　82岁的李奶奶因"急性心力衰竭伴肾衰竭"，由儿子送到某医院急诊就诊。由于刚入院时急诊观察室没有床位，李奶奶的儿子情绪比较激动，还推搡了正在与其沟通的刘护士。此时李奶奶病情危急，需要送入抢救室抢救。刘护士耐心地向家属解释及时治疗的重要性以及拖延治疗的后果。随后，刘护士迅速投入到了对患者的抢救当中。待患者病情平稳后刘护士陪同李奶奶一起去做检查，同时用通俗易懂的语言介绍了李奶奶的病情以及后续的治疗计划。在李奶奶做检查的间隙，刘护士告知家属，医护人员一定会尽全力救治患者，保证患者的安全，遇到紧急情况也请家属保持冷静，良好的护患配合对于患者的治疗与护理是最重要的。

请思考：

1. 护患之间可能出现哪些矛盾与冲突？
2. 维系护患关系需要遵循哪些护理伦理规范？

护理工作是为患者和公众提供护理、康复等卫生健康服务，需要护士与患者、家属和其他医护人员密切配合，因此高质量的护理工作离不开良好的护理人际关系。护患关系是护理人际关系中最重要的关系之一。在护理工作中，护患双方只有遵守一定的伦理规范，履行各自的权利和义务，才能建立和谐的护患关系，共同维护患者的健康权益。

一、护患关系的特点

（一）护患关系的概念

护患关系（nurse-patient relationship）是指护士与患者通过特定的护理服务而形成的人际关系，是护理实践活动中最主要的一种专业性人际关系。护患关系和谐与否直接影响护理服务的水平和质量，也影响着护士群体及医疗机构的声誉。

（二）护患关系的基本内容

在生理、心理、文化、教育、经济等多种因素的影响下，护患双方在护理活动的过程中会形成不同内容的护患关系，主要表现为技术性关系和非技术性关系两个方面。

1. 技术性关系 是护患双方在护理活动中建立起来的，以护士拥有的专业知识及技术为前提的一种帮助与被帮助的关系。技术性关系是良好护患关系建立的前提和基础，是维系良好护患关系的桥梁和纽带。技术性关系集中体现在护理活动中护患双方不同的地位及作用。在这种关系中，护士是服务的提供者，占主导地位；患者是服务的接受者，占从属地位。护士如果没有扎实的专业知识、娴熟的操作技能，不能有效满足患者在治疗护理过程中的各种需要，就不可能取得患者的信任，良好护患关系的建立也就无从谈起。

2. 非技术性关系 是指护患双方在护理活动中形成的，除技术性关系以外的人际关系，包括伦理、法律、价值、利益、文化等多方面的内容。

（1）伦理关系：是护患之间固有的基本关系，是非技术性关系中最重要的内容。在护理活动中，护患双方对同一问题或行为可能产生不同的看法，甚至产生矛盾和分歧。为了减少矛盾，护患双方必须按照一定的伦理规范来约束各自的行为，并尊重和维护对方的权利和利益。

（2）法律关系：在护理活动中，护患双方的权利和行为都受到法律的保护和约束，任何一方的正当权利受到侵犯，另一方均可被依法追究其责任。如护士因未遵守规章制度或护理操作规范，过失造成患者人身损害，患者可依法追究护士的法律责任并请求赔偿。同样，如果护士在正当的执业活动中，受到患者及其家属的精神或身体伤害，也可通过法律途径寻求保护。

（3）价值关系：护患双方在护理活动中的相互作用及相互影响体现了各自的社会价值。护士通过运用自己的专业知识和技能为患者提供服务，帮助患者恢复健康，从而实现了自己的专业价值和人生价值。患者接受治疗和护理后恢复健康，重返工作岗位，继续为社会做贡献，从而实现自己的人生价值。

（4）利益关系：护患双方在相互作用的过程中产生物质和精神两方面的利益关系。患者支付了一定的医疗费用后，病痛得以解除，健康得以恢复并重返社会，获得了物质利益；护理活动中，患者获得了护士的精心照料，精神上得到尊重，从而获得精神利益。护士付出辛勤劳动后获得了一定的工资、奖金等物质利益；经过自己精心照料的患者病情好转或康复，从而获得职业上的认可，精神上获得了满足与成就感。

（5）文化关系：护理服务对象来自不同的国家、民族或地区，他们有着不同的语言、文化、信仰、风俗习惯和素质修养。护患双方在某些问题上可能产生不同的看法，甚至产生误解或矛盾。因此，护士在护理过程中要综合考虑患者的文化因素对护理活动的影响，要充分尊重患者，明确并满足不同文化背景患者的需要，提供适合患者文化背景的护理。

（三）护患关系模式

美国学者萨斯（Szasz）和荷伦德（Hollender）将医患关系模式分为主动-被动型、指导-合作型和共同参与型，这3种模式同样适用于护患关系。

1. 主动-被动型　是在传统生物医学模式的影响下形成的一种护患关系模式。

（1）模式特点：在该模式中，护士处于主动地位，常以"保护者"的形象出现，护士根据自己的专业知识和临床经验决定护理措施，完全不用征求患者同意，而患者则处于被动接受的地位，一切听从护士的处置和安排。

（2）适用对象：主要适用于意识丧失，不能表达自己主观意愿的患者，如婴幼儿、昏迷、休克、全身麻醉未清醒、严重认知障碍以及某些精神疾病患者等。

（3）伦理规范：上述患者没有能力表达自己的意愿，无法对治疗、护理方案进行选择和监督。因此，在护理活动中，护士要有高度的责任心和慎独精神，严格遵守医院规章制度、诊疗护理规范，及时、安全地为患者提供护理。同时护士应严密观察患者病情变化和药物的不良反应，做到及时发现、及时处理。

2. 指导-合作型　是在生物-心理-社会医学模式影响下形成的一种护患关系模式。

（1）模式特点：在该模式中，护患双方都具有主动性，护士常以"指导者"的形象出现，根据患者病情决定护理方案和措施，对患者进行健康指导；患者主动向护士提供疾病信息，对治疗和护理予以配合，但患者的主动性是以执行护士的意志为基础的。

（2）适用对象：主要适用于急性病患者和手术后处于恢复期的患者。

（3）伦理规范：上述患者病情重、病情变化快，护士应严密观察患者病情变化，及时、准确地为患者提供护理，以解除患者痛苦。患者意识清醒，对疾病的治疗和护理了解较少，护士应及时向患者提供疾病信息，维护患者的知情同意权和自主选择权。

3. 共同参与型　是在生物-心理-社会医学模式和以人的健康为中心的护理思想影响下形成的一种双向、平等、新型的护患关系模式。

（1）模式特点：在该模式中，护患双方具有平等的权利，共同选择护理方案和目标。护士常以"同盟者"的形象出现，护士为患者提供合理的建议和方案，患者主动配合治疗和护理，积极参与护理活动，双方共担风险，共享成果。

（2）适用对象：主要适用于具有一定文化知识的慢性病患者和心理疾病患者。

（3）伦理规范：上述患者对疾病的治疗和护理比较了解，具有一定的自我护理能力，护士应充分尊重患者，鼓励患者独立完成某些自理活动，如洗头、服药、血压监测等，以恢复患者信心与自理能力。另外，如患者缺乏专业知识，其行为可能对其生命或健康构成威胁时，护士要及时指导，必要时行使特殊干涉权。

（四）护患关系的特点

护患关系除了具有一般人际关系所具有的共性如选择性、对流性、多层次性等，还具有以下特殊性：

1. **专业性** 护患关系体现护士的专业水平。护士运用护理专业知识为非专业的患者提供服务，从而形成了在特定情境中护患之间的专业性人际关系，这是护患关系区别于一般人际关系的重要内容。

2. **帮助性** 护患之间是通过提供帮助与寻求帮助而形成的一种特殊人际关系。护士的作用是为患者提供专业服务，履行帮助职责，而患者则是寻求帮助以满足患病期间的需求。

3. **目的性** 护患关系具有明确的目的性。护患关系的核心内容是维护患者的健康，一切护理活动及护患沟通都必须以解决患者的护理问题为目的，以患者的健康为宗旨。这不同于一般人际关系中双方主次对等的关系。

4. **责任性** 护患关系体现护士的责任。作为护理服务的提供者，护士在护患关系中始终处于主导地位，护士的言行决定着护患关系的发展方向。护士是促进护患关系积极发展的推动者，也是阻碍护患关系发展的主要责任者。

5. **互动性** 护患关系是护患之间相互影响、相互作用的互动关系。互动双方的个人背景、性格特点、价值判断、文化水平、情感经历、生活经验以及对健康与疾病的认知等都会对相互之间的感觉和期望产生影响，并进一步影响彼此之间的沟通和护患关系的建立与发展。

二、患者的权利与义务

（一）患者的权利

患者的权利（patient's rights）是指患者在医疗卫生服务中应该享受的基本权利和必须得到保障的利益。患者的权利一方面是法律所赋予的，另外一方面则依靠道德的力量予以维护。因此，患者的权利是一种道义的、有条件的权利，它的实现受医护人员的道德水平、医学科学技术发展水平等因素的制约。根据我国国情，患者享有的权利包括以下几个方面：

1. **生命权、身体权和健康权** 《中华人民共和国民法典》规定，自然人享有生命权、身体权、健康权。生命权是指自然人生命安全不受侵犯的权利。身体权是指自然人保持自己的肢体、器官组织及其他组织完整及对其自行支配的权利。健康权是指自然人维护自己身体组织与器官结构完整、功能正常及维护自己精神心理免受恶性伤害的权利。生命权、身体权和健康权是一切权利的基础。在紧急情况下，医疗机构和护士担负着对患者进行及时施救的义务，同时要规范医疗行为，合理用药，最大限度地避免对患者生命健康造成伤害。

2. **受尊重的权利** 每个人生来就是平等的，都有受他人尊重的权利。我国宪法明确规定：中华人民共和国公民的人格尊严不受侵犯。护士应充分考虑患者的社会文化背景以及患者在诊疗、护理过程的参与度，进一步强化尊重患者的人格尊严的意识，以更好地体现护患双方平等的主体地位。

3. **平等医疗权** 是指公民在医疗保健过程中平等地享有国家医疗资源，平等地获得服务的权利。患者享有的平等医疗权主要包括人际交往平等与医疗卫生资源分配平等两个层面。人际交往平等强调医护人员与患者及其家属人际交往时双方平等，护士对待所有患者一视同仁；医疗卫生资源分配平等要求医护人员在满足患者基本医疗保健需求时保证绝对的公平，在满足患者不同层次的需求，尤其是特殊医疗保健需要时体现相对公平。

4. **自主选择权** 是指有行为能力的患者拥有自主选择诊疗、护理方案的权利，并对自己的行为负责。在符合国家相关法律规定的情况下，患者有权根据医疗条件、自身的经济状况等自由选择医疗机构、检查项目、诊疗护理方案等。护士应全面、细致地介绍治疗、护理方案，帮助患者做出正确的判断和选择。

5. **知情同意权** 指患者在接受医疗卫生服务中，享有知晓病情、治疗/护理方案、预后和医疗费用等情况，并有自主选择诊疗、护理方案的权利。知情同意权包括知情权和同意权。知情权是指患者向医护人员获取疾病诊断、治疗方案、预后、诊疗费用等方面信息的权利。同意权是指在充分知情的基础上，患者对治疗、护理方案做出自愿、自主决定的权利。知情是同意的前提，患者在作出决定前，护士应向患者提供尽可能全面的信息，让患者了解有关方面的知识，从而做出理智的、符合实际的决定；同意是知情的目的，患者在知情后必须做出同意或不同意的决定。

6. **隐私保密权** 医护人员在诊疗过程中不可避免地会接触到患者的隐私，如既往史、婚育史、生理缺陷等。患者有权利要求护士对其隐私进行保密，如护士对患者的隐私进行披露、宣扬、威胁，或者将患者的隐私用于治疗、科研以外的不正当目的，则侵犯了患者的隐私权。在下列情况下护士可向获得授权的人提供患者的有关资料：① 患者签署知情同意书；② 患者患有传染性疾病，可能威胁他人和社会的健康安全；③ 患者的资料仅用于教学和科研，使用时不会公开患者的基本信息；④ 法律诉讼需要患者资料。

7. **复印病历资料的权利** 无论在医疗层面还是法律层面，病历资料对护患双方都是非常重要的证明材料。患者有权要求查阅、复印医疗机构及其医护人员所书写及保存的住院病历、医嘱单、检验报告、手术及麻醉记录、病理资料、护理记录、医疗费用等病历资料。患者要求复制病历资料时，医疗机构应当提供复印服务，并在复印的病历资料上加盖证明印记。患者死亡的，其近亲属可以依照相关规定，查阅、复印病历资料。

8. **医疗监督权** 患者作为医疗卫生服务的使用者，有权对医院规章制度的执行情况、医疗护理行为、收费标准开展监督，有权对各种损害患者权利的医疗护理行为提出批评，并有权要求医护人员改正。护士要自觉接受患者的监督，对患者的合理意见和建议要及时采纳并给予反馈，不得对患者的监督进行阻碍，更不可对患者进行打击报复。

9. **医疗诉讼权** 因医护人员违反法律法规、规章制度、诊疗护理规范等造成医疗事故，导致患者组织器官损伤、病情加重或死亡的，患者及其家属可向卫生行政部门或法院提出诉讼，追究医疗卫生机构和医护人员的法律责任并获取赔偿。

10. **免除社会责任权** 疾病使个体正常的生理、心理和社会功能受到不同程度的影响，使患者承担正常社会责任和义务的能力减弱。因此，患者有权根据疾病的性质、严重程度要求暂时、长期或永久免除部分或全部的社会责任和义务，并享有休息和有关的社会福利的权利。社会责任免除的程度以卫生行政部门指定的医疗卫生机构出具的诊断和鉴定证明为准。

11. 被照顾和被探视权 被照顾权是指患者在治疗护理过程中享有被护士、家属和亲戚朋友等照顾的权利。被探视权是指患者在住院期间享有接受其家属、亲戚朋友和同事等探视的权利。医院在保证正常医疗秩序的基础上，建立相应的陪护制度，并根据实际情况，为患者接受探视提供方便。

相关链接 | 患者的权利立法

近几十年来，一些国家对患者权利进行了大量研究，制定相关法律、法规以确保患者权利的实现。如：1963年英国成立了患者协会；1974年美国正式颁布了《患者权利法》；1978年新西兰制定了《患者权利与义务守则》；1981年世界医学会通过了《里斯本病人权利宣言》，丹麦出台《患者权利法》；1984年日本发表《日本患者权利》；1994年WHO欧洲区域办公室制定《欧洲患者权利宣言》等。

我国也颁布了一些法律、法规，引导医、护、患关系向着平等的权利、义务性关系转变，主要集中体现于《中华人民共和国民法典》《中华人民共和国医师法》《护士条例》《医疗事故处理条例》《医疗机构管理条例》等法律法规中。近年来，随着我国法治的不断完善和公民权利意识的觉醒，患者对自身权益的保障也越来越重视。

（二）患者的义务

患者的义务（patient's obligation）是指在医疗卫生活动中，患者应履行的责任。患者在享有权利的同时，也应该承担相应的义务，对自身健康和社会负责。患者在接受医疗护理服务期间，应承担以下义务：

1. 配合医疗护理的义务 疾病的治疗效果一方面取决于医护人员的正确诊断、治疗，另一方面也取决于患者的密切配合。为了取得理想的治疗效果，患者及其家属应实事求是地向医护人员报告自己的病史、用药情况以及个人心理、社会状况，从而为医护人员明确诊断、制订治疗和护理计划提供依据。同时患者应遵从医护人员的指导，严格按照要求用药、休息、活动和饮食等。传染病患者或疑似传染病患者应自觉接受隔离。

案例思考 患者隐瞒病情险丧命

25岁的小张，未婚，是一名漂亮的公司女白领，因"突发急性腹痛"到医院就诊，医生初步考虑为异位妊娠破裂出血。可当医护人员询问其是否有性接触史时，小张却矢口否认。但是1小时后，小张的血压迅速下降、脉搏细速、面色苍白。为了确诊，医生进行了腹腔穿刺，抽出了大量不凝血。随后医生果断进行了剖腹探查手术，确诊小张为异位妊娠破裂出血。手术后小张转危为安。如果没有医生的及时检查和手术，该患者险些因为隐瞒病史而丧命。

请思考：通过该案例，你如何理解患者的义务？

2. 尊重医护人员的义务　医疗行业是高风险行业，医护人员长期超负荷工作，承受着巨大的心理压力，应受到患者和社会的尊重。患者在住院期间，应尊重医护人员的人格和尊严，不得以任何借口要挟医护人员，更不能无礼谩骂、侮辱和殴打医护人员。

3. 增进个人健康的义务　人生病了以后，不仅在生理上遭受巨大的痛苦，同时也失去了承担正常社会角色的能力，这对个人、家庭和社会来说都是一种巨大的负担和损失。因此，每个患者都应积极配合治疗，增进和恢复个人健康，争取早日重返社会。

4. 缴纳医疗费用的义务　医疗费用直接关系到医疗卫生机构的正常运转，患者在接受治疗的过程中应按时、足额地缴纳医疗费用。这既是对医护人员辛勤劳动的尊重，也是患者能得到顺利救治的保证。医疗卫生服务不同于一般的商品买卖，它不以治疗是否有效作为收取费用的依据，只要医护人员没有违反诊疗护理规范，无论治疗效果是否理想，患者都有责任按时、按数缴纳医疗费用。当前大部分医院实行先交费、后治疗的制度，但是对于急危重症患者，医疗机构应遵循人道主义原则，开通绿色通道，对患者采取先救治、后收费的做法。

5. 遵守医院规章制度的义务　为了维护医院正常的医疗秩序，保障医疗和护理质量，医院制订了一系列规章制度，如出入院制度、探视制度和陪护制度等。护士应通过多种形式向患者及其家属介绍医院的规章制度。患者及其家属应主动了解并遵守相关的规章制度，确保医疗工作有序开展。

6. 支持医学教育和研究的义务　医学科学的发展和进步离不开医学教育的支撑。医学实践教学是医学教育中非常重要的组成部分，如果没有患者的理解和配合，医学实践教学很难取得理想效果。另外，医护人员为了提高医学科学水平，需要对一些疑难病症、罕见疾病进行研究，以探求更有效的预防和治疗方法，这些都离不开患者的积极参与和配合。当然，患者支持医学教育和研究主要是道德上的义务，医护人员事先一定要取得患者的知情同意。

案例思考　　　　　　　　　　　　　　　**尴尬的体检经历**

韩女士，30岁，因患"子宫肌瘤"来院就诊。一位女医生为她做了检查后，又指导一男实习生做了一个双合诊检查。这是一项直接接触女性隐私部位的医疗检查操作。"当时我正为自己得了肿瘤而紧张，对男实习生的行为一时没有反应过来。当我明白是怎么回事时，一切都晚了。那一刻，我难堪极了，事后越想越气。"于是，韩女士投诉医院侵犯了她的隐私权。

请思考：请尝试依据患者的权利对本案例进行伦理分析。

三、护士的权利与义务

（一）护士的权利

护士的权利（nurse's rights）是指护士在护理过程中应该享有的权利和应该获得的利益。权利表现为一种资格，可以分解为"权力"和"利益"，即为了满足和实现自身利益而具有的强制力量。护士在执业活动中既享有法律所赋予的各种权利，也享有执业范围内的道德权利。

1. 护士的法律权利 《护士条例》规定了护士在执业活动中享有的法律权利，包括按照国家有关规定获取工资报酬、享受福利待遇、参加社会保险的权利；获得与其所从事的护理工作相适应的卫生防护、医疗保健服务的权利；按照国家有关规定获得与本人业务能力和学术水平相应的专业技术职务、职称的权利；参加专业培训、从事学术研究和交流、参加行业协会和专业学术团体的权利；获得疾病诊疗、护理相关信息的权利和其他与履行护理职责相关的权利；对医疗卫生机构和卫生主管部门的工作提出意见和建议的权利。保障护士的法律权利，既能维护护士的合法权益，也有利于保证护理服务质量。

2. 护士的伦理权利

（1）护理决策权：是护士从事执业活动应当享有的最基本权利，体现了护理伦理原则。在执业范围内，持有执照的护士有权根据治疗、护理的需要，询问患者的病史、进行体格检查、制订与实施护理措施、报告与隔离传染病患者等。护士必须十分认真、审慎地运用这一权利。

（2）人格尊严权：护士依法执业过程中，人格尊严和人身安全受到法律保护，任何单位和个人不得侵犯。对于扰乱医疗秩序，阻碍护士依法开展执业活动，侮辱、威胁、殴打护士或有其他侵犯护士合法权益的行为，依照《中华人民共和国治安管理处罚法》的规定由公安机关给予处罚；构成犯罪的，依法追究其刑事责任。

（3）特殊干涉权：在特定情况下，护士具有限制患者自主权利的权利，以达到对患者应尽责任的目的。为了避免与患者自主权利相违背，护士应十分审慎地行使特殊干涉权，只有当患者尊重原则与有利原则、不伤害原则、公正原则发生冲突时才考虑使用。在下列情况下，护士可考虑行使特殊干涉权：

1）当患者因拒绝治疗可能带来严重后果时：患者有权拒绝治疗，但这种拒绝必须是理智的、符合实际的、已知情拒绝治疗的后果。如果拒绝治疗会给患者带来严重后果，护士应进行劝导，必要时可强迫患者进行治疗，如对精神病患者、自杀未遂者等。

2）当患者不良行为可能造成严重危害时：某些传染病患者、发作期的精神病患者，他们意识不清或丧失自制力，对他人和社会可能造成严重后果，为保护患者和他人，医护人员有权采取合理的、有效的、暂时的措施来隔离患者或控制患者的行为。

3）当患者了解病情可能不利于治疗时：患者有权了解自身所患疾病的性质、严重程度、治疗及预后情况等，护士应认真负责地给予患者解释和说明。但如果患者知情后会影响治疗过程或效果，甚至有可能给患者带来不良后果，如患者得知患恶性肿瘤后拒绝治疗或选择自杀等，护士不得不对患者暂时隐瞒病情真相，并将实际情况告诉患者家属。

4）当保密会给患者或他人带来危害时：患者有权要求护士对其个人信息、隐私保密，但当保密会对患者或他人产生危害时，护士可行使特殊干涉权。如急性传染病患者、有自杀想法的患者要求护士为其保密时，护士可根据具体情况通知有关部门和个人。

（二）护士的义务

护士的义务（nurse's obligation）是指在护理工作中，护士对患者、社会应尽的责任。护士应明确自身所承担的义务和责任，把对患者、社会应尽的义务和责任转化为自身的信念和道德观念，在工作中自觉地加以履行。护士在执业活动中既应当履行法律所规定的各种义务，也应当履行执业范围内的道德义务。

1. 护士的法律义务 《护士条例》中明确了护士应当履行的义务，规定了护士执业，应当遵守法律、法规、规章和诊疗技术规范的规定；护士在执业活动中，发现患者病情危急，应当立即通知医师；在紧急情况下为抢救垂危患者生命，应当先行实施必要的紧急救护；护士发现医嘱违反法律、法规、规章或者诊疗技术规范规定的，应当及时向开具医嘱的医师提出；护士应当尊重、关心、爱护患者，保护患者的隐私。此外，护士有义务参与公共卫生和疾病预防控制工作。发生自然灾害、公共卫生事件等严重威胁公众生命健康的突发事件时，护士应当服从县级以上人民政府卫生主管部门或者所在医疗卫生机构的安排，参加医疗救护。

相关链接 | **护士对医嘱违规的发现义务**

根据《护士条例》的第十七条的规定，"护士发现医嘱违反法律、法规、规章或者诊疗技术规范规定的，应当及时向开具医嘱的医师提出；必要时，应当向该医师所在科室的负责人或者医疗卫生机构负责医疗服务管理的人员报告。"履行对医嘱违规的发现义务时还应注意以下两个方面：

一是依据药品禁忌证发现违规医嘱：大多数护士会重视说明书中的药物给药方法，而对禁忌证等注意事项关注较少。因此在临床护理工作中，护士应注意阅读药品说明书有关禁忌证等方面的内容，及时发现违规医嘱。

二是根据诊疗操作禁忌证发现违规医嘱：在临床上，每个科室均有一些常规操作，通常由医生和护士配合完成。护士应该尽量了解本科室常规操作的禁忌证，将有助于发现某些简单的违规医嘱。

2. 护士的伦理义务

（1）为患者解除痛苦的义务：护士不仅要努力解除患者躯体上的痛苦，同时还要同情、理解和关心患者，努力解除患者心理上的痛苦。尤其对那些治愈无望的患者，护士的主要义务是照料，尽量保证他们的舒适，减轻患者身体和心理上的痛苦，提高生命质量。

（2）据实记录的义务：病历是记录患者的病史资料，进行医学观察、研究或提供医学证明的重要依据；也是医疗纠纷时认定责任最直接、最有力的证据。医护人员应按卫生行政部门规定的要求书写并妥善保管病历资料。因抢救急危重症患者而未能及时书写病历时，应在抢救结束后6h内据实补记，并加以注明。

（3）知情告知的义务：护士应将患者的病情、诊疗/护理措施、医疗费用和预后等情况如实告诉患者，开展健康教育，并及时回答患者的疑问和咨询。这不仅可以减轻患者的心理负担，发挥患者的积极性，使其主动配合治疗和护理工作，还能体现对患者自主权利的尊重。

（4）尊重患者参与研究或实验性医疗意愿的义务：护士要尊重患者参与研究或实验性医疗的意愿，并提供必要的保护，避免患者受到伤害，并确保患者应得的权益。

除此之外，护士还需要承担发展护理学科的义务，参与社区卫生服务的义务等。

四、和谐护患关系的伦理规范

在临床医疗活动中，护士与患者联系最为密切，相处时间最长，护士较好地遵循护患关系伦理要求，维护和谐的护患关系，有利于提高护理质量和患者满意度。

（一）互尊、互信、互谅，和谐护患关系

护患关系是一种建立在相互尊重的基础上的人际关系，护士要尊重患者，患者才会信任护士，才能有较好的遵医行为。患者也要尊重护士的人格和劳动，履行自己的义务，积极配合诊治和护理。但是护患双方也会存在一定的利益冲突，因此需要双方互相理解和体谅。护士要理解疾病对患者造成的痛苦，而且要了解心理、社会、环境的变化给患者带来的影响，理解患者的心情、需求与愿望。患者要理解护士所处的地位、医学技术的局限性。护患双方都用理解、体谅的态度对待对方，才能建立和谐、友好的护患关系，减少护患冲突。

（二）切实履行义务，维护患者权利

护患双方努力的目的是一致的，都是为了获得良好的医疗效果，因此一般情况下，护士履行义务与维护患者权利是统一的。在医疗护理工作中，护士应当尽职尽责地履行义务从而保障患者的权利。护士应遵守医疗卫生法律法规和诊疗护理规范，正确执行医嘱，帮助患者治疗或治愈疾病、减轻或解除疼痛、恢复健康，维护患者的基本医疗权和健康权。

（三）加强护患沟通，减少护患冲突

良好的沟通是建立良好人际关系的重要桥梁。护患之间的矛盾和冲突很多是由没有有效的沟通造成的，所以为构建和谐护患关系，要加强护患沟通。护士要熟练掌握沟通技巧，以提高沟通效果。在护患沟通过程中，护士的言谈举止、表情姿势在传递信息的同时也展现了护士对患者的态度和责任心，是护士精神面貌的体现。因此，在临床护理工作中，护士应该严格注意自己的一言一行，做到真诚与负责、平等与合作，增进护患双方互相信任。

第二节　护际关系伦理

案例思考　患者，男，69岁，工人，因患"急性白血病"在某医院住院化疗。主任医师开具医嘱时误将化疗药长春新碱的用法写成鞘内注射，这个药物是不能进行鞘内注射的，执行医嘱的护士虽然有些犹豫，但转念一想，是主任开具的医嘱应该不会有错，于是她准备进行注射。此时，护士长发现了此事，立刻予以阻止，在患者家属在场的情况下批评了该护士。此后，家属对该护士极不信任，影响了治疗护理活动的执行。

请思考：护士的做法未能遵守哪些护理伦理学基本规范？护士长当着患者家属面批评护士的行为是否合适？您认为接下来护士长应如何处理其与该名护士的关系？

护理工作是为患者、公众提供护理、康复等卫生健康服务的活动，和谐的护际关系有助于提高护理质量和工作效率，营造良好的工作氛围。

一、护际关系概述

（一）护际关系的概念

护际关系（interpersonal relationship in nursing care）是指在护理患者过程中护士在院内随之形成的业缘性关系，包括护士与护士之间的关系、护士与医生之间的关系、护士与其他医技人员的关系。和谐的护际关系有助于共同完成患者的治疗任务，创造融洽的工作氛围，保证患者利益和提高护理质量。

（二）护际关系的特点

1. 协作性 护士的日常工作是由护士团队的各个环节通过合理分工、团结协作来完成。同一科室同一班次的不同护士也分别管理不同的工作环节，执行不同的工作任务，而正是各个环节护士间的友好协作、主动配合，才能使患者获得高质量护理。随着我国护理事业的发展，专科化的趋势日益明显，不同科室间具有不同专科护理能力的护士通过相互协作才能满足病情较复杂的患者的治疗需求。

2. 平等性 为了明确隶属关系和岗位职责，护理管理中有上下级之分，但是护士之间的关系不应是按照级别区别对待的，而是应该保证平等、自主并互相学习，达到取长补短，共同致力于向患者提供更加优质的服务的目的。

3. 多变性 护士之间的关系复杂多变，当下可以是一起学习新技术的同学关系，未来也有可能是遇到困难需要请教的师生关系，在突发的自然灾害前就是一起并肩作战的同事关系等。因此在护理执业活动中，护士应看到护际关系的多变性，在处理人际关系问题时用发展的眼光去看待，时刻牢记谦虚谨慎、待人诚恳。

4. 原则性 是指护士在完成护理工作时要时刻谨记为患者提供优质医疗卫生服务的目的，遵循救死扶伤、治病救人的原则，服从各项医疗卫生服务的具体要求，也要遵循护士之间需要通力协作的客观需要。

（三）护际关系的意义

和谐的护际关系不仅是现代护理学科发展的客观要求，也是保证护理团队整体提升的重要方面，良好的护际关系有利于培养优质护理人才和建立良好的人际关系，有以下4个方面的意义：

1. 和谐的护际关系适应了现代护理科学发展的要求 护理专科化的发展以及医学人才高精尖的发展，都要求护士尽力做到"以博促专"，在不断努力扩大、提升自己的知识背景及水平的同时，发展和培养自己的专科优势。同时，这也要求了不同专科护士之间必须加强相互协作与配合的能力，自觉建立和维护良好护际合作关系，共同解决患者的需要和问题。

2. 和谐的护际关系能最大限度发挥护理团队的整体效能 护理工作各环节是由护士共同协作完成的整体行为。护理团队里，护士间互相体谅、密切配合、关系融洽，都会激发护士们的工作热情、职业认同感和获益感。同时，护理团队成员之间取长补短，实现优势互补，可最大限度发挥出超越个体能力简单相加的群体力量。

3. 和谐的护际关系有利于培养优质护理人才 护士若能在工作中获得同辈的信任、理解和支持，则能够大大增强其对护理工作的热爱和积极性，从而激发其为了护理事业奋斗的进取心。因此在护理团队建设中，为护士创造和谐的成长环境是非常有必要的。作为护士经常自省自己的人际关系，作为团队加强优质人才培养和流动，不仅能促进护士的健康成长，还能提升团队的整体实力。

4. 和谐的护际关系有利于和谐护患关系的构建　良好的护患关系不仅需要护士与患者之间有效地沟通，更需要不同环节护士之间的团结协作，只有相互理解、相互尊重，才能在发生问题时不是相互推诿，而是及时沟通以解决问题。这既能实现共同致力于为患者提供全面、周到的护理服务的目的，又能赢得患者对护士、护士对护士的尊重和信任。护患矛盾的产生往往与不良的护际关系有直接或间接的关系，不良的护际关系不仅会增加患者对护理工作的不满和不信任，也不利于护士团队的整体发展。

（四）护际关系的矛盾及其影响因素

在日常的护理工作中，由于护士之间年龄、学历、工作阅历、工作角色、工作待遇等现实情况的差异，往往造成护士在临床工作中对问题的具体处理方式和方法存在不同观点，而正是这些差异，往往在护士之间缺乏相互体谅、理解及信任的情况下诱发各种矛盾。

1. 护际关系的矛盾　不同科室由于科室文化、管理方式、绩效分配等问题，会引发护士与护士之间出现不同类型的矛盾。常见的护际关系中的矛盾和冲突有以下两种：

（1）护士与护士之间：由于护士在工作中要与各式各样的患者、护士以及其他医务人员不断沟通工作细节，因此对护士的沟通和压力应对能力考验极大。患者表达的不满、不合理的工作排班、科室绩效分配的不均衡、上级安排的额外工作、机构挤占休息时间安排的培训等都能激发护士的负面情绪。而面对负面情绪无法向患者、上级或者其他医务人员排解的护士，如果不具备成熟的情绪平稳能力，往往会无意识向自己的同辈护士表达不满，从而点燃护士与其他护士之间的矛盾。

（2）护士与护士管理者之间：年轻护士在成长的阶段，有时不能理解科室的护士长、病区护士长以及护理部的某项安排，如果恰巧这些管理人员欠缺科学、合理的管理能力，没有营造健康、和谐的工作氛围，甚至某些管理人员的形式主义管理方式和专制的管理风格，会增加护士与管理者的隐形矛盾，长此以往不利于管理，增加管理者的管理难度。

2. 护际关系的矛盾及其影响因素　护际关系的冲突和矛盾会严重阻碍护际沟通，如果没有得到及时的处理和解决，严重时则可能会导致患者受到伤害，产生极大的负面影响，并将快速传播开来。因此要非常警惕影响护际关系的主要因素，包括以下5个方面：

（1）年龄因素：护理工作像其他职业一样，工作群体的年龄横跨范围较广。高年资的护士深耕临床多年，面对临床的各种突发情况早已形成较为成熟的处理模式，但面对年轻的患者或较不熟悉的新观念，他们思想相对保守，个别护士也容易故步自封。而年轻护士往往初入社会，工作效率更高、精力旺盛、学习能力强，但是处理问题时往往思考角度单一，情绪波动较大，容易受到他人影响。如果不同年龄的护士之间拒绝沟通和交换思想，双方的代沟会越来越深，面对利益冲突会激化难以调和的矛盾。

（2）学历因素：随着高等教育建设和发展，护理学科越来越多出现在普通大众的视野里，吸引一批批高学历护生选择加入护理队伍。护理科研的进步和专业实践性的要求也使很多高学历层次的护士走进临床。管理者要做到知人善任，护理同仁们秉持互相学习的态度，加强沟通与合作，则能使护理事业得到深入发展，整个科室实现共同进步。

（3）工作阅历：护士的工作阅历不仅是指从事护理的工作年限，还指在不同科室的工作经历和积累的工作经验，参加不同职业培训获得的工作技能。工作阅历丰富的护士在面对不同疾病的患者时可以从容应对，面对阅历较少的护士提出的疑问往往可以提出妥善的解决方法。工作阅历少的护士或许有丰富的专科经验，但是不应故步自封，要一直保持谦虚的工作态度，多向阅历丰富的护士请教；而阅历丰富的护士在面对专科问题时，也要及时转换思路，向擅长此方面问题的护士请教。不同阅历的护士都有各自擅长的领域，应互相学习、积极请教，为提高护理质量，为患者提供更优质的护理服务而共同努力。

（4）工作角色：临床护理工作是需要在不同环节由不同护士担任不同角色承担不同的职责的团体活动。如护士长负责管理，行政护士负责科室的文书整理工作，治疗班护士负责基础护理，责任护士负责制订患者的护理方案，科研护士负责科室的科研项目管理等。可以通过不同角色护士之间定期调整的方式，使护理人员了解不同护士的角色和工作任务，能够站在不同的角度去互相体谅、理解和判断各自的角色，要取长补短、互相学习、互相帮助、共同进步。

（5）个体因素：临床护士在进入护士角色之前，首先是不同的个体，拥有多样的性格特征。因此面对工作的处理上会有不同的想法，如果工作负担较重，不同性格间的摩擦也较易成为工作矛盾。因此考虑到不同护士的不同性格，将其安排在不同的工作岗位上，最大限度地发挥其性格优势，加强不同性格护士间的沟通和合作，最大可能地降低误会和冲突的产生。

二、护士与护士之间关系的伦理规范

护士之间的关系会直接影响护士的情绪，影响同事之间的团结，甚至影响工作完成的效率和患者的安全。护士之间建立良好的团队关系，是高效完成护理工作，提升护理服务质量的重要前提。护士之间建立良好人际关系应遵循下列伦理规范：

1. **患者至上，荣辱与共**　护理工作本质上是围绕患者，以患者为中心的临床实践。因此护士应时刻将患者利益放在首位。任何时候都不能因个人的关系影响患者的诊疗与护理。同时护士要有集体荣誉感，能正确看待工作中的荣誉与责任，做到同甘共苦、荣辱与共。首先要尽职尽责地完成本职工作，将患者的健康与安全置于自身的利益之前，勇于承担作为新时代一名合格护士的责任。当工作中出现困难时，要勇往直前，绝不能拈轻怕重；出现差错事故时，也要勇于承担，不互相推诿。

2. **团结协作，相互监督**　护理工作是为了患者的健康，需要护士团队的每名成员通过各个环节的配合完成的工作，所有医护人员均应把患者利益放在第一位，团结一致、相互协作以保证患者的安全和利益。当然，护士之间也要做到相互监督，如在工作过程中发现某些护士不能胜任某项工作或对工作态度不认真，甚至有不道德或违法行为时，应予以指出，向上级反映并帮助其改正，同时要及时采取补救措施，决不能仅仅是袖手旁观，从而危害患者的权益。但当其他护士任务繁重时，也应主动提供帮助，共同营造出团结协作、和谐向上的工作氛围。

3. **相互尊重，彼此平等** 因护士群体在年龄、学历、职称上的差异，工作过程中难免有不同的观点和处理问题的方式。为了营造和谐的工作氛围，护士在临床实践中应做到求同存异，对待同事要做到尊重和爱护对方。由于专业能力和临床经验的不同，不同护士的工作能力、专业水平、服务质量难免存在差异。作为护士，应维护同行在患者心目中的形象，切忌在患者面前议论他人的不足或是非。

4. **明确分工，尽职尽责** 为了提高工作效率，体现不同护士的价值，护理工作要明确分工，将各自擅长的事情最大限度地发挥出来，使每个人的工作价值都能得到发挥，如高年资的护士除参与临床护理以外，还可以承担教学和科研工作等，低年资的护士对工作有较高的热情和活力，可以让他们参与组织科室的活动，充分发挥其主观能动性。但在工作中还应明确各自的职责，要保证护士首先要完成自己的工作任务，不拖沓、不掉队，才能做到与其他护士紧密合作，共同为患者的康复努力。

5. **互帮互助，共同进步** 不同年龄、不同职称的护士各具优势，各有所长。护士应相互学习，取长补短。年轻护士应学习高年资护士精湛的技术、无私奉献的精神和宝贵的临床经验；高年资护士也应学习年轻护士积极向上的工作态度、刻苦钻研的精神、乐于接受新事物的观念。高年资护士是科室的中流砥柱，年轻护士要尊重他们，充分发挥其技术精湛、临床经验丰富、处理应急事件能力强的优势。年轻护士是科室发展的后备军，高年资护士应该主动关心和爱护他们，在工作中做好传、帮、带，帮助他们尽快提高专业技术水平和处理临床实际问题的能力。

三、护士与医生之间关系的伦理规范

随着护理工作的科学性、严谨性的提高，护理工作越来越得到公众的重视，护士地位得到广泛的提升，医护关系也早已从过去的"命令-执行"，逐渐转变为"并列-互补"的新型关系。现代临床工作强调更多的是医生与护士作为医疗团队的互相配合，医护之间应遵循下列伦理规范：

1. **彼此理解与尊重** 医护之间要充分理解对方专业的特点，承认对方工作的独立性和重要性，积极配合对方的工作。护士要尊重医生，主动协助医生完成各种诊疗方案，并对医疗工作提出合理的意见和建议。医生应充分认识到医护双方只是分工不同，没有高低贵贱之分。医生要理解护士的辛勤劳动和无私奉献，尊重护士的人格和尊严，重视护士提供的信息和合理建议，及时修正诊疗方案。

2. **团结协作与配合** 在对患者的诊疗过程中，医护人员各自承担不同的任务和责任。医生主要负责疾病的诊断和治疗，护士主要负责及时、准确无误地执行医嘱。尽管医护人员各自的任务和职责不同，但双方有着共同的目标，只有将医生的正确诊断与护士的优质护理紧密结合起来才能取得最佳的治疗效果。因此，医护双方应紧密合作，最大限度地提高治疗效果。

3. **加强沟通与协调** 医护之间保持密切的沟通与协调是医疗护理工作顺利开展的前提和基础。在制订治疗和护理方案时，医护之间要多沟通、多交流，医生的诊疗方案与护士的护理计划要保持一致。当医疗与护理在执行的过程中出现矛盾和争议时，医护之间应本着患者至上的原则

进行友好沟通和协调，共同为患者制订更加合理的方案，来提高患者的康复效果。

4. 相互制约与监督　为维护患者的利益，防止差错事故的发生，医护双方必须监督和约束对方的行为。护士如果发现医嘱有误，应主动地向医生提出并质疑。医生如果发现护士违反了诊疗护理规范，应及时加以制止。医护之间对彼此出现的差错事故要及时指出、制止，绝不可隐瞒、包庇、袖手旁观，以免酿成大错。

四、护士与其他医务人员关系的伦理规范

（一）护士与医技、药学技术人员关系的伦理规范

护士与医技、药学技术人员的关系是指护士与医疗机构中从事各项检查、检验、病理、影像、药剂等工作的卫生技术人员之间的关系。

1. 护士与医技、药学技术人员的关系

（1）护士与医技人员的关系：医技人员包括从事各种检查、检验、病理、影像等技术工作的人员。现代医疗技术的不断精确，使得各项检查、检验、病理、影像结果对临床诊断和治疗进程的监控起着关键作用。在处理与检查、检验、病理技术人员之间的关系中，护士应不断学习和更新各项检验标本的作用、意义及注意事项，熟练掌握各项标本采集和运送的要求，严格在限制时间内，高质量地完成标本采集和运送。在处理与影像学检查人员之间的关系中，护士不仅要不断升级自身对各项更新检查前所需完成的准备工作的知识和要求，还要注意掌握患者在做完各项检查后的要点，与影像技术人员配合做好患者的检查工作。同时医技人员也应定期向护士宣讲各种检查、检验、病理、影像等的更新资料，让护士熟悉影响检查结果的各种因素，在帮助护士严格把关以确保检查结果的准确性的同时，也能更好地完成自己的工作。所以护士与医技人员之间是互相尊重、团结协作、相互学习、相互支持的关系。

（2）护士与药学技术人员的关系：护士是患者临床用药的主要管理者。药物在经过药学技术人员分拣并配送到病区后，需要经过护士的严格核对才能给患者应用。因此整个药物配给、检验、核对、发放的过程都要严格按照操作规范去执行。因此，药学技术人员和护士要及时就患者的用药安全进行沟通和交流，尤其是对于一些危险用药，更是需要多人、多流程地不断核对才能保证患者用药安全。因此，药学技术人员要定期向护士开展培训，介绍某些药物的作用、适应证、禁忌证、使用方法、副作用的处理等，以便护士正确用药、观察药物反应并及时处理。而护士在碰到不熟悉的药物，尤其是新药时，更要及时向药学技术人员请教，确保药物使用的准确性和患者的安全性。如果临床用药临时发生改变时，护士应及时通知药学技术人员，避免药物出现配送错误而导致极大的浪费，甚至医疗事故。护士如果发现药房配送药物与医嘱不一致时，应及时与医生和药学技术人员核实、确认并更换为正确的药物，以保证用药安全。如果因药物供应厂家变更而出现同种药物形状、颜色、剂量发生改变时，无论改变是大是小，药学技术人员都有责任及时通知护士，以便护士能正确核对药物，并向患者解释药物的改变情况，取得患者的理解和配合。

2. 护士与医技、药学技术人员关系的伦理规范　在临床实践中，护士除了要与医生保持良好的合作关系外，还要与药学技术人员、检验人员和影像检查人员等医技人员保持良好的沟通与协

作关系。护士在与医技、药学技术人员相处中应遵循以下伦理规范：

（1）保证患者利益：医疗护理工作的最主要目标是帮助患者恢复健康、减轻痛苦、促进健康、提高其生活质量。医院内各个部门的工作都应该围绕以患者的健康为中心这一目的来执行。所以医疗机构的每名医疗卫生技术人员都应该共同承担为患者的健康负责的责任。

（2）分工合作，相互尊重：由于护士与医技、药学技术人员各有自己的专业技术领域和业务优势，实际上双方关系的背后就是诊断、治疗与护理的学科合作，双方应相互理解、相互尊重。护士应理解医技科室工作的时段性，在不影响患者治疗与护理的前提下，尽可能错开高峰时段，为对方的工作提供方便。医技人员也应考虑到护理工作的重要性、紧迫性，及时、准确地为护士提供检查结果和药品供应，以保证患者能得到及时的治疗和护理。护士与医技人员尽管专业不同、职责不同，但双方没有高低贵贱之分。护士要尊重、理解、支持其他卫生技术人员的工作，主动与其配合，护士要了解其他卫生技术人员所在科室的工作内容、特点、规律和要求，端正认识，做到相互沟通、相互尊重，共同为患者的健康服务。

（3）彼此支持，相互学习：护士与医技、药学技术人员的关系是平等协作的关系。在工作中应遵循互相支持，互相配合，团结协作的道德要求。为保证患者得到正确的诊断和及时的治疗，卫生技术人员必须具备为临床提供优质服务的思想，为临床诊疗与护理提供及时、准确的依据。护士要及时学习新技术，更好地服务于患者。药房与各科室护士在发放、领取药物时，工作人员应相互监督，共同把好安全关，以防范医疗差错事故发生。

（二）护士与管理服务人员关系的伦理规范

医院的管理服务人员包括行政管理人员、党务管理人员、工勤服务人员等。医院的正常运作需要医、护、技人员和行政、党务、工勤人员等的协作。管理服务是医院正常运营必不可少的环节，通过管理保证医院工作的规范性、安全性、高效性等。现代医院管理已由经验管理转向科学管理，这种形式的变化要求行政管理人员、工勤人员要把临床工作放在首位，与各类医护人员建立良好的关系。

1. 护士与管理服务人员的关系　与护理工作相关的行政科室包括人事科、院感科、科教科、医务科、设备科等，例如护士聘任由人事科进行管理，护士的继续教育与科研申报由科教科、科研科进行管理，在对护理专业学生的带教、培训以及护理科研过程中，需要与科教科、科研科进行沟通。发生护患矛盾或冲突时，需要医务科协助处理等。

（1）护士与行政人员：护士与行政人员应是相互理解、尊重、支持的关系。护士应尊重和服从行政人员的管理，行政人员应理解护士的实际情况并给予支持。此外，在我国医疗机构尤其是公立医疗机构中，坚持党的领导是办好中国特色社会主义医院的关键，公立医院应坚持党委领导下的院长负责制，医院党团群系统在医院管理服务中发挥着极其重要的作用，是确保医院正确发展方向的有力保证。在护理实践中，护理人员应当自觉向党团组织靠拢，端正工作作风和思想意识，树立全心全意为患者服务的理念。

（2）护士与工勤人员：工勤工作，如负责物资、仪器设备、生活设施的提供和维修、环境清洁卫生等是医院工作的重要组成部分，也是护理工作正常进行不可缺少的环节，是提高护理质量的保证。例如住院患者做影像学检查，需要护士联系工勤人员接送患者，护士需要向他们交代运送患者的注意事项等。护士与工勤人员应是相互尊重、相互帮助、监督促进的关系。

2. 护士与行政人员关系的伦理规范

（1）树立全局观念，支持、配合工作：护士应树立全局观念，理解行政管理人员管理工作，支持并配合行政管理人员作出的合理决策；行政管理人员要深入临床一线，了解医护人员的艰辛，充分听取护士的意见和建议，作出科学、合理的决策，切实解决临床实际问题。

（2）相互尊重，相互理解：护士要尊重行政管理人员，既要如实反映临床工作的实际需要，配合行政管理人员解决临床实际问题，又要理解行政人员的管理难处，支持他们所制订的合理决策。各级行政人员要支持、帮助护理人员做好工作，要维护护理人员的正当权利和合法利益，在人力资源配备、专业培训、设备更新等方面为临床工作着想。

3. 护士与工勤人员关系的伦理规范　工勤工作是医院工作的重要组成部分，是临床护理工作得以正常运转的重要保证。护士要重视工勤工作，尊重工勤人员，珍惜并爱护他们的劳动成果，遇到问题及时与工勤人员沟通。工勤人员应积极主动地做好工勤保障工作，协助提高临床护理质量。尊重、理解、珍爱劳动。

学习小结

本章首先介绍了护患关系的特点、护患双方的权利与义务、和谐护患关系的伦理规范等内容，学生通过学习能区分不同护患关系模式及其伦理规范，护患双方的权利和义务。其次详细阐述了护际关系的特点、护士与护士之间关系的伦理规范、护士与医生之间关系的伦理规范、护士与其他医务人员关系的伦理规范，学生通过学习能够复述各种护理人际关系的伦理规范，并学会通过临床案例进行伦理分析。

复习思考题

一、选择题

1. 下列不属于护患关系中的非技术性关系的是
   A. 道德关系
   B. 法律关系
   C. 价值关系
   D. 责任关系
   E. 利益关系

2. 张护士巡视病房时，发现患者的床旁心电监护仪报警，显示室颤波形，张护士评估患者后，立即启动应急反应系统，对患者实施抢救措施。在此过程中体现的护患关系模式是
   A. 主动–被动型
   B. 指导–合作型

C. 共同参与型

D. 完全自主型

E. 相互合作型

3. 下列不属于护士的道德义务的是

    A. 遵守诊疗技术规范的义务

    B. 为患者解除痛苦的义务

    C. 据实记录的义务

    D. 知情告知的义务

    E. 尊重患者参与研究或实验性医疗意愿的义务

4. 下列不属于护际关系特点的是

    A. 协作性

    B. 平等性

    C. 多变性

D. 原则性

E. 合理性

5. 王护士因为拥有丰富的临床经验，年轻护士经常向她请教工作中遇到的问题，而王护士也经常主动关心年轻护士，一起讨论和学习新的技术操作规范。在此过程中体现的护士与护士之间关系的伦理规范是

    A. 患者至上，荣辱与共

    B. 团结协作，相互监督

    C. 相互尊重，彼此平等

    D. 明确分工，尽职尽责

    E. 互帮互助，共同进步

答案：1. D；2. A；3. A；4. E；5. E。

二、简答题

1. 为什么说护患关系是护理实践活动中最主要的专业性人际关系？

2. 简述萨斯和荷伦德提出的护患关系模式的适用对象和伦理规范。

3. 简述护际关系的矛盾及其影响因素。

（汪国建　张思琪）

第五章

护理实践中的伦理规范

学习目标

知识目标	1. 掌握 儿科患者、老年患者、急危重症患者、传染病患者、妇产科患者、围手术期患者、精神科患者和肿瘤科患者的护理伦理规范。 2. 熟悉 基础护理、康复护理、心理护理及健康教育的护理伦理规范。 3. 了解 儿科患者、老年患者、急危重症患者、传染病患者、妇产科患者、围手术期患者、精神科患者和肿瘤科患者的护理特点。
能力目标	能够运用护理伦理原则与规范处理临床护理实践中的伦理问题。
素质目标	恪守职业道德，树立正确的伦理价值观。

第一节 临床护理实践中的伦理规范

案例思考 患儿，男性，4岁，因"肺炎"收治入院。静脉输液的过程中，儿科护士发现其输液速度慢，欲观察其上肢输液部位的局部情况。但家长看到孩子在熟睡中，以不要打扰孩子休息为由拒绝查看，并坚称输液部位无异常，护士便不再坚持随即离开。30分钟后患儿睡醒，家长发现输液部位液体外渗、手背肿胀，家长指责护士工作不到位。

请思考：分析该护士的行为是否符合护理伦理规范？

护理工作直接关系到患者的生命安危。患者将自己的生命托付给护士，护士应根据患者自身的特点及疾病对护理工作的要求，以患者为中心，关心、爱护患者，对患者的健康负责，尊重患者的生命、维护患者的尊严、呵护患者的健康，让生命之花在这里重新绽放。

一、儿科患者的护理伦理规范

儿科护理对象是14岁以下的儿童，其中以婴幼儿居多。儿科患者在生理、心理、代谢、疾病的发生及发展规律等方面均与成年患者存在差异。患儿年龄小，语言表达能力不足，不能清楚叙述自身不适及症状；同时患儿存在心理畏惧感、沟通困难、不易配合。这些问题都给患儿的病情观察、治疗和护理工作带来很大的难度。因此，儿科护理工作应结合患儿的自身特点进行，体现儿科护理伦理规范。

（一）护理特点

1. 全面的护理任务 儿科患者不仅身体发育不完善，而且心理和能力均不够成熟，依赖性强、自理能力差。护士在临床护理中既要承担患儿的疾病护理，又要肩负他们的生活照料和情感支持，以满足患儿的护理需求。

2. 紧张的工作节奏 儿科患者具有起病急、来势凶、变化快的特点。加之儿童生长发育不完善，免疫力差，极易感染疾病，且患病后临床表现与成人不尽相同，病情波动较大，所以儿科护士需要密切观察病情，一旦发现病情变化要给予及时、果断的处理，避免疾病的恶化以及并发症和意外的发生。

3. 丰富的情感支持 疾病带来的身心不适和住院治疗引起的分离性焦虑会在患儿内心深处留下难以磨灭的印象，影响其身心的健康发展。因此，护士及患儿家长应给予患儿更多情感上的支持和精神上的关爱，这对儿科护理尤为重要。

4. 承担的法律责任 由于儿童不具备完全民事行为能力，受伤或自伤的风险较大，必要时还须采取一定的措施进行保护性约束，以确保患儿的安全，故患儿需要更多的关爱和照顾。住院期间如果因护士对患儿的监护不足造成患儿的意外伤害，医院需要承担一定的责任。

5. 较大的操作难度 由于儿科患者的耐受力、语言表达能力、配合能力和理解能力均不足，并且病情变化快，因此对护士操作技术水平要求较高。儿科护士必须具备精湛的护理操作技能，保证各项操作准确熟练，以减少患儿的痛苦。

（二）护理伦理规范

1. 精益求精，慎独自律 儿科护士应具备高度的责任心，慎独自律，勤学苦练，精益求精，具有扎实的理论基础和熟练的专科护理技能。在护理工作中，护士各项操作的动作应轻、快、稳、准，尽量减少疼痛刺激，缩短操作时间。同时应根据小儿临床症状的特点，严格遵守护理规程，谨言慎行，最大限度地满足患儿护理需求。

2. 尊重理解，照护关爱 患儿虽然不像成年患者一样能对自己的疾病治疗作出决断，但他们仍是独立的生命个体，有其情感、思考和评判。在护理儿科患者时，护士要用患儿能理解的语言耐心地予以解释及引导，使他们感知到尊重与理解，获得对自身的掌控感和人与人之间的信任感，并在患儿认知和理解范围内向他们提供疾病信息，为其提供生理上的照料和心理上的关爱，与他们建立相互信任的关系。对于生理上有缺陷的患儿，护士不可取笑、奚落，应给予其充分的同情和尊重；对哭闹、不合作的患儿，护士不能采取哄骗、斥责、恐吓的做法，应耐心地从患儿能理解和接受的角度进行引导，取得他们的理解和配合；对病情迁延不愈的患儿，护士不要厌烦、埋怨，应给予患儿更多的鼓励和关爱，帮助他们增强战胜疾病的信心。

3. 慈母爱心，情感慰藉 住院治疗使患儿不得不离开自己熟悉的环境和亲人，面对陌生的环境和医务人员，还须承担病痛的折磨和治疗带来的痛苦。这些会给患儿带来沉重的心理负担，甚至在心理上出现孤独、恐惧、自卑等不良反应。因此，护士要具有慈母之心，用和蔼的态度、亲切的表情、温和的语言、轻柔的动作关怀、照顾他们，使他们感受到家庭般的温暖。同时，护士要根据患儿的生活、卫生习惯和性格爱好，为其营造一个和谐的休养环境，照料好他们的饮食起居、衣着冷暖，并在爱的氛围中为患儿提供多种多样的人文关怀，如亲切交谈、读书、讲故事等，将住院的痛苦经历转化为爱的旅程，使患儿在身体康复的同时，心理和认知也得到良好的发展。

4. 修言慎行，治病育人　患儿正处在身心的生长发育阶段，在遭受疾病痛苦的同时，还要忍受治疗带来的身心不适。患儿在住院期间与护士接触最多，护士的言谈举止和待人接物的态度都会在其内心深处留下难以磨灭的印象。护士应在护理过程中细心捕捉患儿的心理变化，并以关爱的态度和诚实可信的言行开展人性化的整体护理。用温和的笑脸、亲切的话语、温暖的拥抱，让患儿感受到爱与关怀，体会到尊重和理解，充分调动患儿的主观能动性，使患儿处于最佳的心理状态接受治疗和护理。

5. 耐心解惑，取得配合　一名患儿牵动全家人的心，孩子患病期间家长易产生紧张和焦虑情绪，会出现对儿童的过分照顾或夸大病情的严重性。护士应理解家长的心情，及时沟通、耐心解惑，在治疗和护理的过程中取得家长的理解和配合，同时积极做好健康教育，指导家长对患儿疾病预防及保健措施的落实，促使患儿早日康复。

案例思考　患儿，女性，3岁，发热3天，因"肺炎"收治入院。10点患儿体温37.5℃，护士告知医生，并嘱咐患儿多饮水。半小时后护士再进行体温检测时发现患儿体温升至38℃，立即上报医生，遵医嘱给予患儿物理降温。护士在给患儿进行物理降温的过程中，患儿的奶奶质疑，认为孩子发热应该立即给予一定的药物降温，而不是只给患儿采取简单的物理降温。
请思考：针对患儿家属对治疗措施的质疑，护士应给予怎样的解释才符合护理伦理规范？

二、老年患者的护理伦理规范

老龄化社会是目前突出的社会问题。随着现代科学技术的发展，人们的生活水平逐年提高，人的平均寿命也不断延长，人口老龄化问题日趋严重。我国近年来已步入老龄化社会。因此，实现健康老龄化目标，为老年人提供最佳的社区、医疗等护理服务，成为中国日益突出的社会问题。

（一）护理特点

1. 迁延的护理过程　老年人机体功能衰退、康复能力差、并发症多，易导致老年患者的护理过程迁延，加重了护理工作任务。老年患者反应迟钝、感知能力减退、病情复杂多变，给老年护理工作提出了较高的要求。

2. 迫切的心理疏导　随着老年人感知功能日渐减退，易造成听力减弱、信息交换受限、自我意识较强、固执自怜、情绪自控能力差以及疾病引起的预感性悲哀，常使老年人患病后出现负性情绪体验，严重影响治疗的效果和疾病的康复，老年人一旦患病迫切需要护士给予心理疏导和情感支持。

3. 细致的护理观察　疾病易导致老年人出现多器官、多系统的损害。老年人身体逐渐衰退、功能退化、感知觉迟钝，临床表现多为不典型、多系统、多器官的累积病变，易导致症状、体征的相互叠加及病情复杂多变和恶化。加之，老年患者主诉不清，沟通能力较差，易造成误诊、漏诊等问题，需要护士加强巡视，细致观察，及时发现异常征象并处理。

（二）护理伦理规范

1. 尊重理解，心理支持　对老年患者来说，心理护理与生理照护同等重要。护士应尊重、理解和关心老年患者，与其沟通时应使用敬语，真诚交流，向他们提供充足的信息；耐心解释护理方案，倾听他们的心声，以亲切关爱的态度帮助他们重拾信心；营造宽松的护理氛围，诚恳地倾听他们提出的意见和建议，尊重他们的价值观和权利，尽可能满足其合理要求，使他们感受到真切的温暖与关爱。

2. 精勤敬业，鼓励自护　老年患者对日常生活照料、精神安慰和医疗保健3个基本方面的服务有较高的需求，护士应勤于观察，给予老年患者细致周到的照护，不放过任何一个病情的疑点或细微征兆，发现老年患者病情变化应及时给予治疗及护理。护士应严格执行操作规程，一丝不苟、轻巧娴熟，最大限度地减少患者的痛苦和不适。尊重老年患者还体现在尊重其自主性，在无损伤性风险的前提下，尽量鼓励老年人的自我护理，提高其自理能力，以维护其尊严。

3. 高度负责，技术精湛　护士要以高度的责任感和强烈的责任心，做到仔细、审慎、周密，千方百计地减少和避免并发症，保证护理质量。对于意识不清的老年患者，护士要严格恪守慎独精神，在任何情况下都应忠实于患者的健康利益，不做有损于患者健康的事。优质的护理服务依赖于护士扎实的专业知识和精湛的护理技术，护士只有刻苦钻研护理业务，不断扩展和完善知识结构，熟练掌握各项护理操作技术，提高业务能力，才能及时、准确地发现和预判病情变化，科学、准确地实施处理。在操作中做到快捷、高效，保证患者的生命安全，提高护理效率和质量。

案例思考　李某，男性，78岁，因与他人争吵而晕倒昏迷，被迅速送至医院，行各项检查后，急诊医生诊断为高血压脑出血、脑疝，并建议立即行手术治疗。但其两个子女因经济困难，难以承受手术治疗费用，同时觉得患者年龄比较大，家属向医生提出放弃治疗的要求。
请思考：
1. 此时医护人员应如何与家属沟通？
2. 医护人员应遵守怎样的伦理规范？

三、急危重症患者的护理伦理规范

急危重症护理是指对急危重症患者实施抢救、护理，并进行科学的管理，其目标是挽救患者生命、提高抢救成功率、减少伤残率、提高生命质量。急危重症患者的病情具有突发、疑难、危重及多变性的特点。对急危重症患者的抢救在医学领域中占有重要的地位，抢救的成功率及死亡率不仅涉及患者的生命安危，同样也是衡量医院管理水平，医护人员整体素质、技术能力、临床经验的指标。因此，对急危重症护士的伦理素养提出了更高的要求。

（一）护理特点

1. 紧迫与艰巨性　紧迫性表现在患者发病急、变化快，要求护士随时能快速投入抢救，并在极短时间内完成大量抢救任务；艰巨性是因患者病因复杂、病情严重，护理过程中涉及大量复杂的急救护理技术，操作的技术含量高、难度大；同时急危重症患者往往意识不清，甚至躁动，生活不能自理，配合治疗能力不足，护理工作任务重；患者家属精神压力大，焦虑不安，所以对急危重症患者及其家属的心理护理和疏导的任务更加艰巨。

2. **风险不可预知性**　急危重症患者病情危重，生命垂危，如心脑血管意外、各类中毒、严重创伤等，易发生严重的并发症，死亡的风险高，因此患者的疾病治疗情况具有不可预知性。护理风险性大，工作不确定性因素多，需要护士具有良好的应变能力和专业技术能力，时刻保持头脑清醒，随时做好急救准备。

3. **经济与资源问题**　在对急危重症患者救治的过程中会产生很高的医疗费用，有时会超出患者及其家属的经济承受能力；医疗机构急危重症的诊疗资源及空间有限，不能及时满足所有的急危重症患者，护士应履行人道主义精神，全面考量患者经济承受能力等问题，本着公平公正的原则对待每个患者，按照病情的轻、重、缓、急合理地分配及使用卫生资源，让患者获得平等的、及时的照顾和治疗，使患者在整个治疗、护理的过程中得到生理和心理的支持。

4. **护患沟通的复杂性**　急危重症患者及其家属对疾病的风险缺乏充分的思想准备，或因经济窘迫难以承受治疗费用，因此对护士的语气、态度、表情等非常敏感，易出现焦躁、易怒等心理状态。当患者病情发生变化造成预后不良甚至死亡时，或治疗费用过高时，很容易产生护患纠纷，这就要求护士具备良好的沟通能力，取得患者及其家属的理解与认同，避免或减少护患冲突的发生。

（二）护理伦理规范

1. **机警敏捷，果断冷静**　急危重症患者病情危重且复杂，突发情况多，分分秒秒都关系到患者的生命安全。护士必须保持清醒的头脑，要有敏锐的观察力，严密观察患者病情，通过各项检测结果、化验指标及患者意识、呼吸、心率、血氧浓度、瞳孔对光反射等情况及时发现病情变化，果断、冷静地做出判断，及时通知医生，尽快采取治疗和应变抢救措施，迅速投入抢救工作中。

2. **技术精湛，精益求精**　急危重症护理单元是医院先进的医疗器械和高新技术最集中的地方。随着科学技术的迅猛发展，医学理论及治疗技术也得到不断更新，护士只有具备较高的业务素质和学习能力才能胜任此岗位。急危重症护理人员必须具备主动学习和刻苦钻研的精神，加强专业理论的学习及更新。在不断提升专科业务能力的同时，须加强对护理伦理学、心理学、社会学、法学等知识的学习，正确处理急危重症患者护理中的相关问题，提升自身综合素质，提高解决问题的能力。

3. **同情理解，及时沟通**　急危重症护理单元是一个相对封闭的治疗区域，家属无法陪伴和照顾患者，每天只有短时间的探视，患者常有孤独感；陌生的环境，周边患者的抢救和死亡都会给患者心理带来焦虑和恐惧。护士要同情、理解患者，应尽量给患者提供舒适、安静、温馨的环境，仔细观察患者心理需求，对语言障碍的患者可采取多渠道的沟通方式。实施各项护理操作时做好解释工作，遮挡好患者隐私部位，动作轻柔、准确，语言温和、体贴。急危重症患者家属情绪焦虑、急躁，易出现过激行为，护士应协助医生做好对患者家属的知情同意及告知，将患者病情及时转告家属。护士应增强沟通意识，掌握高效沟通的技巧，尊重、理解患者家属，善于倾听诉求，耐心解惑。在病情紧急的情况下，争取在抢救间隙多次、分步向家属说明病情及预后，以取得家属的知情同意。

四、传染病患者的护理伦理规范

案例思考　　　　　　　　　　　　**一名口腔科医生带来的疾病传播**

1987年12月，国外一位21岁的患者让口腔科医生为她拔除两枚磨牙。15个月后，她出现咽喉肿痛、扁桃体溃烂、口腔严重真菌感染等人类免疫缺陷病毒感染首发症状。1990年，该患者查出人类免疫缺陷病毒阳性，疾病控制中心开始查找她的感染源，最后结论是她通过口腔科医生感染了人类免疫缺陷病毒。该口腔科医生是一名同性恋者，当他得知自己人类免疫缺陷病毒阳性时，曾与美国的牙医协会联系并询问是否可以继续行医，得到的答复是只要操作过程安全，他可以继续从医。然而，在对他此前的患者进行人类免疫缺陷病毒检测时，发现6例患者呈阳性。

请思考：在对传染病患者预防的过程中，医护人员应履行怎样的伦理规范？

传染病是指病原体（如细菌、病毒、原虫和立克次体等）通过各种途径侵入人体引起的可传播性疾病。其具有传染性、阶段性、流行性和季节性，并能很快在人群中播散的特点。因此，会危害到公众健康和社会稳定与发展。

（一）护理特点

1. **重大的社会责任**　在对传染病患者护理的过程中，护士不仅应对患者负责，还应对他人及社会负责。若护士工作责任心不强，对工作不负责，在一定条件下可能会引起传染病的传播及流行，从而给社会造成严重的危害。

2. **严格的消毒隔离**　每一个传染病患者都是传染源，不同传染性疾病其传播途径也不同。为了控制传染源，切断传播途径，保护易感人群，患者需要接受不同形式的隔离治疗。因此，患者活动场所、家属探视和陪伴均受限。护士在对传染病患者护理中要根据传染病病种的特点实施护理，并严格遵守消毒隔离原则，做好个人防护，防止医、护、患及家属之间的交叉感染，避免疾病的传播和扩散。

3. **紧迫的时限要求**　传染病具有传染性、暴发性及流行性的特点，发病急，来势凶，进展快，需要早期发现、及时诊断、尽快隔离、积极治疗，防止疫情继续蔓延。因此，应尽早发现传染病患者，及时救治和消毒隔离，尽快报告疫情，有效控制传染源，切断传播途径，保护易感人群，将社会危害程度降至最低。

4. **持续的心理支持**　传染病患者承受着巨大的社会压力和心理压力，因此内心世界较正常人更加敏感和脆弱。患病初期，患者心理上会出现强烈的等待宣判的预感性悲哀；被确诊为传染性疾病时，自我感觉成为疾病传染的源头而出现不同程度的心理障碍，如恐惧、压抑和自卑；进入隔离状态后，原有的人际交往和社会功能被剥夺，随即产生分离性焦虑、苦闷、空虚和孤寂，其至对他人产生不信任感和敌意；因担心疾病影响未来生活与工作，担心遭受周围人的歧视，而采取回避、不合作或反抗的心理态度。因此，对传染病患者需要持续的心理护理。

（二）护理伦理规范

1. 做好防护，切断传播途径　传染病科护士在工作中会接触传染病患者和有传染性的物品，如患者分泌物、呕吐物或排泄物。护士应具有高度的责任感，提高传染病防治意识，严格执行消毒隔离制度，切断各种传播途径，规范各项操作流程，避免交叉感染，有效防止传染病传播和扩散，如将不同病种的传染病患者分别隔离，严格执行手卫生规范，对医疗废物做好无害化处理等，这不仅是对患者本人负责，还是对他人和社会负责。护士应严格做好自我防护和职业风险防范，避免职业暴露的发生，切忌因防护措施的烦琐而省略，以免造成无法挽回的损失，这是传染病患者护理最基本的伦理规范要求。

2. 维护权益，保护隐私　传染病患者往往在心理上承受着巨大的压力，一方面担心疾病的治疗和预后效果，另一方面害怕遭受社会的歧视和他人的鄙夷，因而易产生自责、自卑、内疚、恐惧等心理问题。因此，护士应尊重患者人格，自觉维护患者权益，为患者保守秘密，保护其隐私。

3. 发现疫情，依法上报　对于危害公共健康的传染病，医护人员应依据《中华人民共和国传染病防治法》，在规定的时间内，以最快的通信方式向发病地区的卫生防疫机构报告，并立即对患者进行隔离并密切监管。因此，医务人员是法定的责任报告人，任何人不得隐瞒、漏报、谎报，任何授意隐瞒、谎报疫情的事件都是伦理规范及法律所不允许的。传染病患者护理伦理规范要求护士及时、准确、有效地采取相应的防护措施，避免传染病的广泛传播，以降低社会危害。

相关链接　｜　**《中华人民共和国传染病防治法》相关内容**

　　《中华人民共和国传染病防治法》是由全国人民代表大会常务委员会批准的国家法律文件。现行《中华人民共和国传染病防治法》于2013年6月29日修订。2020年10月2日，国家卫生健康委员会发布再次颁布修订征求意见稿。本法规定传染病分甲类、乙类和丙类，同时指出国务院卫生行政部门根据传染病暴发、流行情况和危害程度，可以决定增加、减少或者调整乙类、丙类传染病病种并予以公布。

　　此次草案提出，任何单位和个人发现传染病患者或者疑似传染病患者时，应当及时向附近的疾病预防控制机构或者医疗机构报告，可按照国家有关规定予以奖励；对经确认排除传染病疫情的，不予追究相关单位和个人责任。

---

4. 加强宣教，积极引导　护士除完成传染病治疗和护理工作外，还应加强对传染病患者的健康宣教，普及传染病的预防知识，大力倡导健康的生活方式，通过健康教育和科学引导使其认知、态度和行为发生改变。对于具有焦虑、抑郁、适应性障碍、自杀倾向等不良心理反应的患者应密切观察，并及时给予心理劝慰和疏导，同时可以鼓励患者通过电话、网络等方式获得更多的社会支持，帮助其正确认识疾病，树立战胜疾病的信心。

五、妇产科患者的护理伦理规范

女性在家庭生活和社会活动中都起着重要的作用。妇产科是直接为女性健康服务的科室，可以细分为妇科、产科、计划生育及辅助生殖技术科，其服务对象包括孕产妇、妇科疾病患者、人工流产及引产者、不孕不育患者等。妇科的护理质量关系到女性的健康；产科的护理质量不但牵涉到两代人的健康平安，同时影响优生优育，保证社会人口素质等重要目标的实现。因此，妇产科护士肩负着幸福所系、性命相托的社会责任。

案例思考　　　　　　　　　　如何解决保护隐私与患者安全之间的矛盾呢？

张某，女性，26岁，未婚。近期因"子宫出血过多"入院，主诉子宫出血与月经有关，以往曾经发生过几次。患者在与责任护士频繁沟通的过程中产生信任感，并告知护士自己妊娠后私自服用了流产药物，造成出血不止，并恳请护士为她保密。护士当时答应了，但事后感到不妥。

请思考：责任护士应该如何应对？

（一）护理特点

1. 妇科患者护理的特点　女性一生经历童年期、青春期、生育期、围绝经期和老年期，不同时期生理、心理变化较大，与生殖有关的各器官的结构与功能也随着年龄的增长而发生变化，这给妇科护理工作提出更高的要求。

（1）较大的年龄跨度：妇科患者可能是十几岁的少女，也可能是中、老年妇女，对不同年龄阶段女性的身心护理特点存在较大差异，护士要针对各个时期的女性群体开展护理工作。

（2）复杂的心理护理：妇科患者病变多发生在生殖系统，各器官的功能关系到人类繁衍、家庭延续及女性尊严。同时，妇科患者病变部位私密性强，容易给女性带来较大的心理压力，如患有不孕症、未婚先孕的女性往往出现自卑、抑郁等不良心理反应，心理护理是妇科护士工作中重要的内容。

（3）健康宣教的任务重：女性在一生中的不同阶段都要进行生理卫生知识的了解，以注重科学保健。护士不仅要为患者提供护理服务，还需要针对更广大的女性群体进行健康教育，指导女性做好预防保健，促进健康。

2. 产科患者护理的特点　产科工作关乎母婴两代人的生命安危，产妇和胎儿在生理与病理变化上相互影响，作为产科护士在考虑护理问题与护理措施时，既要保护孕、产妇的健康、安全，也要保障胎儿在子宫内的正常发育以及新生儿的健康，两者同样重要且息息相关。因此，产科护理关系到母婴健康和千家万户的幸福和安宁。

（1）较高的业务素养：随着社会文明程度的提高，人们对孕产期服务、优生优育和孕产期保健的质量要求越来越高，提高人口素质的基本国策对孕产妇护理工作质量也提出了更高的要求。但女性在妊娠期可能引发并发症和合并症，直接影响到母婴健康；分娩的过程也会出现高危现象，妊娠和分娩的转归有一定的未知性，孕产妇病情变化快，护理工作的难度高、风险大，对护士的身心素质以及专业素养也提出了更高的要求。

（2）必要的心理护理：产科妊娠期女性因其所处的孕期不同，在心理和生理方面会发生相应的变化，易出现紧张、情绪不稳定、忧郁等心理问题；即将临产的妇女由于对胎儿健康的担忧、对疼痛的恐惧，易造成心理上的焦虑。因此，护士要根据妇产科女性的心理特点，给予相应的心理支持。产科护士以孕产妇及胎儿、新生儿作为重点服务对象，但不能忽视对孕产妇家庭其他成员的心理支持。

（3）较多的伦理问题：产科是以家庭为中心的护理，涉及每个家庭的幸福，护理对象包括产妇及其丈夫、胎儿或新生儿在内的整个家庭。在进行护理决策时，以母婴两代人的安全为重，综合考虑其丈夫及家庭其他成员的意见，并兼顾社会利益。

（二）护理伦理规范

1. 妇科患者的护理伦理规范　受传统道德观念的影响，妇科患者因疾病涉及生殖系统，故表现为难以启齿，心理压力大，心理状况较为复杂。护士应充分理解患者，做好相关疾病的健康指导，协同医生说明疾病的治疗、护理方案及预后，鼓励患者积极配合治疗。

（1）尊重患者，科学指导：妇科疾病的病变部位私密性强，患者往往因羞愧、自卑等心理而延误诊疗时机或拒绝就诊，护士应耐心引导患者，做好解释工作，让患者了解治疗方案，积极配合治疗，并给予患者必要的尊重。

（2）心理支持，仁爱施护：涉及生殖系统的治疗、护理使妇科患者常感到羞愧、紧张、恐惧、自责。因此，护士不仅要熟练掌握本专业的知识和技能，还要充分认识到专科患者的特殊性及心理护理的重要性，理解患者，做好健康教育，为患者解除疑惑，消除心理顾虑，并密切观察患者的言行和情绪变化，及时发现和解决患者的心理问题，疏导负性情绪。

（3）保护隐私，规范操作：因护理治疗的需要，妇科护士会对患者的隐私有所了解，如生育史、性病史等。保护患者隐私，维护患者权益是每一位护士应遵守的伦理规范。在对隐私部位进行护理操作时，应请无关人员回避，关闭门窗，屏风遮挡，为患者创造一个整洁、安全的环境，以保护患者的隐私和权益，使患者最大限度地感受到身心舒适。

2. 产科患者的护理伦理规范　产科护士应在专业理论体系指导下，根据患者的自身特点提供科学的生育观、育儿观、健康观和保健观指导，使之科学地认识生殖、生育、生命、健康等理念。

（1）冷静果敢，忠诚履责：产科患者病情没有规律性，急诊多，抢救概率高，工作任务繁重，稍有疏忽或拖延就有可能给母婴及其家庭带来难以估计的损失。护士随时要面临着凶险的病情变化和紧急的抢救治疗，应时刻保持高度的责任心和敬业精神，保持稳定的心理状态，做到处变不惊、沉着应对。

（2）理解安抚，缓解疼痛：有些产妇由于分娩的疼痛，不肯配合各项治疗和护理操作，此时护士可协助医生通过无痛分娩技术缓解疼痛，并给予产妇尊重、理解和安抚，不急躁、不训斥，鼓励和引导产妇配合治疗。

（3）敬畏生命，维护权益：产科护士应协调好患者利益与社会利益的关系，如避免孕期患者进行非医学目的的性别选择等违反相关政策的行为。护士在面对诊疗中的伦理难题时，应首先考虑患者的权益，在各项治疗过程中遵循最大限度地保持患者的性功能和生育功能的原则，遵从伦理规范原则，本着敬畏生命的态度，客观、科学地审视伴随科学知识进步带来的新的伦理问题，成为患者权益的维护者。

六、围手术期患者的护理伦理规范

围手术期护理是指从患者决定手术治疗之日起，至与本次手术相关的治疗基本结束的护理，是以手术为中心，为患者提供全程、整体的护理过程，包括术前、术中、术后 3 个阶段。手术既是治疗疾病的重要手段，也是对机体的一个创伤过程，可引起患者生理功能的紊乱，同时对患者及其家属也会带来很大的心理压力。因此，护士应严格遵守围手术期患者的护理伦理规范。

（一）护理特点

1. **缜密与衔接性**　手术是一种有创性的治疗方法，可使患者正常的解剖结构和生理功能发生改变，一旦出现失误，对患者的损伤则不可逆转。因此，医护人员应在有利原则下，综合考虑患者个体特征、病情进展等状况，通过对近期疗效与远期效应的预判、局部损伤与整体效果的权衡，全面、缜密地确定手术方案。围手术期每个阶段的护理质量直接影响患者下一个阶段治疗的开展，如术前禁食、禁水或肠道准备的质量，直接关系到患者术中麻醉风险及术后恢复。因此在围手术期各阶段，护士要充分了解手术方案，细致观察患者病情，紧密完成围手术期各阶段的衔接。

2. **损伤与风险性**　手术治疗具有疗效快、根治性强的优势，但因对机体具有损伤性，担负手术治疗任务的医护人员承担着很大的风险，这种风险贯穿于围手术期各项工作中，这就要求护士以护理伦理学原则为指导，通过扎实的理论基础、娴熟的业务技能，最大限度地减轻手术对患者机体带来的创伤，降低手术风险。

3. **团队的协作性**　手术的成功与否有赖于手术团队成员之间密切的协作，团队成员包括外科医生、麻醉医生、护士，还有药剂、影像、检验、设备等科室人员。因此，围手术期的协作性体现在医护协作、医技协作及护理团队内部的协作。团队每位成员均肩负着患者生命安危的重大责任，大家应具有强烈的时间观念、慎独精神，通力协作、密切配合。

（二）护理伦理规范

1. **术前患者的护理伦理规范**　手术前护理是指自患者入院至手术治疗前的护理过程，是确保手术能够安全实施的基础。护士要根据治疗方案及医嘱协助患者做好术前心理和生理的准备工作。术前护理工作中护士应遵循以下伦理规范：

（1）心理疏导，减轻恐惧：手术方案确定后，患者既盼望尽快手术以解除疾病带来的痛苦，又惧怕因手术带来的风险、疼痛和损伤，从而产生焦虑、恐惧等心理表现。因此，护士要细心引导，主动关心患者，耐心、细致地做好心理护理，可通过介绍手术相关知识，耐心解答患者的疑问，消除患者及其家属的顾虑；护士还可以指导患者通过呼吸疗法或音乐放松疗法，分散患者的注意力，消除患者紧张情绪，让患者以乐观、稳定的情绪和平静的心态接受手术治疗。

（2）环境舒适，准备充分：整洁、安静、舒适的病室环境是术前准备的必要条件。护士要充分、全面地做好术前准备，包括保证患者有充足的睡眠，完善各项化验及检查，完善术前皮肤的清洁、肠道准备、术前用药等。手术当日护士还应逐项查对患者姓名、性别、住院号、术前诊断、手术部位及术式、麻醉方式、血型、影像学资料等。术前的各项护理准备是保证手术顺利开展的基础，是手术成功不可或缺的条件，护士一定要周密、细致、认真地逐项落实。此外，护士还应及时准备好患者手术后回病房的床单位，备好术后及抢救的药品，仪器设备处于备用状态。

（3）掌握指征，科学决策：得益于现代外科技术的高速发展，微创手术技术在很大程度上将手术对机体的损伤降到最低，加速了患者的术后康复，但不是所有的患者病情都适合微创技术。医护人员要慎重、客观、科学地制订手术方案，全面权衡手术治疗与保守治疗之间、开放手术与微创手术之间、创伤代价与治疗效果之间的利弊，充分考虑患者机体、心理及经济状况对手术方案的承受能力，只有手术治疗方案在目前条件下是最佳的选择时才符合伦理要求。虽然手术方案的选择属于医生工作的范畴，但护士只有对此充分地了解和认同，才能更好地协助医生为患者做好术前准备和健康指导，并协助医生做好患者及其家属的心理疏导及知情同意告知工作。

（4）手续完备，知情同意：知情是患者的权利，详细告诉患者手术治疗方案是医护人员的义务。手术前患者的知情包括诊断、手术指征、拟手术名称、麻醉方式及治疗替代方案，术中、术后可能出现的风险和并发症等，患者充分了解后才能签署知情同意书。医疗机构在为患者施行手术前要告知患者及其家属，其有权决定同意或不同意施行手术。向患者解释手术相关信息并取得患者同意是医生的职责，但护士有责任主动询问患者及其家属对手术相关知识的了解程度，收集患者及其家属对拟实施的手术方案提出的问题和疑惑并及时向医生反馈，请医生亲自为患者或家属进行解释。因此，在术前患者知情同意工作中，护士的职责是确定患者及其家属是否及时了解到正确的、真实的信息并同意接受手术。

相关链接 | **手术患者的知情同意权**

《医疗机构管理条例》第三十二条规定，医务人员在诊疗活动中应当向患者说明病情和医疗措施。需要实施手术、特殊检查、特殊治疗的，医务人员应当及时向患者具体说明医疗风险、替代医疗方案等情况，并取得其明确同意；不能或者不宜向患者说明的，应当向患者的近亲属说明，并取得其明确同意。因抢救生命垂危的患者等紧急情况，不能取得患者或者其近亲属意见的，经医疗机构负责人或者授权的负责人批准，可以立即实施相应的医疗措施。

（5）严格查对，严防差错：中国医院协会每年颁发《中国医院协会患者安全目标》，连续多年将"正确识别患者身份"和"强化手术安全核查"作为重要的目标。患者身份识别制度及手术安全核查制度是围手术期重要的核心制度。术前病房护士与手术室护士须逐项查对手术患者姓名、性别、住院号、手术名称、手术部位及术式、麻醉方式、各项术前准备情况等相关信息，并将患者安全转运到指定手术间。病房护士与手术室护士应以高度的责任心，一丝不苟地严格执行各项制度，杜绝医疗差错事故的发生，这是确保手术患者安全的首要条件，是对患者安全负责的

表现，是工作岗位慎独精神的要求，也是围手术期护理伦理规范的具体体现。

2. 术中患者的护理伦理规范 手术中的护理是指患者从被送至手术室到手术结束，患者返回病房或重症监护室此段时间的护理。手术中的护理是手术方案能够落实的有力保障，这对护理技术和护理伦理规范提出了更高的要求，术中护理工作中护士应遵循以下伦理规范：

（1）安全舒适，尊重体贴：保持手术室清洁、温度和湿度适宜，为患者和医生提供安全、肃静、舒适的环境是确保手术顺利开展的前提条件。手术是高风险的治疗方式，患者会紧张、焦虑，对医护人员有生死相托的期望，护士对待患者语言要温和，动作要轻柔，要理解和关心患者。手术室护士可术前提前与手术患者进行沟通，了解患者心理状况、隐私保密的愿望及宗教信仰，为患者提供个性化护理，缓解患者因手术室陌生的人员及环境造成的焦虑和不安。手术中患者因麻醉状态失去感知，不能用语言表达需求，没有保护自己的能力，易造成意外损伤，手术室护士要密切观察患者病情，注重细节护理，这是手术中护理伦理规范的重要内容。

（2）业务精湛，敬业慎独：对敬业、慎独精神的培养在手术室护理工作中十分重要，手术室护理工作中的任何疏忽都可能给患者造成不可挽回的损失。手术中护士要自觉遵守并监督所有参与手术的人员严格执行无菌技术操作规范；抢救药品要准备齐全，定点、定位放置，标签清晰；各种手术器械、仪器设备等要确保功能完备。器械护士要掌握手术步骤，与医生密切配合，做到反应敏捷、沉着冷静；巡回护士应密切配合麻醉医生观察患者病情变化，及时提供手术台上所需物品；器械护士和巡回护士严格执行手术物品清点制度，做好记录，防止手术相关物品遗留在患者体内；手术取下的病理组织按照规定及时送检，这都是防止手术室护理事故发生的重要伦理规范。

（3）团结协作，密切配合：手术是由外科医生、麻醉医生、手术室护士、病房或重症科护士等共同完成的一项团队性、协作性、技术性的活动，任何一位团队成员的失误都可直接导致手术的失败，轻则增加患者痛苦，重则危及患者生命。护士要从患者利益出发，服从手术全局的需要，树立一切为患者的服务理念，尊重其他医护人员，并相互理解、相互支持、密切协作。

（4）理解安慰，沟通告知：患者家属往往对患者手术的进展情况倍加关注，手术中巡回护士应协助医生及时与患者家属联系，做好知情同意告知工作，安慰好家属。但护士应做到不超越职责，不能替代医生或家属的角色，既不能代替医生向患者家属做正式说明，也不能代替患者家属做任何决定。此外，对患者家属提出的违背技术常规和医疗原则的要求，护士应予以拒绝并加以解释。

3. 术后患者的护理伦理规范 术后护理是指从手术结束到患者出院期间的护理。手术结束并不意味着手术治疗的终结，术后护理对于患者的恢复和预防并发症等方面起着重要的作用。此时期因麻醉恢复、手术创伤，患者处于高风险状态，需要严密观察病情和全面的照护，所以，此阶段的护理任务艰巨、繁重。在术后护理工作中护士应遵循以下伦理规范：

（1）严密观察，勤于护理：护士应做好接收术后患者回病房的充分准备，要和手术室医护人员在床边认真交接，了解手术过程，观察患者生命体征、切口有无渗血、各种导管固定是否牢靠及通畅等。交接过程中要注意患者的保暖，避免隐私部位的暴露，防止坠床发生。护士要认真执行术后医嘱，保持患者呼吸道通畅；严密观察患者术后的病情变化，关注脉搏、血压的变化，判断有无休克、内出血、切口渗血等情况的发生。发生病情变化时，须立即通知医生并配合处置及抢救。在患者自理能力恢复前，护士应为患者做好基础护理及生活照顾等，预防并发症的发生，使患者顺利地度过术后恢复阶段。

（2）减轻痛苦，促进康复：手术后患者由于伤口疼痛、管路置入以及活动受限等导致生理不适，护士应遵医嘱及时给予药物镇痛，尽可能减轻患者的痛苦。协助患者翻身时动作轻柔，指导并协助患者术后饮食，根据病情鼓励患者早期下床活动，防止肠粘连、压力性损伤、肌肉萎缩、坠积性肺炎等并发症的发生。部分患者因手术原因失去某些生理功能，出现自卑、焦虑、抑郁等心理问题，护士要注意及时体察和理解患者的情绪，消除患者的顾虑，主动关心和体贴患者，及时进行心理疏导，促进患者术后康复。

（3）健康指导，充分告知：手术结束后，护士应在病情允许的情况下鼓励患者自我护理，指导患者和家属恢复期自我护理的知识和技巧，例如人工关节置换术后患者如何使用助步器行走；肠造瘘患者如何更换粪袋；乳腺癌术后患者患侧肢体功能锻炼等。积极协助患者逐渐恢复自理能力，为出院回归家庭及社会做好心、身两方面的准备。出院前护士要告知患者有关康复的知识、复诊时间以及日常生活的注意事项，这是术后护理的延续，是护士对患者和工作认真负责的表现，也是护士伦理规范的体现。

七、精神科患者的护理伦理规范

精神科患者是一个特殊群体，据不完全统计，目前在我国有心理问题的人数达2亿~3亿，患有精神疾病的超过1 600万人，精神疾病患者占疾病总负担的1/4。1977年第六届世界精神病学大会一致通过了《夏威夷宣言》，其中规定了对待精神疾病患者的伦理原则。我国1958年第一次全国精神病防治工作会议中，制订了《精神病工作常规制度》，对精神疾病患者诊疗护理的道德原则做了相应的规定。2013年5月1日起开始施行的《中华人民共和国精神卫生法》为发展精神卫生事业，规范精神卫生服务，维护精神障碍患者的合法权益而制定。

（一）护理特点

1. 困难的护患协作 精神科患者精神状态不稳定，缺乏自知力和自我反省能力，易出现自伤、伤人、自杀、毁物等行为；因担心被家人遗弃，对治疗效果缺乏信心等原因，多拒绝住院治疗，且住院后往往表现为不合作或抗拒治疗，甚至对医护人员怀有敌意，易发生逃跑、攻击甚至自伤、自杀等行为。

2. 全面的护理照料 精神科患者因精神状态异常，生活不能完全自理。精神科护士要为患者提供细致、周到的生活照料和心理支持；患者精神活动失常，很难对医务人员的工作进行监督和客观评价，全靠护士自觉、主动地给予各方面的护理。

3. 双向的安全防范 精神科患者的行为存在一定的危险性，在幻觉或妄想等精神症状的支配下，会出现自伤、伤人或毁物等危险行为。患者本人和护士都存在着危险性，因此在保证患者安全的同时，还要确保护士自身的安全。

（二）护理伦理规范

1. 尊重患者，维护尊严 《夏威夷宣言》指出应把精神错乱的患者作为一个人来尊重，是医务工作者最高的道德责任和义务，因此尊重精神疾病患者的人格和正当权益，是护士应首要遵循的伦理规范。精神科患者属于弱势人群，由于疾病的原因常出现异常的言行，遭到他人的不理解、歧视和欺凌。他们作为一个独立的生命个体，尽管没有能力去真正独立地行使其各种权利，但仍有其人格尊严，享有其权利。护士应正确认识精神疾病所造成的异常行为的病态性，尊重患者的尊严与利益，给予患者人道主义的待遇，不嫌弃、嘲笑、辱骂或惩罚患者，在其有部分行为能力时，要听取他们的意见，成为患者权益的维护者。

2. 忠诚履责，保证安全 精神疾病患者在疾病的发作期或急性期，缺少自我保护能力和自控能力，常有伤人、毁物、自杀等的意外行为发生，护士应严守岗位职责，避免危险物品遗落在患者活动区域内，定时巡视病房，及时发现患者生活中的问题和隐患，当病情发生变化时，尽快采取相应措施，最大限度地保护患者，避免患者发生意外。在实施治疗和护理时，护士应严格掌握适应证和禁忌证，尽量选用温和无害的方法，并征得家属同意。对于出现精神状态变化或异常征象的患者，护士应按规定及时上报，以防发生自伤或伤人的情况。同时要做好自身的职业防护，防止受到人身侵犯和伤害。

相关链接 | **正确使用保护性医疗措施**

《中华人民共和国精神卫生法》第四十条规定："精神障碍患者在医疗机构内发生或者将要发生伤害自身、危害他人安全、扰乱医疗秩序的行为，医疗机构及其医务人员在没有其他可替代措施的情况下，可以实施约束、隔离等保护性医疗措施。实施保护性医疗措施应当遵循诊断标准和治疗规范，并在实施后告知患者的监护人。禁止利用约束、隔离等保护性医疗措施惩罚精神障碍患者。"

---

3. 严守秘密，保护隐私 因治疗和护理的需要，精神科护士在了解患者病史中可能会涉及患者的隐私问题，诸如患者的社会地位、家庭背景、家族状况、个人经历、婚姻状况、性生活情况以及患病后的病态行为等。护士应严格遵守职业道德，为患者保守秘密，避免向无关人员泄露患者隐私。如果违反这一原则，在患者恢复意识后得知自己的隐私被泄露，会产生羞愧、自卑、愤怒，甚至轻生的后果；另外在因涉及法律和国家安全的情况下，需要医护人员提供患者资料时，应按法律程序和组织程序提供有关材料。

4. 谨言慎行，心理安慰 精神科患者常有情感障碍，对外界刺激异常敏感，医护人员不当的言行可能伤及患者的情感，加重其心理负担和病情，甚至导致患者出现自伤、自缢、逃跑、伤人等不良后果。护士亲切的态度、良好的语言沟通和鼓励性的心理暗示可以帮助患者树立战胜疾病的信心，加速病情的好转和痊愈。在接触患者时，护士要时刻注意自己的言行举止，将心理护理贯穿于护理的全过程，取得患者的信赖，帮助患者处于最佳休养状态。

5. 刻苦钻研，正直无私 精神科护士除具备基础护理知识和技能外，还应掌握精神病学、伦理学、心理学、社会学等多学科的理论知识和技能，具备良好的语言表达、沟通交流和组织管理能力。护士在接触具有钟情妄想的异性患者时，态度要自然，举止要稳重，亲疏适度。对患者的财物要认真清查、保管，不能利用患者思维上的错乱，侵占或索取患者财物。精神病患者受病态观念的支配，有时会对护士产生冲动行为，做出各种不合情理的事情和行为，护士应在确保自身安全的情况下，严格要求自己，克制忍让，禁止采取不正当的"治疗"手段惩罚、报复患者，从而违反法律法规和伦理规范原则。

八、肿瘤科患者的护理伦理规范

肿瘤从病理学上可分为良性肿瘤和恶性肿瘤。对良性肿瘤通常可采取手术切除或非手术等治疗方法，通常不影响患者的生活质量。而恶性肿瘤则是一种严重威胁人类健康、危及生命的重大疾病，其发病率逐年上升。患者在得知自身被确诊为恶性肿瘤后，心理上往往会出现强烈的情绪反应，护士需要最大限度地减轻肿瘤患者的痛苦，提高患者生活质量，这给临床护理工作带来了巨大挑战。

（一）护理特点

1. 协调能力强　肿瘤患者反复被疲乏、疼痛、厌食、高热、功能障碍等各种不良症状困扰，还会产生恐惧、焦虑、抑郁、愤怒、绝望等多种负性情绪，直接影响患者的治疗和预后，给护理工作带来更大的挑战。肿瘤科护士不仅需要积极帮助患者调整情绪，使其积极配合治疗，还要对患者的需求和感受保持敏感，提供必要支持。同时，还应具备决策和应变能力，以达到最佳的治疗效果。

2. 护理难度大　肿瘤患者有较长的治疗期，合理营养和饮食在肿瘤患者的整个治疗和护理过程中具有重要的作用。护士应指导患者手术后功能锻炼，使患者恢复正常的自理能力，为重返社会和工作岗位创造条件。对恶性肿瘤终末期的患者，护士应及时处理因肿瘤引发的各种并发症，尽可能减轻患者痛苦，提供舒适的环境，实施临终关怀，帮助其平静地、有尊严地走完生命的最后旅程。

3. 知识范畴广　肿瘤科护士要为肿瘤患者提供手术、放疗、化疗、生物免疫治疗等各种治疗、护理；还需要提供心理护理、康复护理、健康教育及临终关怀。因此，须具备扎实的医学、护理学专科理论知识和熟练的操作技能，了解与护理肿瘤患者相关的社会学、心理学、康复学、营养学、伦理学、法律等多学科的知识。

4. 职业防护严　化疗和放疗是肿瘤患者治疗的重要措施，化疗中使用的抗肿瘤药物在杀伤肿瘤细胞的同时，大多具有致突变、致畸等危害性，对人体的正常组织细胞有杀伤或抑制作用。使用过程中，护士可能会因接触抗肿瘤药物而对健康造成一定的影响。因此，护士须提高职业防护意识，加强职业防护，保护患者及自身安全。

（二）护理伦理规范

1. 全面照护，减轻症状　疼痛是肿瘤患者最常见、最严重的症状之一，并且发生率高、程度重、持续时间长，严重影响患者生存质量，使患者产生焦虑、抑郁、恐惧等不良情绪。得到有效镇痛是肿瘤患者的基本权利，也是对患者最人性化的护理的体现。世界卫生组织（WHO）提出"到二十一世纪让全世界的恶性肿瘤患者不痛"的目标。医护人员应详细评估患者疼痛症状，鼓励患者表达疼痛，与患者共同制订疼痛控制目标。恶性肿瘤及其治疗还会导致机体出现恶心、呕吐、腹泻、便秘、焦虑、失眠等一系列的不良反应，严重影响患者及其家属的生活质量。护士应具备严谨的工作态度，认真评估各种症状的严重程度，控制和减轻放疗、化疗引起的副作用，预防并发症的发生。

2. 重视心理，提供支持　肿瘤患者在治疗期间将面临许多心理方面的问题，患者的心理状态直接影响其生存时间与生存质量，他们还需要家属及医护人员的尊重、理解、关心、支持和帮助。护士应帮助肿瘤患者接受现实，以平和的心态积极配合治疗。护士应与患者建立友好、融洽的护患关系，积极、主动与患者沟通，善于倾听患者的主诉并观察患者的行为表现，评估患者的心理状态，以便进行针对性的心理护理，减轻患者的焦虑与恐惧，帮助患者树立战胜疾病的信心。鼓励患者参加肿瘤康复团体，指导家属对患者进行照顾的技巧，动员社会支持系统的力量来关爱肿瘤患者，增强其自尊感和被爱感，提高其生活质量。

3. 严谨慎独、尊重生命　肿瘤护理工作中护士应具备广泛的知识、强烈的责任心和慎独精神、健康的心理素质、娴熟的操作技能及良好的沟通能力，实行人道主义，严格遵守保密制度。医护人员应遵循尊重生命、减轻伤害、尊重患者自主权，合理使用有限医疗资源的伦理原则。对每一项护理措施，护士应权衡其给患者带来的利弊得失，作出合理、可行、以患者为中心的护理决策。在患者对自己的病情完全知情的前提下，让患者参与选择治疗、护理方案，这是对患者自主权的尊重。

4. 健康指导，广泛宣传　对肿瘤患者的健康指导应贯穿其治疗及康复的全过程，让患者学会自我照顾，积极进行功能锻炼，有效调节身体各器官功能，接受并适应因疾病给生活带来的不便，使其尽快回归家庭、社会及工作岗位。护士应有效指导患者进行防癌普查，参与咨询讲座、科普宣传等活动，普及防癌知识，改变不利于健康的生活习惯，建立科学的生活方式，提高自我保健的意识和能力。

第二节　护理技术的伦理规范

一、基础护理的伦理规范

基础护理（basic nursing）是满足患者生理或生活基本需要的一系列护理活动，是护理工作最基本、最重要的组成部分，也是临床各专科护理的基础，包括各项护理技术操作及生活照护。2010年国家卫生部就提出优质护理服务示范工程，要求夯实基础服务，全面提高临床护理水平。近年来护理队伍一直倡导为患者提供优质护理服务，将基础护理工作落到实处，足以体现了基础护理工作的重要性。基础护理是每位护士应掌握的基本功，其对促进患者康复，提高危重患者救治成功率，降低患者死亡率均至关重要。

（一）基础护理的特点

1. 时序与周期性　基础护理各项操作的执行有具体的时间规定，护士应严格按照规定的时间进行基础护理的各项操作，如晨间护理、晚间护理、不同方式的药物治疗等。各项护理操作的时序性可以使病房工作秩序有条不紊，并确保患者治疗的安全、有效，如按规定时间给予药物治疗，可保持药物的血药浓度；基础护理的周期性体现在24h的连续性和完整的循环过程，护士通过连续的病情观察获得患者大量信息，掌握患者的病情变化和心理动态，及时向医生进行病情信息反馈，有的信息是病情发展的征兆，是医生调整治疗方案的参考依据，并针对性地采取护理措施，为患者提供及时的治疗和抢救。

2. 协调与服务性　基础护理要为医疗工作提供必要的物质条件和技术性协助。基础护理的专业技术性强，服务范围广，护士在完成各项护理技术操作的同时，还要协助患者的生活护理，如患者的衣食起居等。因此，基础护理任务繁重、服务性强，需要护士具有极强的责任心和奉献精神，才能取得患者和家属的信任，赢得社会的认可和尊重。

3. 科学与艺术性　基础护理工作是以科学的理论基础为依据，护士运用基础医学和护理学理论，结合临床实践，满足患者生理和心理上的需要，是患者治疗计划中非常重要的一个组成部分。如果基础护理缺乏科学性，会给患者身心带来无法挽回的后果。南丁格尔曾经说过："护理既是一门科学，又是一门精细的艺术。"基础护理是科学与艺术相契合的完美体现，即使是基础护理中的生活护理，也不同于一般的生活照顾，它是根据患者病种、病情的不同，提供特定的措施，满足患者的基本需求，使每一位患者达到接受治疗的最佳生理和心理状态，这充分地体现了护理的艺术性。

（二）基础护理的伦理规范

1. 爱岗敬业，奉献爱心　基础护理是临床护理工作中最基本、最常见的职业活动，平凡、琐碎、繁重，充分突显了护理工作的人文性和特殊性。护士应充分理解基础护理工作的意义，要认识到这是一项人道的、有价值的科学性劳动。在实施基础护理措施时，护士既是操作的执行者，也是观察者、教育者和管理者，它能在细微之处体现出护理的人文关怀，因此护士应具备高度的责任感、坚定的职业信念，一丝不苟地完成每一项基础护理操作。基础护理工作占护士每天工作量的50%以上，工作平凡，但意义重大，其护理质量的优劣可直接影响到患者的康复。如护士在协助一位发热待查的女患者洗头时，发现其发髻下有一个疖，立即通知医生，从而找到引起发热的感染病灶，并明确了诊断，患者经对症治疗后康复出院。可见，护理工作虽然平凡，但只要护士有善于观察的眼睛，有一颗乐于奉献的心，就能找到基础护理的专业价值。

2. 严谨审慎，坚守岗位　细致入微地进行病情观察，认真负责的工作态度，是每位护士应具备的基本道德。基础护理要把维护患者生命安全放在首位，遵守护理操作规程，严格落实"三查七对"制度，审慎地对待每一项操作。虽然看似简单的操作，但对不同的病情有不同的要求，例如对脊柱损伤术后患者为防止压力性损伤的发生，护士应定时指导并协助患者进行轴线翻身，翻身时还需要注意观察患者病情，保持引流管通畅，避免管道脱出等，护士不能依靠毫无护理专业知识的家属或陪护替代完成相关操作，应认识到基础护理工作对保障患者生命安全的重要性。因此，护士必须坚守岗位，不可擅离职守，加强巡视病房，主动观察和询问患者病情，及时发现和解决问题，积极进行健康宣教和指导，促进患者早日康复。

3. 钻研业务，创新务实 随着现代医学技术的迅猛发展，人们对健康的需求逐日提高，基础护理的内涵也在不断变化。护士需要不断地更新知识、钻研业务，掌握医疗和护理新技术、新知识、新技能，顺应时代和专业的发展。及时发现工作中的问题，善于创新，通过对护理用具的改进和创新，为患者提供舒适、经济、有效的基础护理措施。通过创新可以减轻护士的工作负荷、减少劳动损伤、提高工作效率。

4. 相互尊重，团结协作 护士的工作离不开护理团队成员之间的互相协作及医护人员之间的密切配合。在工作中应做到护士与护士、护士与医生之间相互尊重、相互理解、相互支持，同时也要相互监督，保持和谐、默契的医护关系。护士与医技科室、后勤部门的工作人员也要以相互尊重、团结协作的态度进行沟通，保持良好的工作氛围。

二、康复护理的伦理规范

康复护理（rehabilitation nursing）是指综合地、协调地应用各专科的护理技术，对功能恢复期患者进行康复指导和训练，减轻疾病愈后发生的功能不全或生活不便，以尽量提高其活动能力，达到基本生活能自理、重新参加社会活动等效果的护理活动。当代康复医学要求的全面康复，需要全社会的共同协作和努力，需要医务工作者、教育工作者、社会工作者、家属及各级政府部门共同协作才能实现。

相关链接 | **当代社会康复医学中的全面康复**

全面康复包括医疗康复、教育康复、职业康复和社会康复。医疗康复是全面康复的基础，即为让患者达到康复目的所采取的功能诊断、治疗训练和预防措施；教育康复是对伤残儿童进行普通教育和针对缺陷进行特种教育，如语言、听力等；职业康复是为伤残者达到从事某项工作的能力而进行的指导和训练；社会康复是全面康复的最高目标，即为消除环境障碍而采取的措施。如依法为伤残者提供良好的社会环境，为伤残者提供发挥潜能、自强自立的就业机会等。

（一）康复护理的特点

1. 目标的整体性 康复护理是以整体护理和自护理论为指导思想，帮助患者从被动接受护理转化为主动自我护理的动态康复过程。护士不但要帮助患者实现躯体上的康复，还要做好心理和社会功能的康复，为患者回归家庭和社会做好生理、心理的准备。

2. 过程的连续性 康复护理是为患者提供全面的、动态的康复服务。康复护理往往是缓慢、长期的恢复过程，护士需要根据患者的疾病发展特点和康复需求，制订连续的康复护理方案，帮助患者掌握自我护理的方法和技巧，为患者提供全面的、动态的、连续的康复服务，尽快恢复健康，重返社会。

3. 工作的协作性　护士应与医生、患者家属或其他康复人员团结协作，帮助相关人员掌握护理的知识和技能，在患者功能康复过程中积极给予鼓励、指导和监督，为其营造良好的康复氛围。

（二）康复护理的伦理规范

1. 尊重患者，提供支持　康复护理是通过系统、科学的康复指导和训练，从生理、心理、社会等方面为患者提供动态的、连续的、科学的康复训练知识和指导，以促进患者全面康复。伤残康复期患者常出现易怒、自卑等情绪波动，甚至丧失生活的勇气，护士应尊重每位患者的人格和权益，充分理解和同情他们，为其提供有效的康复训练方案，并从生理、心理、家庭和社会等多方面提供支持和指导，以实现患者全面康复。

2. 因人而异，系统指导　康复护理需要全面、有效评估患者信息，制订和实施个性化的、系统的康复计划，并进行康复效果的客观评价。护士需要尊重科学、系统指导，以提高患者自我效能为目标，指导和帮助患者掌握康复训练方法和自护技术，预防疾病的复发，提高其生存质量。

3. 积极乐观，勤奋好学　康复护理需要护士保持积极、乐观的生活态度，刻苦钻研业务，不断进取，在掌握康复相关知识和技能的同时，还要掌握心理学、社会学等相关学科的知识，提高综合素质，以实现患者全面康复的目的。

4. 团结协作，提高质量　康复护理不是护士独自能够完成的，需要患者、家属以及社会的支持和协作，康复护理过程中应关注患者生理的变化与发展，注重患者的心理变化，指导患者掌握必备的医疗卫生知识和自我照护的方法，建立患者对自己健康负责的意识，增强其顺应性与合作性，减少依赖性。

三、心理护理的伦理规范

心理护理（mental nursing）是指护士将心理学的理论和技巧应用在护理工作中，影响和改变患者不良心理状态和行为，增强患者在疾病状态下的适应能力，加速患者的康复。心理护理总的特点是全面满足患者的心理需要。现代社会人们生活、工作压力大，心理疾病发病率逐年增高，而人的心理状况复杂抽象，开展心理护理工作难度较大，因此心理护理给护士提出更高的伦理要求。

（一）心理护理的特点

1. 需要与尊重　多数患者会因自身疾病给家庭带来的负担而产生自卑的心理，表现出拒绝或消极对待治疗的情绪，这严重影响了疾病的治疗与恢复。护士应帮助患者建立战胜疾病的信心，建立正确的价值观，感受到自己被需要、被重视及被尊重。

2. 期待与理解　人在患病时迫切希望得到他人的理解，希望得到医护人员、家属及朋友的关心和照顾，使他们感到安全并有归属感，建立治愈疾病的信心。但也有部分患者不希望自己的疾病被更多人知晓，护士应根据患者的特点，尊重患者的个性，为患者保守秘密。

3. 静心与休养　舒适、安静的休养环境可以促进患者疾病的康复，如清新的空气、和谐的色调、融洽的人际关系等，开展适度的病房活动，如阅读报刊/书籍、开展健康讲座等，均有益于患者的身心健康。

4. 沟通与信息　在不违反伦理原则的情况下护士可让患者充分知晓自身的病情、诊断、治疗方案、预后等的相关信息，增强其治疗和战胜疾病的信心，更好地配合医护人员并接受治疗。

（二）心理护理的伦理规范

1. 平等尊重，保守秘密　心理护理的成功必须建立在良好护患关系的基础上，尊重患者、平等相处是建立良好护患关系的首要条件，和谐的护患关系有助于让患者持开放的心态，彻底倾诉、袒露心扉。心理护理的过程中通常会涉及患者的隐私，护士应为其保守秘密，这是对患者的尊重，是心理护理最基本的要求，也是护理伦理规范的要求。

2. 同情理解，关怀体贴　护士应以高度的责任心、真诚的同情心对待每位患者，帮助患者解决心理问题，尽量满足患者的个性心理需求。了解患者心理问题的缘由与根源，针对性给情绪失调的患者适当的安慰、及时的心理疏导，使患者接受自身面临的问题，建立起有利于治疗和康复的心理状态。

3. 忠于事业，调适自我　护理事业是平凡而又崇高的事业，是一个高风险、高压力、需要奉献精神的职业。护士应具备良好的自我情绪调节和自我完善的能力，必要时要运用心理学理论和技能调节好自身的负性心理状况。

四、健康教育的伦理规范

健康教育（health education）是通过有计划、有组织、系统的社会教育活动，使人们自觉地采纳有益于健康的行为和生活方式，消除影响健康的危险因素或减轻其影响，预防疾病，促进健康，提高生活质量。健康教育不同于其他教育，其实质是一个干预过程，核心是改变教育对象不健康的生活方式和生活行为。

（一）健康教育的特点

1. 广泛的工作对象　健康教育的服务对象包括患者、患者家属及照顾者、具有某些致病危险因素的高危人群和健康人群，他们由各个年龄段的人群组成。健康教育护士应根据服务对象个人特点和需求实施健康教育。

2. 充实的知识储备　健康教育是在自然科学和社会科学的基础上创建和发展起来的，健康教育工作要求护士要熟练掌握医学及护理的相关知识和技能。

3. 多样的工作方式　健康教育是将医学信息和知识通过传播、干预、教育和技能传授等多种方式、方法，以指导、引领和纠正人们对健康的认识，使其自觉采用健康的行为方式。

4. 系统的工作过程　全面的健康教育应是以科学的理论为基础，根据服务对象的特点，对健康问题进行诊断和分析，确定健康教育的方向和方法。健康教育的过程具有连续性，贯穿人的一生，针对不同年龄段健康教育的内容和形式也不同。

（二）健康教育的伦理规范

1. 主动服务，加强沟通　健康教育是帮助人们了解相关的医学知识和健康信息，树立正确的健康理念，指导其行为，促进健康水平的提高。护士应积极、主动地对服务对象开展健康教育，既满足了他们的需求，解除其心理负担，又增加与服务对象接触的机会，加强沟通，增进了解，拉近距离，提高服务对象对护士的信任感，从而自觉、自愿地采纳健康教育的内容，促进身心康复，提高生活质量和健康水平。

2. 以人为本，科学指导　由于服务对象的文化背景、经济条件、健康状况等存在差异，其健康教育需求也不尽相同。从事健康教育的护士应尊重服务对象，一视同仁、耐心指导、热忱服务。护士应在专业理论体系指导下，向服务对象提供科学、系统的健康观、保健观以及个性化的健康信息，使之树立正确的健康保健理念，积极配合治疗和护理，采纳健康行为方式，促进疾病的康复和提高健康水平。

3. 恪守职责，维护权益　在健康教育工作中，护士需要恪守职业道德，严格自律，以科学、严谨的工作态度，为服务对象提供系统的个性化健康教育服务。同时，护士还应掌握法律法规知识，增强法律意识，注意保护服务对象的权益和隐私，以提高健康教育质量和效果。

4. 刻苦钻研，提高素质　为服务对象提供连续的、动态的、科学的、全面的健康教育与指导，满足不同服务对象的健康教育需求，护士需要具有扎实的医学理论知识以及心理学、伦理学、社会学等方面的知识和技能。因此，护士必须刻苦钻研业务，掌握多学科的知识和技能，提高自身综合素质，以满足健康教育工作要求和发展的需要。

学习小结

本章第一节课程先从儿科患者、老年患者、急危重症患者、传染病患者、妇产科患者、围手术期患者、精神科患者及肿瘤科患者的护理特点入手，对各专科护理工作中护士应遵循的伦理规范进行详细的阐述。第二节课程对基础护理、康复护理、心理护理及健康教育过程中的护理特点进行分析和论述，提出护士在进行以上护理工作时应遵循的伦理规范。学生通过对本章节的学习，能够熟悉各专科疾病患者护理的特点，日常护理工作中根据患者疾病及自身的特点，运用护理伦理规范，处理临床护理实践中的伦理问题，为患者提供高质量的、人性化的服务。

复习
思考题

一、选择题

1. 把"精神错乱的患者作为一个人来尊重，是医务工作者最高的道德责任和义务"出自

　A.《夏威夷宣言》

　B.《东京宣言》

　C.《日内瓦宣言》

　D.《悉尼宣言》

　E.《赫尔辛基宣言》

2. 做好重症监护病房护理工作的基础是

　A. 微笑服务

　B. 舒适的生活护理

C. 做好心理防护工作

D. 护理人员的专业素质与能力

E. 护理人员的美学修养

3. 围手术期护理针对术后疼痛患者处理方法中首选

A. 理疗

B. 药物镇痛

C. 音乐放松疗法

D. 运动疗法

E. 让患者尽量忍受，以减少药物不良反应

4. 患者计划在全身麻醉下行腹腔镜胆囊切除术，术前病房护士与手术室护士逐项查对患者姓名、性别、住院号、手术名称、手术部位及术式、麻醉方式、各项术前准备情况等相关信息，此过程严格遵守的制度是

A. 患者身份识别制度及手术安全核查制度

B. 无菌技术规范

C. 入手术室人员规范

D. 术前准备管理制度

E. 手术知情同意制度

5. 对传染病患者护理的最基本的伦理道德要求是

A. 维护权益，保护隐私

B. 高度负责，积极防范

C. 尊重患者，维护尊严

D. 谨言慎行，心理劝慰

E. 做好防护，切断传播

答案：1. A；2. D；3. B；4. A；5. E。

二、简答题

1. 简述儿科患者的护理特点。

2. 简述围手术期患者的护理伦理规范。

3. 简述基础护理的伦理规范。

（刘永宁）

临床护理实践中特殊技术的伦理规范

学习目标

知识目标	1. 掌握 优生优育及辅助生殖技术的护理伦理原则；器官移植的护理伦理原则。
	2. 熟悉 优生优育的伦理要求和实施辅助生殖技术带来的伦理问题；器官移植的伦理问题。
	3. 了解 优生学的含义及其伦理争议；器官移植的概念及分类。
能力目标	1. 能够运用护理伦理要求和伦理原则分析生育控制及辅助生殖技术中遇到的伦理问题，做出适宜的伦理决策。
	2. 能够将器官移植的伦理原则运用到护理实践中。
素质目标	提升护理伦理修养，能够在护理实践中保障患者的权益。

第一节 生殖健康的护理伦理

案例思考

新加坡的特殊"优生"政策

20世纪90年代初，新加坡政府从自身经济和社会发展出发，出台了特殊的人口政策，鼓励高学历者生育。该政策规定：凡高中毕业者生育3个及以上子女的，可享受原来生育两个子女的优待条件；持有高等教育文凭的女性，生育第1个子女后薪酬增长5%，生育第2个子女后薪酬增长10%，生育第3个孩子后薪酬增长15%；而没受过教育的女性，生育第2个子女会受到处罚。政策的拥护者们认为，高学历父母孕育的子女，一般会有较好的学习氛围和成长环境，有利于良好素质的养成；反对者们则认为，这其实是在变相地宣传"高贵血统"，是不尊重人的平等权利的表现。迄今，世界上制定类似"优生"政策的国家很少。

请思考：你同意新加坡特殊的"优生"政策吗？请尝试阐述你的理由。

一、优生优育的护理伦理原则

（一）优生学概述

狭义的优生（eugenics）是指通过一些医学手段，减少遗传性疾病和出生缺陷的发生。广义的优生是从妊娠前着手，避免孕前、孕期任何对于胚胎不利因素的暴露，尽可能保证健康胎儿的出生。自远古时代，人类就有了优生意识。在原始社会的一些部族里，畸形或残疾新生儿会被处死。我国春秋时代的《左传》中记有"男女同姓，其生不蕃"，各国颁布禁止近亲结婚的条文，规定家族成员不得婚配。近代优生学由英国生物学家高尔顿（Galton）提出，他将优生学定义为在社会控制下，全面研究那些能够改善或削弱后代身体与智力种族素质的动因的科学。我国陆续颁布有关优生的法律法规，"提高人口素质"成为我国人口政策的重要内容，"优生"成为《中华人民共和国母婴保健法实施办法》《婚姻登记条例》等法律、法规的重要内容。

（二）优生学的内涵及伦理争议

美国遗传学家斯特思将优生学分为积极优生学和消极优生学。两种优生学的根本目的都在于提高人口质量，在道德上也都存有争议。

1. 积极优生学

（1）概念与内涵：积极优生学又称正优生学，其目的主要在于促进身体和智力优秀个体的繁衍，改善和提高出生者素质，提高人口中优质个体比例。现代生殖技术的研究和运用，改善教育与社会环境等措施，广义上讲都可作为积极优生学的手段，孕期保健、提高产科技术的各项措施也都属于积极优生学的范畴。

（2）伦理争议：主要围绕优秀与有利的基因判断标准以及遗传在决定个体素质方面的作用进行。对于前者，由于不同有害基因有不同的鉴别标准，同一基因在不同的环境下也可能表现出不同的性状，很难简单地对基因作出优秀或有利的判断。对于后者，遗传决定论者认为遗传决定一切，环境决定论者认为个人素质主要是环境因素作用的结果。事实上，遗传确实在人的身高、体型、外貌等方面发挥作用，但是人的品德、能力等更多地与社会环境和个人努力相关联，在个人整体素质方面片面地夸大遗传和环境任何一方的作用都不合适。

2. 消极优生学

（1）概念与内涵：消极优生学又称负优生学，是设法降低或防止严重遗传病、先天性疾病个体出生，降低人类群体中有害基因频率的优生学。其最主要的措施是通过社会手段对特殊人群实行生育限制，这些人群包括严重遗传性疾病患者、严重精神分裂症患者、重度智力低下者、近亲婚配者、高龄父母者。另外，遗传咨询、遗传普查、基因治疗等措施也属于消极优生学的内容。

（2）伦理争议：消极优生学面临的主要伦理问题与生殖限制技术的伦理问题紧密关联，如个体的生育权和社会的生命控制权、胎儿的生命权和出生权利、生命的尊严和价值等。对这些伦理问题的探讨，除考虑个体的权利外，也要考虑个体作为社会人应承担的社会义务，考虑社会、家庭以及人类的长远利益。毕竟优生的出发点不在于漠视人类的生命和个人权利，而在于长远地提高人口素质，对家庭、社会以及人类的繁衍负责。

（三）优生优育的伦理意义

优生优育是人类进步的必要环节，对提高人口质量、促进社会发展具有重要的生物学意义和社会学意义。

1. 有利于提高人口素质　优生优育可提高人群中优良遗传素质者比例，减少不良遗传基因在人类的延续，有利于增强全人类的人口素质。

2. 有利于减轻家庭与社会的负担　统计资料表明，我国目前严重智力障碍人口已超过2 000万，每年消耗资源总值超过1 000亿元人民币。此外，严重智力障碍患者的家庭还要承受巨大的精神压力，花费大量的时间和精力。优生优育的开展，可以减少严重智力障碍的人口比例，减轻社会和家庭的负担，有利于促进家庭幸福和社会发展。

3. 有利于生育观念的转变　现代积极优生学在基因工程中取得了新突破，大大开拓了优生优育的视野，赋予传统优生学以新的含义。现代社会需要的是具有现代优良个性和优良素质的后代，这就要求生育者不仅要重视优生，而且要用科学、文明的方法，塑造现代化的新人，实现优育。

二、性健康与性教育的护理伦理规范

案例思考　女青年小徐和男友准备结婚，到某医疗机构自愿接受婚前检查，医生应其男友要求检查了小徐的处女膜，发现处女膜破裂，并将检查结果告诉了小徐男友。男友大怒，在辱骂小徐后拒绝和小徐结婚。小徐非常痛苦，她过去从未有过性经历，不明白为什么自己的处女膜会破裂，更不明白医生为什么要检查其处女膜，并在未和自己沟通的情况下告知男友。

请思考：你认为案例中医生的行为违背了哪些伦理规范？

性是人的基本生理需要之一，是人类生活的重要组成部分。社会多元文化的交流和人们对性问题认识的深入，使人类的性观念和性行为发生了巨大变化，人类不仅追求性的质量，更寻求性的健康。这就要求当代护士不仅要具备性的知识，更要懂得性的伦理，才能处理好与性有关的护理问题。

（一）性健康

1. 概念　性健康是指具有性欲的人在躯体、感情、知识、信念、行为上和社会交往健康的总和。其衡量标准包括性生理健康、性心理健康和性行为健康。

2. 伦理原则

（1）自主与尊重原则：当代性道德倡导男女平等的性权利，尊重对方的人格权利与尊严。

（2）不伤害原则：在处理两性关系中，要爱护且不伤害对方，使性行为不损害双方的身心健康。

（3）爱的原则：以爱为基础的性活动才能达到感情交流及性权利和性义务的统一。

（4）隐密原则：性生活的双方应注意隐蔽保密。

（5）婚姻性爱原则：人类的性道德具有明显的社会性，性行为受到社会道德规范与法律制约。婚姻缔约是性道德规范在法律上的表现形式。

（6）不仇视原则：离婚夫妻或恋爱分手的双方应理智对待，不互相仇视，更不做有损双方利益的不当行为。

3. 对护理工作的伦理要求 在护理活动中，护士处于相对主动的地位，务必关注性健康中涉及的伦理道德问题，总的原则是维护和保证患者的性权利不受侵犯，同时也保证护士的名誉不受损害。

（1）性传播疾病防治中的伦理原则：性道德对性传播疾病通常持批评态度。但是，护士须遵循的伦理原则：① 科学认识性传播疾病的传播途径，客观对待检查结果，防止主观臆断和认识上的偏向性。② 注重保护患者隐私，处理好为患者保密与维护社会公众健康利益的关系。③ 尊重患者，消除其因担心被歧视而产生的心理顾虑。④ 严肃认真，不谋私利。在检查异性患者时，要有与患者性别一致的护士或家属在场，使患者感到安全，避免发生不必要的医疗纠纷；不做不必要的检查，不暴露与检查无关的部位或任意扩大检查范围。⑤ 重视宣传与教育工作，普及性传播疾病防治知识，帮助人们树立正确的性观念。⑥ 及时报告疫情，维护公众健康。

（2）性治疗和性科学研究中的伦理要求：在开展相关工作中，要注意保护患者隐私；护士要了解患者的性问题，必须先摒弃偏见，为患者提供客观建议，而不要作价值判断和道德说教；正确使用包含性内容的影视资料和图片；在开展性治疗或性学研究中，不能与患者有任何形式的性接触。

（3）变性手术的护理伦理要求：变性手术是针对易性症者进行的性别重塑整形外科手术。易性症（transsexualism）是个体在性角色中表现出的性别认同障碍（gender identity disorder），在兴趣、爱好、装扮等方面表现出强烈的异性化倾向，易性症者清楚自己的生物学性别，但在心理上感觉并深信自己是另一性别，渴望完全按照心理性别的角色生活。易性症者往往承受着巨大的心理煎熬和痛苦，有权得到救助。由于变性手术不可逆，易性症者术后需要适应变性后崭新的社会角色并面对来自社会的众多压力，故手术要慎之又慎。护士在参与变性手术护理的过程中，应告知变性手术的潜在危险及将来可能面临的一系列问题，使易性症者在充分知情的前提下做出审慎的选择，并要与其他医务人员紧密合作，严格控制、审查变性手术的适应证，减少或避免不必要的法律与社会伦理纠纷。护士要注意保护易性症者隐私，给予其心理辅导，使其能尽快适应术后的角色，顺利回归社会。

（4）性心理、行为异常疾病的护理伦理要求：在临床工作中，护士可能遇到露阴癖、窥阴癖、恋物癖等性心理障碍者，其共同特征在于性心理或性行为明显偏离正常，并以性偏离作为性兴奋、性满足的主要或唯一方式。性心理障碍的发生有复杂的生物、心理和社会因素。目前对性心理障碍患者的治疗主要包括心理治疗和精神治疗两个方面，同时辅以药物治疗缓解患者的焦虑或抑郁情绪。在护理这类患者时，护士要以平等的态度对待患者的治疗与护理，对其心理的痛苦赋予同情与关心，并适时给予心理辅导与支持，引导其正确认识疾病，使其积极配合治疗、应对生活，帮助其回归社会，同时注意对其隐私保密。

（二）性教育

案例思考　　田某，女性，21岁，因"异位妊娠"入院行手术治疗。入院后责任护士小李询问其病史资料，田某语焉不详，责任护士小李察觉到患者的异样，她耐心地向患者讲解病史采集的重要性，并安排单独的检查室进行问诊和体格检查，随即得知田某为未婚先孕，因担心家人知道会责怪自己而隐瞒病史。在护士小李的耐心安慰下，田某终于打开心结联系了自己的家人。由于手术及时，田某恢复得很快，出院前护士小李向田某进行了健康教育，指导其采取正确的避孕措施，田某及其家人非常感谢护士的关心和照料。

请思考：护士小李在临床护理实践过程中遵循了哪些护理伦理规范？

1. **概念**　　性教育是教育者通过性知识讲解、性问题咨询、性行为塑造等活动，帮助个体掌握科学、正确的性知识，形成正确的性态度和性道德观，培养健康的性心理和性行为，主要包括性知识教育、性态度教育、性伦理与性法制教育，健康、负责的性态度和性行为的培养。

2. **性教育的伦理原则**　　性教育的内容敏感而隐秘，在国人"耻于公开谈性"的社会背景下，性教育的开展有一定难度，护士须掌握适当的方式、方法，并注意遵守以下原则：

（1）科学性原则：护士应严肃、认真地对待性教育，对大众的各种"性"问题给予科学和正面的解答，不回避、不夸张、不臆测。

（2）不评判原则：在进行性教育时，要摒弃偏见，以客观、公正的态度面对受教育者，避免评论对方的性价值观，切忌将性教育演变成为单纯的道德说教和价值判断。

（3）平等原则：护士应认识到许多性问题的发生往往源于不平等的两性关系与两性权利，在处理相关问题时，应树立两性平等的意识，倡导建立和谐、自然的两性关系。

（4）尊重和理解原则：认真倾听受教育者的问题与想法，理解其道德观和生活态度，以平等、尊重的态度引导受教育者提高认识并解决问题，根据其文化习俗特点选择适合的健康教育方式。

（5）进化原则：人类的性发展史是一段逐步走向文明的历史，护士要与时俱进，以进化观看待性教育中的问题，向大众宣传倡导积极、健康、负责的性观念。

第二节　辅助生殖技术的护理伦理

案例思考　　　　　　　　　　　　**冷冻胚胎的归属问题**

1984年，澳大利亚当局在经过数月的讨论和争执后，同意破坏两个"已成遗孤"的胚胎。这两个胚胎是美国一对拥有百万家产的里澳斯夫妇冷冻贮存在墨尔本医疗诊所的。他们因不育症拟通过辅助生殖技术孕育下一代，然而他们成功培育多个冷冻胚胎后，却在一次飞机失事中不幸丧生。

请思考:

1. 这两个胚胎是否应该被破坏?

2. 他们有没有权利活下来继承其父母的百万遗产?

辅助生殖技术的问世是当代生命科学一个划时代的突破,该技术为不孕不育症患者解决了生育问题,但也打破了人类长期以来繁衍后代自然选择的传统。如何认识和处理"生命种子"选择所导致的伦理困境是摆在人类面前的重要课题。

一、辅助生殖技术的护理伦理问题

(一)概述

人的自然生殖过程由性交、输卵管受精、自然植入子宫、子宫内妊娠、分娩等步骤组成。辅助生殖技术(assisted reproductive technology,ART)是运用医学技术和方法对配子、合子、胚胎进行人工操作,以达到受孕目的的技术。该技术是用现代科学技术代替自然生殖的某一个步骤或全部步骤的人工生殖方法,主要包括人工授精和体外受精。

1. 人工授精(artificial insemination) 是用人工方式将精液或体外分离后的精子悬液注入女性生殖道使其妊娠的一种方法,主要解决男性不育症引起的生殖障碍问题。根据精子来源的不同可分为两类:夫精人工授精和供精人工授精。

(1)夫精人工授精:用人工方式将丈夫排出的精液或体外分离后的精子悬液注入妻子的生殖道,以达到提高受孕概率目的的一种人工授精方法。

(2)供精人工授精:用人工方式将捐精者的精液或体外分离后的精子悬液注入女方的生殖道,以达到受孕目的的一种人工授精方法。

2. 体外受精-胚胎移植(in vitro fertilization-embryo transfer) 是将不孕不育患者夫妇的卵母细胞与精子取出体外,在体外培养系统中完成受精并发育成早期胚胎后,再将胚胎移植入子宫腔内以实现妊娠的技术。是辅助生殖的核心技术。体外受精-胚胎移植主要解决由女性不育症引起的生殖障碍问题。

(二)辅助生殖技术的伦理问题

辅助生殖技术的出现,突破了人类传统的自然生殖方式,体现了人类科学技术的进步和人类生殖控制能力的提高,它给许多不育夫妇带来生育的希望,让他们能享受到为人父母的天伦之乐。但是,辅助生殖技术的出现,改变了人类的生育行为和生育观念,给社会和家庭带来了巨大冲击,引发了一系列伦理难题。

1. 生育与婚姻分离带来的伦理问题 在东西方文化发展的历史长河中,子女一直被视为联系夫妻双方血缘关系的纽带,是夫妻血脉的继承和婚姻稳固的保证。现代社会,子女后代更被视为夫妻双方爱情的结晶。因此,婚后生育不仅被看作理所当然、天经地义,婚后生育也被视为婚姻幸福、爱情美满的象征。然而,辅助生殖技术的出现,却切断了婚姻与生育的传统联系,使得夫妻间性爱结合的过程可以分离,这成为对婚姻与家庭的极大挑战。

2. 传统家庭模式解体带来的伦理问题 传统家庭模式中，生儿育女在夫妻关系内进行。辅助生殖技术的出现，使生育可以脱离婚姻关系而独立，人类社会几千年来男女结合并生育的传统家庭模式受到冲击，出现了令人忧虑的多元化家庭模式。辅助生殖技术使传统父母与子女间的生物学联系（即血缘关系）分离，孩子生物学上的父母和社会父母可能发生分离，遗传学父母也与法律父母分离，使亲子关系变得难以梳理，继而可能产生这样的问题：到底谁应该是孩子真正的父母？辅助生殖技术生产的孩子是否应该具有和婚内生育子女同样的法律权利？传统观念强调亲子间的遗传关系，认为遗传父母才是孩子的真正父母，只有和父母具有直系血缘关系的孩子才拥有法律继承权，这样的观点无疑会伤害实施供精人工授精技术的夫妻与其子女之间的感情，潜藏着孩子和养育父母关系破裂的危机。因此，多数国家和学者（包括我国在内）主张遵循抚养-赡养的原则，认为养育比遗传物质更为重要，建议以法律形式确定养育父母为孩子的真正父母，确定辅助生殖技术孩子和婚内生育子女享有同等地位。但在是否应对孩子保守遗传父母的秘密这一问题上，各国做法存有差异。多数国家从稳定家庭角度出发，认为应对孩子的遗传父母身份保密，但也有少数国家认为应尊重孩子遗传父母的权利，如英国允许了解匿名供精者的部分情况，瑞典、澳大利亚等国则允许孩子成年后了解遗传父母的情况。

3. 精液、卵子和胚胎的商品化问题 一旦精液、卵子和胚胎商品化，将会引起促生非法买卖、管理混乱、亲缘关系紊乱等众多社会问题，留下极大的隐患。我国在辅助生殖技术评估的基础上，于2001年2月20日颁布并实施了《人类辅助生殖技术管理办法》和《人类精子库管理办法》（简称两个办法）及其技术标准、技术规范和伦理原则，随着两个办法的实施和逐步深入人心，这些辅助生殖的商业化声音也销声匿迹了。

二、辅助生殖技术的护理伦理原则

护士在参与辅助生殖技术服务过程中，应以国家相关伦理法规为依据，如《人类辅助生殖技术规范》《人类辅助生殖技术和人类精子库伦理原则》等，严格遵守伦理原则。

1. 知情同意原则 护士有义务告知接受辅助生殖技术的夫妇，有关辅助生殖技术的程序、风险、成功可能性、接受随访的必要性等信息，以便于受术夫妇抉择。另外，任何辅助生殖技术都必须在受术夫妇签署书面知情同意书后方可实施。

2. 有利受术者原则 护士在参与辅助生殖技术方案制订过程中，应积极为受术夫妇提供病理、生理、心理及社会方面的信息，帮助其制订最佳技术方案；要详细记录在辅助生殖技术应用过程中所获生殖细胞、配子、胚胎情况，尊重受术夫妇对它们的选择、处理权；不参与以多胎和商业化供卵为目的的促排卵。

3. 有利后代原则 护士有义务告知受术夫妇人类辅助生殖的后代与自然受孕分娩的后代享有同样的法律权利和义务，告知受术夫妇对出生的孩子（包括对有出生缺陷的孩子）应承担伦理、道德和法律上的权利和义务；禁止参与任何不符合伦理道德原则的辅助生殖技术，不参与实施代孕技术、胚胎赠送助孕技术和嵌合体胚胎技术等。

4. 社会公益原则 同一供者的生殖细胞最多只能使5名受者受孕；护士不能参与对单身女

性实施的辅助生殖技术；不参加非医学需要的性别选择和生殖性克隆技术；不参加违反伦理道德原则的配子和胚胎实验研究及临床工作。

5. 互盲和保密原则 凡使用供精实施的辅助生殖技术，供方与受方夫妇应保持互盲；供方与参与实施辅助生殖技术的医护人员应保持互盲；供方与后代保持互盲；护士对涉及人类辅助生殖技术的所有参与者承担匿名和保密的义务。

6. 严防商业化原则 护士要严格检查受术夫妇是否符合辅助生殖技术的适应证，不得滥用辅助生殖技术；要积极宣传供精、供卵的助人目的，坚决反对买卖生殖细胞的各种商业行为。

7. 伦理监督原则 护士应积极配合生殖医学伦理委员会的各项工作，自觉接受其指导和监督。

第三节 器官移植的护理伦理规范

案例思考 某医院同时住进两个需要肝移植的患者，一位是张某，男性，45岁，因多年酗酒患严重肝硬化；另一位是刘某，男性，25岁，待业青年，在购物时因协助捉拿歹徒，被歹徒刺伤，肝破裂，危在旦夕。医院有一个可供移植的肝，经检查两者的组织配型均符合。张某富有，能支付全部费用，但刘某没有能力支付昂贵的移植费用。

请思考：
1. 稀缺医疗资源如何分配才能符合伦理要求？
2. 器官移植中受体选择应遵循什么样的伦理标准？

通过器官移植，可以使患者的生命得到挽救或延续，生命质量得以提升。与此同时，也带来诸如供者、受者和医护人员之间伦理关系的难点问题。美国著名学者肯宁汉（Cunninghan）是首位探讨器官移植伦理学问题的学者，他在1944年出版的《器官移植的伦理》一书中针对当时人们对器官移植的种种怀疑甚至责难，对器官移植的道德合理性做了肯定的论述。随着生命科学的发展，人体器官移植技术日趋进步，但器官移植的实践依然面临诸多伦理问题。

一、器官移植的伦理意义

器官移植目前已经成为治疗器官衰竭的一项有效手段，为无数重症患者重开了生命之门，挽救了成千上万人的生命。在人类攻克疾病的征程中，解救患者的方法似乎有了更多选择，人类为自身生命时间的延长与生存质量的提高而欢欣鼓舞。但在移植外科创造奇迹的同时，也带来了诸多如器官来源、摘取时机、分配方式、排队与急救的矛盾等诸多伦理难题。

（一）概念与分类

1. 概念 器官移植是将某个健康器官的部分或全部植入同一个体，或同种另一个体，或不同种个体的相同或不同部位，置换已处于终末期的衰竭器官，以挽救患者生命的一项高新医学技术，其目的是代偿相应器官因致命性疾病而丧失的功能。自19世纪以来，人们开始进行器官移植实验研究，经过不断探索，器官移植手术陆续取得成功并得到发展。

2. 分类　供给移植器官的个体称供者，接受移植器官的个体称受者。根据供者和受者之间的关系分为自体移植、同种异体移植和异种移植；按照移植位置的不同可分为原位移植、异位移植和旁原位移植。

（二）器官移植的伦理意义

1. 挽救患者的生命，提高生命质量，促进医学发展　器官移植技术是人类文明史和世界医学史上辉煌的技术成就，为器官损伤、衰竭等患者摆脱绝望境地提供了希望，减轻了患者痛苦、挽救了生命、提高了生命质量。该项技术的发展也带动了其他相关临床技术的进步，进而挽救了更多人的生命。

2. 利用人体卫生资源，提升生命的价值　人死不能复生，但死后人的躯体及器官可以通过器官移植技术得以利用，将自身生命延续给他人，不仅提升了自身的生命价值，同时也强化了人与人之间的情感。

3. 弘扬人道主义精神　器官捐献移植是在自愿的前提下，捐献者捐献自己的活体或尸体器官，去救助那些受身体病痛折磨的患者，救他人于危难之际，体现了大爱无私、尊重生命的人道主义精神。通过倡导器官捐献，有助于弘扬社会的正能量，增强人与人之间互帮互助的优良传统。

二、器官移植的护理伦理原则

为规范人体器官移植的管理和行为，结合我国人体器官移植的相关规定与条例，参考人体器官移植的国际伦理规范，我国在处理人体器官移植的具体伦理实务中应遵循以下伦理原则。

1. 知情同意原则　在人体器官移植中，无论是供者还是受者，都必须充分知情，全面了解器官移植的目的、程序、措施、预后、费用、风险、代价、受益等各方面情况，并得到其理性同意的前提下，才能进行器官的摘取和移植。无论是器官移植的前期准备，还是术后抗排斥治疗，都需要双方的充分理解和配合，对于器官移植治疗后可能出现的并发症也要有充分的思想准备，否则就会降低移植的成功率。

案例思考　翁某，27岁，5年前患肾衰竭，其母亲捐献了一个肾，延续了他的生命。今年，他再次出现肾衰竭，这次，翁某56岁的父亲提出捐出一个肾救儿子。然而，其所在医院器官移植伦理委员会讨论后认为翁某所患肾病属于遗传疾病，移植以后容易复发，不仅达不到治疗效果，而且捐献肾的家庭成员的健康状况都会受到不良影响，因此，该院伦理委员会最终决定不为其进行肾移植手术。

请思考：上述案例中，医院伦理委员会终止肾移植手术的伦理依据是什么？

2. 公正原则　在器官移植存在严重供需矛盾的情况下，对可供移植的器官进行分配应遵循效用原则，使受者利益最大化，但效用原则必须在公正的基础上进行。器官分配的公正是社会公正的缩影，不能以关系远近亲疏、经济能力、社会地位高低作为器官分配的决定因素，避免按照市场供求关系进行分配导致的器官商业化现象的出现。我国《人体器官移植条例》规定："申请人体器官移植手术患者的排序，应当符合医疗需要，遵循公平、公正和公开的原则。"为此，我国研发了器官分配系统，以技术手段最大限度地排除人为干预，以患者病情紧急度和供、受者匹配程度等国际公认的客观医学指标对患者进行排序，由计算机系统自动分配器官。

3. 保密原则　该原则要求相关医务人员应当对人体器官捐献者、接受者和申请人体器官移植手术者的个人信息和病情资料保密。对受者的保险公司以及医药厂商等不得泄露信息，除非事先征得知情同意或法律需要。活体之间的器官捐赠多发生在亲属之间，专家评估小组对患者亲属的医学检查结果（如组织配型等）应绝对保密，才能保证捐献者在没有任何家庭压力或其他外界压力下自愿捐献器官。如有患者家属不愿捐赠器官，应尊重家属的意愿。护士要尊重每一位器官捐献者和需求者，保护他们的权利和隐私。尸体器官捐赠与受赠双方资料都必须保密，避免发生供者家属向受者施加不必要压力的可能。

4. 禁止商业化的原则　严格禁止人体器官交易，反对将器官采集作为获取人体器官移植来源的商业化做法。如果器官商业化，人的尊严将被毁于一旦，会导致一系列违法犯罪行为，如盗窃、走私人体器官等；犯罪集团将利用各种可能的手段残害他人，如非法贩卖儿童以出卖其器官获取高额不义之财。基于对人类尊严的维护及商业化后可能带来的严重后果，世界上许多国家都禁止任何形式的器官买卖，供者不得出于获取经济利益的目的摘取器官，受者也不得支付移植手术相关规定以外的额外费用，违者将追究其法律责任。我国的《人体器官移植条例》中明确规定：从事人体器官移植的医疗机构实施人体器官移植手术，除向接受人收取摘取和植入人体器官的手术费；保存和运送人体器官的费用；摘取、植入人体器官所发生的药费、检验费、医用耗材费等费用外，不得收取或者变相收取所移植人体器官的费用。这样既支持了人体器官移植的健康发展，又能有效遏制非法获取与买卖人体器官。

5. 伦理审查的原则　该原则要求医务人员在开展每一例器官摘取和器官移植手术前，必须接受伦理委员会的审查，并在伦理审查通过后方可实施。我国《人体器官移植条例》规定：人体器官移植技术临床应用与伦理委员会对"人体器官捐献人的捐献意愿是否真实""有无买卖或者变相买卖人体器官的情形""人体器官的配型和接受人的适应证是否符合伦理原则和人体器官移植技术管理规范"等事项进行审查，以此保证器官移植的公平和公正。

相关链接　｜　**我国的器官捐献卡**

我国首批器官捐献卡于2007年1月正式亮相。首先在深圳、武汉、广州3地发行，作为捐献器官志愿者的"身份证"。全称为国际标准化器官捐献卡，与银行卡一般大小，金色的卡片正面印有呈红色心形彩带的器官捐赠标志及"爱心捐献、传递生命"8个大字，反面则写着"当我离去时，愿将爱留在人间"的醒目字样，并印有深圳、武汉、广州3地的器官、角膜捐献咨询热线，以及捐献人亲笔填写的姓名及联系方式、直系亲属姓名及联系方式。

学习小结

本章首先论述了优生优育和辅助生殖技术两个方面的伦理道德，通过对本部分内容的学习，学生应掌握从伦理学视角阐述优生优育、辅助生殖技术的伦理问题和护理伦理原则；其次论述了性健康及性教育，学生通过对本部分内容的学习应树立正确的性健康观念，针对不同的临床患者开展性教育；最后学习了器官移植的定义、器官移植的伦理问题及护理伦理原则，学生通过学习，应能够复述器官移植的定义，分析器官移植供者、受者方面的伦理问题；掌握器官移植中的护理伦理规范。

复习思考题

一、选择题

1. 下列针对辅助生殖技术伦理原则的描述，错误的是
   - A. 有利原则
   - B. 知情同意原则
   - C. 保护后代的原则
   - D. 社会公益原则
   - E. 鼓励商业化原则

2. 下列选项中不符合优生优育伦理意义描述的是
   - A. 有利人口素质
   - B. 有利于开展优生学研究
   - C. 有利于减轻家庭负担
   - D. 转变生育观念
   - E. 有利于维护人的尊严

3. 下列选项中不符合性健康的伦理原则是
   - A. 自主与尊重
   - B. 不伤害原则
   - C. 坚持公益原则
   - D. 隐秘原则
   - E. 爱的原则

4. 下列选项中符合性传播疾病防治伦理规范的是
   - A. 热爱专业
   - B. 文明礼貌

   - C. 精益求精
   - D. 保护隐私
   - E. 争分夺秒

5. 下列选项中属于积极优生学的伦理争议的是
   - A. 优秀、有利的基因的判断标准
   - B. 个体的生育权
   - C. 胎儿的生命权
   - D. 社会的生命控制权
   - E. 胎儿的出生权

6. 性教育的含义不包括
   - A. 性知识教育
   - B. 性态度教育
   - C. 产褥期自我照护
   - D. 健康、负责的性态度和性行为的培养
   - E. 性伦理与性法制教育

7. 下列选项中对性教育伦理原则的描述，错误的是
   - A. 科学性原则
   - B. 不评判原则
   - C. 平等原则
   - D. 尊重和理解原则
   - E. 实践原则

8. 活体器官捐献的唯一形式是

A. 缺陷胎儿的利用

B. 推定同意

C. 信贷交换

D. 器官商品化

E. 自愿捐赠

答案：1. E；2. E；3. C；4. D；5. A；

6. C；7. E；8. E。

二、简答题

1. 简述优生优育的伦理意义。

2. 简述辅助生殖技术的护理伦理原则。

（龙　婷）

第七章　公共卫生服务的护理伦理

案例与思考　2014年2月西非暴发埃博拉病毒疫情，截至2014年12月2日，世界卫生组织关于埃博拉病毒疫情报告称，几内亚、利比里亚、塞拉利昂、马里、美国、尼日利亚、塞内加尔与西班牙累计出现埃博拉确诊和疑似感染病例17 290例，其中死亡6 128例。

2018年6月23日，泰国一支青年足球队在一个洞穴中被困，随后泰国政府发起了一场由全球专家和志愿者组成的救援行动，经过多日的艰苦努力，最终成功营救了这支足球队。

2018年9月28日，位于印度尼西亚中部苏拉威西岛的帕卢市发生7.5级地震，引发了海啸，造成超过4 000人死亡。

2019年4月15日晚，巴黎圣母院发生大火，导致这座举世闻名的建筑物的部分结构被毁，并在全球范围内引发了公众极大的关注。

请思考：

1. 以上事件都属于公共卫生事件吗？

2. 公共卫生事件有哪些特点？

3. 在应对突发公共卫生事件时，护士应承担哪些应急护理责任和遵循哪些护理伦理规范？

　　随着现代护理事业的发展，护理实践的范围逐步扩大并延伸到家庭和社区。护士不仅要对患者负责，同时还要向家庭和社会提供全方位的健康服务。探讨公共卫生服务的护理伦理问题，对于护士做好公共卫生服务工作，维护人类的生命健康、防治疾病、促进社会和经济发展有着极其重要的作用。

第一节 公共卫生与社区卫生服务伦理

公共卫生与社区卫生服务是预防疾病、保障公共卫生安全、提高医疗服务水平、倡导人类健康生活方式等的重要手段，对于维护人民身体健康和促进社会经济发展等有着重要作用。大力发展公共卫生服务和社区卫生服务是新时期我国卫生事业的发展战略，也是我国卫生服务发展的重要方向。

一、公共卫生服务伦理概述
（一）公共卫生的含义

公共卫生（public sanitation）是指由政府、社会或社群通过有组织的努力来改善社会条件，以促进人群健康、延长寿命以及预防和控制疾病在人群中流行的科学和艺术。

这个定义包括3要素：一是公共卫生的工作对象是人群而不是个人；二是采取干预措施的主体是政府或政府以外的社会或社群而不是个体；三是这些干预措施作用于社会条件而不是病原体或疾病本身。

这个定义蕴含着以下3层含义：一是公共卫生的工作内容不是治疗疾病，而是要改善影响疾病在人群中流行的社会条件。人群的疾病和健康是由社会因素决定的。比如，环境中存在大量的病原体，而公共卫生人员并不是直接去消灭这些病原体，因为要消灭病原体几乎是不可能的，但如果对这些病原体进行妥善管理，改善社会条件，阻断病原体与人体的接触，就能够预防许多传染病从而保障人体健康。二是政府和社群等集体对人民的健康负有不可推卸的责任。公共卫生需要通过提高全社会的健康水平来实现。公共卫生领域是全社会的健康促进和疾病预防，因而政府和社群等集体要设计广泛地预防、减轻疾病和损伤的战略。三是公共卫生重在预防，处理公共卫生问题，要从群体的视角，而不是个体的视角，要整体考虑社会环境，以更好地促进人类的健康和安全。

（二）公共卫生的特点

公共卫生的特点归纳起来包括6个方面：① 公共卫生是关系到一个国家或一个地区人民健康的公共事业；② 就成本、效果、回报周期而言，公共卫生服务成本低、效果好，但社会效益回报周期相对较长；③ 就最终目标和着眼点而言，公共卫生的最终目标是从整体上促进人民健康水平的提高，着眼点是人群；④ 就其作用而言，公共卫生要体现在公共政策上，通过政府的调控和干预发挥关键性作用；⑤ 就其实质而言，公共卫生在很大程度上是一个社会问题而非技术问题，具体实施中将涉及社会的各个层面，因此应加强部门间的协作；⑥ 就参与主体而言，公共卫生工作需要多学科人员共同参与。

（三）公共卫生的任务

公共卫生的具体任务包括监测健康状况；诊断和调查社区人群中的健康问题和健康危害；对人们进行健康宣教；动员社区人群来确定和解决健康问题；制定保护健康和确保安全的政策和计划；执行相关法律和条例，以保护人群健康和确保安全；提供个人健康服务和卫生保健；建立能够胜任个人卫生保健服务和公共卫生工作的队伍；对健康服务的有效性、可及性和质量进行评估；研究解决健康问题的新思路和新办法。

（四）公共卫生服务的伦理问题

1. 公平性与正义　公共卫生服务应该公平地分配给所有人，无论其社会经济地位、种族、性别、年龄或其他身份特征。然而，在资源有限的情况下，如何平衡不同人群的需求、权益和利益，涉及公平和正义的问题。

2. 隐私和个人权利　公共卫生服务可能需要收集和处理个人的健康信息，以便进行疾病监测、流行病调查和公共健康策略制订。然而，这会涉及保护个人隐私和个人权利的问题，如何在收集、存储和使用健康数据时确保个人隐私权和信息安全是一个伦理挑战。

3. 自主决策与个人责任　公共卫生服务涉及制订和实施干预措施，如疫苗接种、强制检疫等，以保护公共健康。然而，这可能与个人的自主决策和个人责任相冲突。如何平衡个人的自主权和公共健康的需要是一个伦理问题。

4. 社区参与及合作　公共卫生服务需要广泛的社区参与和合作。然而，在制定和实施公共卫生政策时，如何确保社区的参与和合作是全面和真实的，如何平衡不同利益相关者的权益和意见是一个伦理挑战。

5. 效益与成本　公共卫生服务的决策和资源分配需要考虑效益和成本。然而，在制定公共卫生政策时，如何平衡不同因素（如疾病负担、资源分配、公众健康影响等）的权重和优先级是一个伦理考量。

二、公共卫生服务的伦理原则

1. 效用原则　效用（utility）是指某一行动给目标人群或全社会成员带来促进健康、预防疾病和损伤的好处，以及可能给相关人员带来的风险负担或其他权利和利益方面的负面影响。在公共卫生方面，效用原则（utility principle）是指所采取的干预措施中，目标人群的受益超过给他们带来伤害的部分。如阻断人类免疫缺陷病毒的垂直传播；改变人群的高危行为；切断流感大流行的传染途径；让公共卫生服务使弱势人群受益等。效用与受益（benefit）的概念不同，受益限于行动带来的正面效应，效用则是对行动带来的正面与负面后果的全面评价。也就是说，在效用概念中，必须评价受益/风险，其比值越高则效用越大。公共卫生服务的效用原则要求我们在进行公共卫生工作中效用必须置于第一位。在公共卫生工作中，应考虑对目标人群、目标人群家庭、目标人群社区、非目标人群、社会邻国及有交通联系的国家等可能受益和可能带来的伤害或风险进行评价。公众的健康既是公共卫生追求的主要目的，也是公共卫生干预措施成功的主要结果。

2. 公正原则　公正原则（principle of justice）是对效用原则的一种约束。追求效用最大化的行动，有时候会导致不公正，因此要求任何一种公共卫生行动在遵循效用原则的同时，还要遵循公正原则。公正原则包括分配公正、程序公正、回报公正、补救公正。分配公正是公正原则最主要的部分，即如何公正地分配资源和服务收益。在公共卫生领域，公共卫生资源和服务应根据需要来分配，但是在资源稀缺的时刻要考虑效用标准。例如在流感大流行时，应该给流行地区相关居民发放流感疫苗或抗流感药物，而不应该发放给无流感流行地区的居民，不管后者有多大权力、财力或有多大贡献。程序公正要求公共卫生信息的透明性，并制订公共卫生行动的决策程序，确保公众的参与，使得他们能够有机会获得相关信息，参与讨论，了解公共卫生问题的解决办法和执行程序，从而激发公共卫生决策中公众的自愿、自觉行动。例如在控制突发传染病疫情的工作中，确保有关信息透明、自由流动，使疾病防控人员、医务人员以及公众及时了解疫情变化。回报公正是指在公共卫生服务中强调通过卫生干预来回应疫情、疾病传播或卫生危机所引发的不公正或损害。这种方法关注的是通过卫生政策和干预来纠正不平等，回应卫生问题，恢复受影响群体的权益和社会公平。补救公正强调通过提供赔偿等方式来弥补卫生服务中的不公正和损害。包括为受害者提供适当的医疗和心理治疗，提供资金赔偿或其他形式的支持，以帮助他们应对卫生事件所带来的负面影响。

3. 尊重原则　尊重原则（principle of respect）要求尊重一个人的自主性或自我决定权，通过履行知情同意来实现。知情同意有许多形式：① 经典或传统的知情同意。对于有行为能力的当事人，必须事先提供全面和充分的信息，经他们理解后，从他们那里获得书面同意；对无行为能力者，应该从其监护人或代理人那里获得同意。② 推定同意。如果某种干预措施风险不大，具有重大的公共卫生效用或具有一定程度紧迫性，那么可以推定当事人会同意实施这种干预，但同时给予他们知情后不参加或退出的权利。这就要求在事先进行广泛而有效的宣传教育，详细告知这种干预的必要性、目的、意义、内容、流程、收益和风险等信息。③ 事前或事后的知情同意。例如某些精神病患者，事前告知其在疾病突然发作失去行为能力而同时又找不到监护人的情况下，医务人员可能采取合适的干预措施，事后补行知情同意程序。但这必须限于某些疾病，并须经伦理委员会审查批准。④ 免除知情同意。在特殊条件下，公共卫生措施的采取可免除知情同意。但须制定相关法律、法规或规章，或经伦理委员会审查批准。尊重原则还体现在保密和隐私。在公共卫生工作中，重要的是人群的信息，而不是个人的信息。为有效做到保密和保护隐私，公共卫生工作中应尽可能采取编码或匿名的办法。

4. 共济原则　共济原则（principle of mutual aid）即相互帮助，共同负责，共同获益。共济具有互惠性和利他性。例如2013—2016年西非三国埃博拉病毒疫情流行期间，我国以及其他国家出于国际主义和利他主义精神给予大力援助。我国及其他国家通过帮助西非国家控制疫情，也掌握了治疗、预防和控制这种凶险疫病的知识和技能。所以共济原则中存在着互惠性和利他性。在公共卫生服务中，当疫病流行时，不得不将疑似患者、接触者限制、隔离起来，这是为了全社会的利益，被隔离者也是为了全社会的利益而暂时牺牲个人的自主和自由，这样做也有利于被隔离者的健康。在疫病大流行期间，每个人都有可能成为患病者和传染者，只有大家互助团结，才能战胜疫病。公共卫生与人人相关，实现群体健康是其最终目的，促进人群健康是人类的共同责任。

5. 相称原则　相称原则（principle of proportionality）就是合理权衡利益。在公共卫生服务中，促进公共卫生和公众健康的行动，有时可能且不可避免地侵犯个人权利和利益或加重个人的负担。相称原则要求，当公共利益与个人或群体利益发生冲突的时候，公共卫生服务所采取的影响个人权利的任何措施，必须是为了达到目标人群的公共健康的目的，且这些措施是合适的、必要的、合理的。

三、社区卫生服务的护理伦理规范

（一）社区卫生服务概述

社区卫生服务（community health service）是指社区内的卫生机构及相关部门根据社区内存在的主要卫生问题，合理使用社区的资源和技术，为社区居民提供的基本卫生服务。社区卫生服务的对象包括健康人群、亚健康人群、重点保健人群、患者群和残障人群等。社区卫生服务的目的是防治疾病、增进健康、提高生命质量。

社区卫生服务工作以社区为基础，以居民为对象，以家庭为单位，以需求为导向，以妇女、儿童、老人、残障人员等特殊群体为重点，开展预防、保健、医疗、康复、健康教育、生育技术指导"六位一体"的基本卫生服务。具体包括卫生健康防控知识宣讲等一系列健康教育活动，提高人们的健康意识；疾病的防治工作，深入、持久、广泛地开展爱国卫生运动，做到人人讲卫生、人人爱卫生，切实改善城乡卫生环境；妇幼卫生保健工作，普及孕期、围产期的健康知识，定期为妇女进行体格检查并指导预防疾病的措施和保健工作；治病防残工作，对于急危重症患者要做好初步抢救并及时将患者转入上级医院进行进一步治疗；对病情好转出院回家疗养者，要继续提供身心健康服务，以促进其健康的全面恢复。

（二）社区卫生服务的特点

1. 普及性 社区卫生服务是维护居民健康的第一道"防火墙"。社区卫生服务的对象不是某一个体，而是社区内的全部人群。社区卫生服务是以全体居民充分参与、支持与合作为基础，具有广泛的群众性和普及性。

2. 全程性 社区卫生服务工作为社区人群提供的服务贯穿生命的全过程。服务对象的健康状态有从健康到患病再到康复的过程，尤其是慢性病患者、残疾人、老年人等特定服务对象。社区服务是长期的、持久的、相对固定的，有别于医院内的就诊检查、住院和阶段性治疗，社区卫生服务不会因某个单独的健康问题的解决而结束，而是根据生命各周期及疾病各阶段的特点及需求，提供针对性的服务。因此，社区卫生服务具有全程性的特点。

3. 综合性 社区卫生服务工作的重点是预防疾病，通过开展预防接种、爱国卫生运动、妇幼保健、体育锻炼、健康知识宣传和专题图片展览等健康教育活动，提高民众的自我保健意识，增强民众体质。社区卫生服务是一项综合性的服务，它的服务范围包括个人、家庭和社区；服务对象包括社区内的所有居民，不分性别、年龄和民族，既包括患者，也包括亚健康和健康的人；服务内容包括健康促进、疾病预防、临床治疗和康复护理等。因此社区卫生服务具有综合性的特点。

4. 可操作性 社区卫生服务具有可操作性的特点。首先，社区医护人员既是卫生保健服务的提供者，也是服务对象的咨询者，同时也是社区成员之一，与社区民众有一定人缘关系和感情基础。其次，社区卫生服务从时间、地点方面不仅为社区居民提供方便，而且在价格上也很亲民，社区居民也能承担。社区卫生服务的实践表明，门诊患者和住院的慢性病患者中多数可以在社区得到医治和护理，实现患者的合理分流转诊，可以为患者节省大量的医疗费用，是一项确保社区民众就医便捷的良好保障举措。因此，社区卫生服务具有可操作性的特点。

5. 合作性　社区卫生服务机构需要与各级医疗保健部门及该社区所在地的政府部门，乃至社区内个人、家庭、团体进行密切合作，提供各种健康服务，否则社区卫生服务工作难以顺利开展。

（三）社区护士的主要工作职责

社区卫生护士的职责有别于医院护士，工作重点应是更多地参与社区范围的预防、保健、医疗、康复、健康教育、生育技术指导等基本卫生服务工作。其工作职责主要包括：① 参与社区传染病防治工作，负责辖区内人群健康信息的收集、整理及统计分析。了解社区人群健康状况及分布情况，社区人群的健康问题和影响因素，参与不良社会环境因素的监测工作。② 参与社区人群的健康教育与咨询、行为干预和筛查、建立健康档案、高危人群监测和规范管理工作。③ 参与社区传染病预防与控制工作，参与预防传染病的知识培训，提供一般消毒、隔离技术等护理技术指导与咨询。④ 参与完成社区儿童计划免疫任务。⑤ 参与社区康复、精神卫生、慢性病防治与管理、营养指导等工作。重点为老年患者、残疾人、妇女儿童等特殊人群提供康复及护理服务。⑥ 承担对诊断明确的居家患者的访视、护理工作，提供基础或专科护理服务，配合医生进行病情观察与治疗，为患者及其家属提供健康教育、护理指导与咨询。⑦ 承担对社区卫生服务机构就诊患者的护理工作。

（四）社区卫生服务的护理伦理要求

1. 任劳任怨，甘于奉献　社区卫生服务以预防为主，预防工作的效益具有滞后性，当患者得不到立竿见影的效果时容易产生抵抗情绪，不配合护理工作甚至出现反抗行为。因此，社区护士应具备任劳任怨、甘于奉献的服务品德。不图虚名、不求私利，认真、踏实地做好每一项工作。要学会用最通俗易懂的语言解释高深的医护专业知识，有效沟通，做到诚心、关心、爱心、耐心、细心，成为社区居民信得过的"五心人"。

2. 周到服务，一视同仁　社区护士开展各项卫生服务工作，面对的是广大居民，居民的文化程度、道德水平以及对卫生服务工作的认识等都有差异。作为从事卫生服务工作的护士，应有较高的道德修养水平，面对不同的服务对象都应一视同仁、平等对待。对服务对象的合理要求应当予以尊重，在条件许可的情况下应尽量予以满足。如果因客观原因不能满足，要做好耐心、细致的解释和说明工作。

3. 勤钻业务，提升质量　社区护士所面临的社区卫生服务工作与医院临床工作不同。医院临床分科细，护士分工明确，具有明显的专科特点，而社区卫生服务是综合性服务，社区护士的服务对象是社区内的全体居民，既包括健康人、亚健康人，也包括患者，并且社区人群的健康需求各不相同，患者的病种和病情也千差万别。因此要想做好社区卫生服务工作，必须掌握全科性的保健知识。社区护士既要有社区卫生服务的专业知识，也要有社会科学知识和交叉学科知识；要全面掌握社区卫生服务基本理论、基本技能和沟通技巧。社区护士应刻苦钻研业务，丰富专业知识，不断拓宽知识面，提高护理专业技能和社区卫生服务质量。

4. 自律慎独，严格要求　社区卫生服务工作要求护士要有科学严谨、自律慎独的工作态度。工作中要严格要求自己，确保工作成效。如对危重患者要及时做好转诊工作；面对暴发的疫情要及时、果断、精准到位地处理；进入居家服务的医疗用品要清洁、消毒和单人单用，避免造成交叉感染；卫生服务宣传要注重实效，要采用便于居民接受、喜闻乐见的形式；参与卫生监督、卫生执法任务时要秉公执法、坚持原则、不徇私情等。

第二节　突发公共卫生事件应急护理伦理

对突发公共卫生事件的应急处理能力对促进国家公共卫生事业发展，维护社会民众的健康与生命安全，促进社会的稳定与发展有十分重要的意义。护士作为应对突发公共卫生事件不可或缺的群体，在应急过程中充当着重要的角色。探讨突发公共卫生事件应急护理的伦理问题，对于护士做好应急护理工作有着重要的现实意义。

一、突发公共卫生事件的应急护理特点
（一）突发公共卫生事件概述

1. 突发公共卫生事件的概念　突发公共卫生事件（emergency public health event）是指突然发生，造成或者可能造成社会公众健康严重损害的重大传染病疫情、群体性不明原因疾病、重大食物和职业中毒以及其他严重影响公众健康的事件。具体来讲，突发公共卫生事件的范畴主要是指重大急性传染病暴发流行，群体性不明原因疾病，新发传染病，预防接种群体性反应和群体药物反应，重大食物中毒，重大环境污染，急性职业中毒，辐射事故，生物、化学、核辐射恐怖袭击，重大动物疫情，以及由于自然灾害、事故灾难或社会安全事件等突发事件引发的严重影响公众健康的事件等。

相关链接 ｜ 　　　　　　　国际公共卫生紧急事件

国际公共卫生紧急事件（public health emergency of international concern，PHEIC）是指通过疾病的国际传播构成跨国界的公共卫生风险，并有可能需要国际社会采取协调一致的应对措施的不同寻常的事件。

国际公共卫生紧急事件通常具有以下特征：

1. 全球性威胁　国际公共卫生紧急事件具有全球性的威胁，可以快速传播到多个国家，足以对人类健康和福祉产生重大影响。

2. 突发性和紧急性　国际公共卫生紧急事件通常突然暴发并迅速扩散。由于其快速传播和带来的严重后果，需要引起国际社会关注和应对。

3. 与人类健康相关性　国际公共卫生紧急事件通常与人类健康密切相关，例如传染病的暴发、大规模的食品安全问题、自然灾害引发的健康危机等。

4. 需要跨国合作　由于其跨越国界的性质，国际公共卫生紧急事件要求各国之间紧密合作和协调，以共同应对和管理紧急情况。

根据疫情的发展，WHO宣布PHEIC后可以撤销及修改。自2007年《国际卫生条例》实施以来，WHO宣布了7次PHEIC，分别为2009年的甲型H1N1流感疫情、2014年的脊髓灰质炎疫情、2014年西非的埃博拉病毒疫情、2015—2016年的寨卡病毒疫情、2018年开始的刚果（金）埃博拉病毒疫情、2020年的新型冠状病毒感染的疫情、2022年在多个国家和地区发生的猴痘疫情。

2. 突发公共卫生事件的分级　突发公共卫生事件按照事件性质、危害程度、涉及范围等因素分为特别重大（Ⅰ级）、重大（Ⅱ级）、较大（Ⅲ级）和一般（Ⅳ级）4个等级，依次以红色、橙色、黄色、蓝色进行预警标示（表7-1）。

▼ 表7-1　突发公共卫生事件的分级

级别	预警颜色	标准
特别重大（Ⅰ级）	红色	1. 肺鼠疫、肺炭疽在大、中城市发生并有扩散趋势，或肺鼠疫、肺炭疽疫情波及两个以上的省份，并有进一步扩散趋势 2. 发生严重急性呼吸综合征、人感染高致病性禽流感病例，并有扩散趋势 3. 涉及多个省份的群体性不明原因疾病，并有扩散趋势 4. 发生新传染病或我国尚未发现的传染病发生或传入，并有扩散趋势，或发现我国已消灭的传染病重新流行 5. 发生烈性病菌株、毒株、致病因子等丢失事件 6. 周边以及与我国通航的国家和地区发生特大传染病疫情，并出现输入性病例，严重危及我国公共卫生安全的事件 7. 国务院卫生行政部门认定的其他特别重大突发公共卫生事件
重大（Ⅱ级）	橙色	1. 在一个县（市、区）行政区域内，一个平均潜伏期内发生5例以上肺鼠疫、肺炭疽病例或相关联的疫情波及两个以上的县（市、区） 2. 发生严重急性呼吸综合征（SARS）、人感染高致病性禽流感疑似病例，腺鼠疫发生流行，在一个市（地）行政区域内，一个平均潜伏期内多点连续发病20例以上，或流行范围波及两个以上市（地） 3. 霍乱在一个市（地）行政区域内流行，一周内发病30例以上，或波及两个以上市（地），有扩散趋势 4. 乙类、丙类传染病疫情波及两个以上县（市、区），一周内发病水平超过前5年同期平均发病水平两倍 5. 发生群体性不明原因疾病，扩散到县（市、区）以外的地区；发生重大医源性感染事件；预防接种或群体预防性用药出现人员死亡；一次发生急性职业中毒50人以上或死亡5人以上 6. 我国尚未发现的传染病发生或传入，尚未造成扩散 7. 省级以上卫生行政部门认定的其他重大的突发公共卫生事件

级别	预警颜色	标准
较大（Ⅲ级）	黄色	1. 发生肺鼠疫、肺炭疽病例，一个平均潜伏期内病例数未超过5例，流行范围在一个县（市、区）行政区域内 2. 腺鼠疫发生流行，在一个县（市、区）行政区域内，一个平均潜伏期内多点连续发病10例以上或波及两个以上县（市、区） 3. 霍乱在一个县（市、区）行政区域内流行，一周内发病10~29例，或波及两个以上县（市、区） 4. 乙类、丙类传染病疫情在一个县（市、区）行政区域内，一周内发病水平超过前5年同期平均发病水平一倍 5. 在一个县（市、区）行政区域内发现群体性不明原因疾病；预防接种或群体预防性用药出现群体不良反应；一次发生急性职业中毒10~49人或死亡4人以下 6. 市（地）级以上卫生行政部门认定的其他较大突发公共卫生事件
一般（Ⅳ级）	蓝色	1. 腺鼠疫在一个县（市、区）行政区域内发生，一个平均潜伏期内病例数未超过10例 2. 霍乱在一个县（市、区）行政区域内发生，一周内发病9例以下 3. 一次发生急性职业中毒9人以下，未出现死亡病例 4. 县级以上卫生行政部门认定的其他一般突发公共卫生事件

3. 突发公共卫生事件的特点

（1）突发性：突发公共卫生事件突然发生，具有不可预见性。事件常在较短时间内突然暴发，影响的范围和导致的后果常常出乎意料，给公众以及整个社会造成极大的影响及威胁。

（2）严重性：突发公共卫生事件关系到公众的健康和人类的生存与发展。突发公共卫生事件如果未得到及时控制，将会危及公众健康，带来生命财产损失，进而引起社会恐慌，还可能扰乱正常生活和工作秩序，影响社会稳定，破坏经济建设，诱发一系列危机事件，带来不可估量的损失和社会危害。

（3）广泛性：突发公共卫生事件所危及的对象不是某个特定的个人，而是群体甚至整个社区，在事件影响范围内的所有人都有可能受到伤害。

（4）连锁反应性：突发公共卫生事件会引发一系列连锁反应。如疫情暴发导致医疗系统面临巨大压力，教育中断，社会恐慌，人们出现焦虑、恐惧、抑郁和创伤后应激障碍等精神健康问题；旅游和餐饮业受到冲击，供应链中断，企业倒闭，失业率上升，投资和贸易减少，导致经济活动萎缩等。

（5）国际联动性：伴随着全球化进程的加快，国际物品交往越来越密切。在经济全球化，人员、物资大流通的同时，疫情传播也面临着全球化。突发公共卫生事件的发生具有国际关联性。因此，在应对和处置突发公共卫生事件时，相关国家和国际社会必须团结协作、统一行动。

4. 突发公共卫生事件的信息上报　根据《国家突发公共卫生事件相关信息报告管理工作规范（试行）》以及近年来国家发布的相关法律法规，信息上报通常包括初步报告、进展报告和总结报告3种。

（1）初步报告：初步报告的内容主要为① 事件基本情况：包括事件发生时间、地点、人数等，对事件的性质、影响范围和严重程度进行初步描述。② 疫情形势：简要介绍疫情的传播途径、症状特点、患病情况以及已采取的控制措施等。③ 危害程度评估：根据不同类型的疫情，对可能造成的影响进行初步评估，比如对可能引起的死亡人数、经济损失等进行估算。

（2）进展报告：进展报告的主要内容为① 疫情监测数据更新：包括感染人数、死亡人数、治愈人数、病例分布情况、疫情扩散趋势等。② 应对措施更新：主要介绍已经采取的控制措施的效果，进一步加强的措施，配合的部门和力量等。③ 危害程度评估更新：根据疫情最新情况，对其危害程度进行重新评估，对采取的控制措施进行评价。

（3）总结报告：总结报告的内容主要为① 疫情情况总结：对疫情发生以来的重点事件、治疗情况、防控工作等进行总结。② 防控经验分享：分析防控工作中的成功经验和存在的问题，提出建议和改进建议。③ 应急预案评估：对现有的应急预案及其实施情况进行评估，为下次突发公共卫生事件做好准备。

总之，需要及时、准确、全面地上报突发公共卫生事件信息，为有关部门和公众提供有效参考，以制订科学、合理的应对措施，控制疫情的发展。

（二）突发公共卫生事件的应急护理特点

1. 复杂性　无论是传染病疫情、食品安全事件，还是自然灾害、事故灾难和社会安全事件演变而来的突发公共卫生事件，都会给公众的健康和生命安全带来威胁，并引发一系列连锁危机。特别是在全球化的背景下，各种因素相互依赖、交织和互动，突发公共卫生事件往往会引发多米诺骨牌效应，导致更为复杂的事件演变过程和后果。突发公共卫生事件影响和危害的广泛性和复杂性，使得事件发展和处置过程具有明显的群体性，这给应急护理工作带来了巨大的挑战。突发公共卫生事件发生后，护士不仅要参与现场医疗救护、疫情报告等工作，还要进入社区参与居民健康咨询、免疫预防知识宣传以及协助卫生疾控部门开展相关流行病学调查等工作，其工作繁杂多变。护士应当沉着冷静，运用自己所掌握的专业知识，积极救治患者，同时向人们解释说明公共卫生事件的性质和特征，积极宣传防治知识和应对措施，努力消除人们的心理恐慌，维护生活秩序和社会稳定。

2. 社会性　突发公共卫生事件的应急护理需要社区层面的参与和支持。社区组织、居民委员会等基层组织可以发挥重要作用，包括信息传播、资源调配、社区隔离和宣传教育等方面。在突发公共卫生事件中，及时、准确的信息对于应急护理至关重要。有效的信息共享和传播可以减少恐慌和谣言，增强公众对措施的理解和配合。应急护理需要确保资源的公平分配和公正使用。关键设施和物资的分配应基于科学依据和公共利益，避免贫富差距的扩大和弱势群体的边缘化。突发公共卫生事件对人们的心理健康会产生负面影响。应急护理需要提供心理支持和社会关怀，帮助人们应对压力和焦虑。应急护理需要通过教育和培训提高公众的应对能力和知识水平。通过向公众提供相关信息和技能，可使社会的整体抵抗力得到增强。

3. 紧迫性　突发公共卫生事件及其继发的后果表现形式千差万别，同时还可能衍生次生事件、二次事件或者再燃，使得已经平息的事件再次出现危机。由于事发突然、情况紧急、危害严重，如果不能尽快决策，对突发事件就可能失去最有效的应对时机。对突发公共卫生事件需要护士立即采取行动，快速响应。护士需要在最短时间内组织起护理团队，提供相应的护理和治疗，以确保患者得到最佳的救治。

4. **协作性** 应对突发公共卫生事件需要社会各个层面的团结和合作。政府部门、卫生机构、社区组织、志愿者和公民都需要共同努力，形成一个协调配合的社会网络。应急护理工作涉及多个部门和机构的协调合作，如卫生部门、应急管理部门、执法机构、交通运输部门等。这些部门需要在应急响应中紧密协作，共同应对突发情况。

5. **高风险性** 突发公共卫生事件应急护理的高风险性指的是在应对突发公共卫生事件时，护士面临的潜在风险和挑战。护士在处理病患、收集样本、清洁消毒等过程中，暴露于高危环境中，有被感染的风险。感染控制是应对突发公共卫生事件至关重要的任务。然而，感染控制措施的执行可能受到资源不足、培训不足等因素的限制，这又增加了感染传播的风险。在应对突发公共卫生事件过程中，护士还面临着巨大的心理压力和精神负担。由于突发公共卫生事件常常伴随着大规模疾病传播、人员死亡和社会混乱，护士可能目睹生离死别的场景，这对他们的心理健康产生重大影响。长时间的工作压力、恐惧和紧张可能导致护理人员出现焦虑、抑郁、创伤后应激障碍等心理健康问题。在突发公共卫生事件应急过程中，由于需要照顾大量的患者，其中很多患者需要予以特殊护理和监护，人力资源不足可能导致护士疲劳，从而导致护理质量下降和安全风险增加。另外，突发公共卫生事件可能导致公众恐慌、骚乱和暴力行为。护理人员在执行任务时可能会面临身体攻击、威胁和其他安全风险。护士需要正确认识这些高风险因素，通过充分的培训、有效的个人防护措施和心理支持，以保护自己和他人的健康和安全。同时，社会也应该提供必要的支持和保障，包括资源投入、培训措施、心理健康支持和安全保护等，以确保应急护理工作的有效开展。

二、突发公共卫生事件的应急护理责任

突发公共卫生事件应急护理责任重大，护士不仅需要具备专业的医疗技能和知识，还需要在压力和不确定性的环境下保持冷静。护士的认真负责对于保障公众的健康和安全至关重要，对突发公共卫生事件的应对和管理起着关键的作用。

（一）伦理责任

1. 护士应当服从突发公共卫生事件应急处理指挥部的统一指挥，相互配合，密切协作。

2. 护士应当配合医生为突发公共卫生事件中的受灾人员提供医疗救护和现场救援。

3. 护士要采取科学的卫生防护措施，防止交叉感染和污染。对传染病患者采取严密的隔离措施，对密切接触者采取医学观察措施。

4. 传染病暴发流行时，护士应当组织力量，团结协作，群防群治，协助做好疫情信息的收集和报告、人员的分散、隔离以及公共卫生措施的落实工作，并宣传传染病防治的相关知识。

5. 护士应该做好受灾人员和群众的心理安抚工作。

（二）法律责任

《突发公共卫生事件应急条例》规定：医疗卫生机构有下列行为之一的，由卫生行政主管部门责令改正、通报批评、给予警告；情节严重的，吊销《医疗机构执业许可证》；对主要负责人、

负有责任的主管人员和其他直接责任人员依法给予降级或者撤职的纪律处分；造成传染病传播、流行或者对社会公众健康造成其他严重危害后果，构成犯罪的，依法追究刑事责任。这些行为包括：

1. 未依照本条例的规定履行报告职责，隐瞒、缓报或者谎报的。

2. 未依照本条例的规定及时采取控制措施的。

3. 未依照本条例的规定履行突发事件监测职责的。

4. 拒绝接诊病人的。

5. 拒不服从突发事件应急处理指挥部调度的。

三、突发公共卫生事件应急护理伦理原则

1. 防治结合，重在预防 突发公共卫生事件具有不确定性和不可预测性，一旦发生，破坏性极强，需要及时采取控制措施，将突发公共卫生事件的损失减轻到最低限度。对于突发公共卫生事件的应急管理关键在于预防，要树立危机意识。有些突发公共卫生事件是可以被预防的，对无论是由人为原因还是自然原因引起的突发事件，都必须坚持预防第一的原则，将突发事件尽可能控制在萌芽状态。

2. 患者至上，兼顾医护利益 突发公共卫生事件发生后，医护人员必须根据预案或安排，在自身健康受到威胁的情况下，仍然需要冲锋在前，给予伤残者最佳的救治，最大限度地保障伤残者的健康和生命安全，担负起对患者和公众的责任。当然，在保障伤残者利益的同时，也应最大限度地保护自身的健康和生命安全。医护人员是突发公共卫生事件应急处理的主力军，在应急处理过程中承担着极大的风险，如果医护人员在应急过程中自身受到伤害，全社会将失去有效的防护屏障。因此，确保医务人员有足够的卫生防护措施，保障医护人员自身安全，也是对全社会的保护。

3. 集体利益第一，兼顾个人利益 社会主义的集体原则认为集体利益与个人利益的关系是相互依存、辩证统一的关系。集体离不开个人，个人也离不开集体。个人只有紧紧依靠集体才能拥有无穷的力量，只有维护集体利益，个人利益才能有所保障。当个人利益与集体利益冲突时，个人利益应服从于集体利益。在突发公共卫生事件中，为了保全公众的最大利益，护士个人有时必须放弃或牺牲自己的部分利益，尽自己的最大努力防止突发公共卫生事件负面影响的扩散。

4. 政府主导，群防群治 突发公共卫生事件不是受灾、受害者的个人事件，而是广大人民群众的公共事件。在现代社会中，突发公共卫生事件应对的主要责任者是相关行政部门，政府负有领导、制订预案、监测和预警、决策、指挥、信息通报、资源储备与调配、经费筹措、急救医疗网络建设等一系列责任。政府相关部门应通力协作，引导公众行为，指导社会共同参与预防。事件中涉及的群体、个体也有责任对自己和他人的健康负责。如传染病感染者和疑似患者、密切接触者，应当配合相关部门进行相应的医学隔离与治疗，并主动采取减少传染的健康维护行为。

四、突发公共卫生事件应急护理伦理规范

1. 爱岗敬业，无私奉献 突发公共卫生事件发生后，护士不能忘记自己肩负的救死扶伤的神圣使命，必须将人道主义的思想和要求作为自己从事本职工作的基本伦理准则。要始终把解除患者和广大人民群众的伤痛折磨和生命安危放在首位，只要伤情、疫情出现，就必须奋不顾身地紧急救护。在疫情暴发时，不能有丝毫的退缩行为。要敢于承担风险，敢于肩挑责任，要有无私的奉献精神。要认真履行职责，积极投入到救治工作中，发挥自己的专业优势，不计个人得失，为患者奉献自己的力量，最大限度地减少患者的痛苦和损失，帮助患者尽快恢复健康。这种爱岗敬业、无私奉献的精神是突发公共卫生事件中护士必须具备的基本素质。

2. 实事求是，尊重科学 突发公共卫生事件发生时，往往短时间内出现大批感染者。面对突发公共卫生事件，护士不仅要临危不乱、头脑清醒、技术精湛、动作敏捷，还要有高度的责任心和科学的应对态度。应对突发公共卫生事件，要充分发挥科技的力量，加强对检测手段、防治药物、防护设备以及疫苗的研究。同时，要坚持实事求是，确定病源，采取预防措施，制订各种突发公共卫生事件的应急预案，建立、健全突发公共卫生事件预警系统，加强对疾病的预防、控制和卫生监督、监测机构的建设，提高检测和科学预测能力，强化对突发公共卫生事件的预测、预报能力。护士要在广大群众中进行防治疾病的科学知识宣传，使广大群众能以科学的态度对待疾病，以科学的方法提高自我保护能力。在保障患者利益的同时，护士也要采取科学的措施做好自我防护，确保自身的健康和生命安全。

3. 认真负责，密切配合 在突发公共卫生事件的应急护理中，护士既要协助做好疫情信息的收集、报告，人员的分散、隔离以及公共卫生预防措施的落实工作，又要利用各种办法和手段向人们宣传科学、有效的传染病防治知识和方法。应对突发公共卫生事件的过程中，护士如果出现任何松懈、怠慢、相互推诿、敷衍搪塞等行为，都可能导致公共卫生事件的蔓延和扩散，从而引起非常严重的后果。护士要本着对患者负责、对公众负责、对社会负责的态度，遵守流行病防控工作的相关规定和程序，执行各项防控措施，确保个人及工作场所的卫生、防护等工作落实到位，同时提高自我保护意识和能力，及时向上级报告情况，协助相关部门进行调查、监控、隔离和治疗等工作，积极参与公众宣传和教育工作，引导广大民众了解和掌握科学防疫知识，增强群众的自我保护能力，与其他相关人员团结协作，密切配合，共同应对突发公共卫生事件。

4. 持续学习，常备不懈 由于突发公共卫生事件的突发性、高风险性、紧急性等特点，要求护士必须具有良好的应变能力和专业技术能力，时刻保持清醒的头脑，随时做好应急准备。如果护士专业理论知识不全面、专业技术操作不熟练，都会影响应急救护工作的顺利进行。护士必须具有孜孜不倦的学习精神，在工作中理论联系实际，主动学习护理的新知识、新业务和新技能，熟练掌握各项操作技术和各种仪器的使用，不断提高自身的专业素质，增强分析问题和解决问题的能力，面对高度紧张、复杂多变、快节奏的应急救护工作局面，灵活的应变能力是护士必须具备的一项重要能力。因此，护士平常应该加强应急演练培训，增强应变能力，随时处于应急待命状态，在突发状况下能做到快速反应。

1. 建立应急护理队伍人才库　在护师以上人员中抽取具有较强的护理管理能力、业务能力、创新科研能力的临床一线护士进行意愿摸底，筛选愿意在危急时刻挺身而出的人员纳入护理应急人才库，保证各种疫情出现时以最快的速度筹建抗疫护理分队。

2. 进行系统培训　包括临床专科护理理论培训、操作技能培训和应急流程演练培训。临床专科护理理论和技能培训主要包括常见急危重症患者的抢救处置流程与观察护理要点；野战救护"五大技术"（止血、包扎、固定、搬运、通气）、常用仪器使用及急救操作技能（简易呼吸器、心肺复苏技术、电除颤等）；疫情报告流程；有创和无创呼吸机使用、气道护理、消毒隔离技术；个人防护等。应急流程演练培训就是根据制订的突发事件、住院伤病员紧急状态、成批伤病员救治、集体食物中毒和大型突发公共卫生事件五大类突发事件的紧急预案，定期组织护士进行仿真模拟演练，全面提升护士应急救护能力。

3. 定期考核　定期进行理论与操作考核。每年安排应急护理队员进行为期1周的理论培训，并完成在重症监护室、急诊科、骨科、神经外科、胸心外科等科室的轮转任务。在每个科室轮转结束后，进行出科理论和操作考核，年终进行综合考评。

4. 积极响应　遇突发事件、特殊任务时立即启动应急预案，根据突发事件受伤人数及伤情、特殊任务保障抽调应急护理人才库成员参与救护。

5. 合理安排　应急救护时实行4h工作制，保证护士有足够精力和体力，以保证救护工作能顺利进行。

学习小结

本章介绍了公共卫生服务的护理伦理。包括公共卫生服务伦理、社区卫生服务伦理和突发公共卫生事件应急护理伦理3个方面的内容。

在公共卫生服务当中，护士要注意运用效用原则、公正原则、尊重原则、共济原则和相称原则来指导卫生服务工作。

社区卫生服务具有普及性、全程性、综合性、可操作性和合作性的特点，在社区服务工作中，要求护士要做到任劳任怨、甘于奉献、周到服务、一视同仁、勤钻业务、提升质量、自律慎独、严格要求。

突发公共卫生事件严重影响公众健康，具有突发性、广泛性、严重性、连锁反应性和国际联动性的特点。应急护理工作具有复杂性、社会性、紧迫性、协作性和高风险性的特点。在突发公共卫生事件中，护士应明确自己的责任，运用突发公共卫生事件防治结合、重在预防，患者至上、兼顾医护利益，集体利益第一、兼顾个人利益，政府主导、群防群治的原则，指导应急护理工作。在应急护理工作中，护士要爱岗敬业、无私奉献、实事求是、尊重科学、认真负责、密切配合、持续学习、常备不懈，为维护人类的生命健康、防治疾病、促进社会和经济发展做出自己应有的贡献。

复习思考题

一、选择题

1. 公共卫生服务的伦理原则不包括
   - A. 效用原则
   - B. 平均原则
   - C. 尊重原则
   - D. 共济原则
   - E. 相称原则

2. 突发公共卫生事件发生后，医务人员立即启动应急预案，冲锋在前，给予伤残者以最佳的救治，同时做好个人防护。这体现的原则是
   - A. 防治结合，重在预防
   - B. 集体利益第一，兼顾个人利益
   - C. 公正和公平原则
   - D. 患者至上，兼顾医护利益
   - E. 政府责任第一，政府责任和个人责任相结合原则

3. 突发公共卫生事件中受灾、遇难的人数往往比较多，涉及面广，这主要体现了突发公共卫生事件特点中的
   - A. 突发性
   - B. 多发性
   - C. 广泛性
   - D. 连锁性
   - E. 联动性

4. 社区卫生服务的主要对象不包括
   - A. 健康人群
   - B. 亚健康人群
   - C. 重点保健人群
   - D. 患者人群和残障人群
   - E. 有特殊需求的人群

5. 发生突发公共卫生事件后，进行初步报告时，必须报告的信息不包括
   - A. 波及人群
   - B. 事件原因初步推测
   - C. 发生地点
   - D. 发生时间
   - E. 疫情扩散趋势

   答案：1. B；2. D；3. C；4. E；5. E

二、简答题

1. 简述公共卫生服务的伦理原则。
2. 简述社区卫生服务的护理伦理要求。
3. 简述突发公共卫生事件的应急护理特点。
4. 简述突发公共卫生事件的应急护理责任。
5. 简述突发公共卫生事件应急护理伦理原则与规范。

（邓　力）

第八章　安宁疗护与死亡的护理伦理

08章

学习目标

知识目标	1. 掌握　安宁疗护的概念和特点；安乐死的定义及分类。 2. 熟悉　实施脑死亡标准的伦理价值；生前预嘱、尊严死的概念和安宁疗护的道德要求。 3. 了解　安宁疗护发展现状和伦理意义；安乐死、生前预嘱的伦理意义。
能力目标	1. 能够运用安宁疗护的理论知识，提高群众对安宁疗护的熟悉和接受程度。 2. 能够恪守尸体护理伦理规范，为逝者科学地实施尸体护理。
素质目标	在实施安宁疗护和尸体护理时遵从职业操守；具有尊重、关爱临终者及其家属的人文精神和职业道德。

第一节　安宁疗护的伦理规范

案例思考　　　　　　　　　　　　　　　**刘女士的心愿**

刘女士，69岁，6个月前被确诊为卵巢癌晚期合并肝转移，并伴有严重腹水，憋喘严重。医生给予其化学药物治疗（简称"化疗"），并行腹腔穿刺引流术放腹水治疗，后其血压仍进行性下降。医生告知其女儿患者病情危重，女儿向医生表示其母亲提出不再接受化疗，并希望能转送到安宁疗护中心。后来，刘女士在安宁疗护中心得到了悉心照料，症状控制良好，医护人员的抚慰给了母女极大的精神支持。3个月后，刘女士在安宁疗护中心安详离世。

请思考：

1. 刘女士希望停止化疗并转入安宁疗护中心反映了什么问题？

2. 临终者接受安宁疗护是否意味着放弃生命？

无论医学科学如何迅速发展，死亡仍然是人类不可逃避的归宿。当治疗无望的患者进入临终期时，让濒死者安详、舒适、无憾而有尊严地走到生命终点，并为临终者家属提供社会和心理支持，做好善后，是医护工作者的责任与义务。

一、安宁疗护的概念和特点

（一）相关概念

1. 临终（dying）　又称濒死，是指由于老化、各种疾病或损伤等，导致人体主要器官功能趋于衰竭，生命活动趋于终结的状态。在我国，通常情况下，临终意味着患者将在不足6个月的时间内离世。

2. 安宁疗护（hospice care）　是指为现代医学治愈无望的患者缓解痛苦，维护尊严，使其以最小的痛苦安宁地走过生命的最后阶段，并对其家属提供生理和心理关怀的全面的社会卫生保健服务。世界卫生组织指出，安宁疗护是以人为中心的整合性医疗服务的重要组成部分，可为疾病终末期或老年患者及其家属提供身体、心理、精神等方面的照料和人文关怀等服务，以提高患者生存质量，帮助患者舒适、安详、有尊严地离世。根据国情，国家卫生行政主管部门已将临终关怀、舒缓医疗、姑息治疗等统称为安宁疗护。

hospice一词源自拉丁语hospes，原意指"主人与宾客之间相互照顾的友好关系"，后来指附属于修道院的收容所；后来此类收容所成为朝圣者或长途旅行者修养体力的中途驿站，同时也为孤儿、穷人、患者以及临终者提供照护。

现代安宁疗护的概念于1947年由英国桑德斯博士（Dr. Dame Cicely Saunders）在照顾一位癌症患者时提出。1967年她在英国建立圣克里斯托弗安宁疗护医院（St. Christopher's Hospice），是第一家安宁疗护机构，标志着现代安宁疗护的开始。圣克里斯托弗安宁疗护医院不仅为癌症晚期患者提供生理方面的病痛舒缓，更为患者提供心理与社会的关怀。圣克里斯托弗安宁疗护医院现已成为世界安宁疗护服务的典范，桑德斯女士也被誉为"点亮世界安宁疗护运动灯塔的人"。安宁疗护于20世纪80年代引入我国内地。1988年，中国大陆第一个安宁疗护研究机构天津医学院临终关怀研究中心成立。同年，上海创办全国第一所独立的安宁疗护机构南汇护理院。

（二）安宁疗护的特点

1. 以临终者为主要对象，以家庭式照料为中心　安宁疗护以临终者为主要对象，特别是晚期癌症等身心遭受折磨的患者。同时，患者的家属也属于服务的对象。因为在患者临终时，他们的家属也经受着极大的痛苦。

2. 以提高生存质量为目的，以全面照护为手段　安宁疗护能为临终者的疼痛、呼吸困难、恶病质等症状提供专业的舒缓治疗，再配合亲人的关爱和医护人员的专业帮助，使临终者的生存质量得到提高。因此，提供全面的护理，以舒缓临终症状为核心，包括营造温馨和谐的环境，给予周到细致的生活护理和全面细致的心理支持，尽可能满足患者的需要，提高其生存质量，是安宁疗护的又一特点。

3. 以医护人员为主导，以社会志愿者为辅助　安宁疗护由医生、护士、营养师、心理学工作者、社会工作者、宗教人士、亲友和志愿者等多方面人员共同参与。安宁疗护以医护人员为主导，社会工作者、社会志愿者等均可参与安宁疗护工作。特别是社会志愿者，他们通过沟通交流给予患者和家属以精神与情感上的支持，并为患者提供一些基本的生活照料。志愿者无私的爱心，热情的服务，成为安宁疗护事业发展的推动力，这也是安宁疗护的重要特点。

二、安宁疗护的伦理意义

1. 体现人道主义精神 关心人类生命及基本生存状况是人道主义的核心思想，安宁疗护是人道主义精神在生命问题上的具体体现，是人道主义的升华。首先，安宁疗护以临终者为服务对象，主要是满足临终者的生理、心理和社会等方面的需要，使其在舒适的环境中有尊严地离开人世；其次，安宁疗护把对家属的关心也作为工作的重要部分，使临终者家属的心灵在患者临终期及去世后得到慰藉；最后，安宁疗护工作调动社会中的爱心力量关爱临终者。因此，人道主义精神在安宁疗护事业中得到体现和升华。

2. 体现生命的神圣 每个临终者都曾为自身、后代、他人及社会创造过价值，当其生命临终时，应受到社会、他人和亲人的关心、照顾，在一个舒适、无痛苦的环境中度过临终阶段。安宁疗护的目的是使生命有价值、有质量、有尊严地存在直到死亡，这样的人生才是生命神圣的真正彰显。

3. 提高对死亡的认识 在传统观念的影响下，人们对死亡充满恐惧和排斥。随着安宁疗护事业的兴起和发展，人们逐渐肯定死亡的价值，开始坦然接受死亡。死得舒适、安详、有尊严和无憾成为人们对死亡的追求。安宁疗护通过科学的照护，最大限度地减轻患者身心痛苦，使其有尊严地走完人生的最后旅程。安宁疗护的出现舒缓了人们对死亡的恐惧，提高了对死亡的认识。

4. 体现社会文明程度 经济发展是人类社会文明进步的标志之一，人的精神境界、道德品质等整体素质的提高是社会文明进步的关键。尊重生命和死亡是社会文明水平的重要体现。安宁疗护倡导对社会弱势群体予以关爱的思想，吸引着社会越来越多的个人和团体关心并参与这项事业，给临终者及其家属提供全面的关怀，使更多的临终者享受安宁疗护带来的温暖，这是人类社会文明进步的体现。随着老龄化社会的到来，尊敬老人、善待临终者将成为国家社会生活中的重要主题，安宁疗护的作用和价值将越来越被社会民众接受。

5. 节约医疗卫生资源 安宁疗护承认生命的有限性，以姑息性、支持性的照护为工作重心，旨在减轻患者痛苦，而非不惜一切代价地延长患者的生存时间，这也间接地避免医疗卫生资源被无限制地消耗。

相关链接 | 居家安宁疗护是安宁疗护服务的主要模式，死亡地点是评估死亡质量的重要指标。北京市丰台区蒲黄榆社区与北京协和医院安宁缓和医疗组联合建立"协和－蒲黄榆联动"社区居家安宁疗护模式，取得较好的成效。该模式由经遴选的多学科团队通过门诊、上门服务、微信随访等多种形式为终末期患者提供安宁疗护服务。服务内容包括患者接收、综合评估、症状管理、舒适护理、人文关怀、共同决策、善终准备及哀伤辅导等；如遇到病情复杂的患者，则邀请北京协和医院的专家进行指导。

三、安宁疗护与生前预嘱的发展现状

（一）安宁疗护的发展现状

20世纪80年代，美国国会颁布法令在联邦医疗保险中增加安宁疗护的内容，使美国安宁疗护走向市场化、产业化道路。英国实行全民公费医疗，安宁疗护机构属于非营利性医疗机构，费用由国家财政承担，并接受各慈善团体的捐助。英国安宁疗护机构的主要形式有专业安宁疗护中心、隶属普通医院的安宁疗护病房，以及家庭安宁疗护病床等，为临终者及其家属提供住院服务、日间服务、家庭访视和丧亲抚慰等。澳大利亚也于20世纪末开展安宁疗护，基于对英国模式的探索建立安宁疗护体系，于1994年出版了《澳大利亚临终关怀标准》。由澳大利亚全科医学体系中的日间护理院提供安宁疗护和缓和医疗服务，形成了诊所–日间手术医院、护理院–医院合理的上下转诊机制。德国自2005年出台第一部《临终关怀法》以来，积极发展安宁疗护服务，目前正推进安宁疗护服务网络化建设，并将致力于安宁疗护事业的志愿者服务作为倡导公民运动的核心。日本于2000年颁布《长期护理服务保险法》，为包括临终者在内的需要长期护理服务的患者提供经济支持。

我国卫生部于1994年出台《医疗机构诊疗科目名录》，首次将临终关怀列入其中。随着我国人口老龄化进程不断加剧，人民对安宁疗护的需求不断增长。2015年，国家在《关于推进医疗卫生与养老服务相结合指导意见的通知》中提出建立健全医疗卫生机构与养老机构的合作机制，为老年人提供治疗期住院、康复期护理、稳定期生活照料以及安宁疗护一体化的健康养老服务。2017年国家卫生和计划生育委员会发布《安宁疗护实践指南（试行）》和《安宁疗护中心基本标准和管理规范（试行）》，这标志着我国安宁疗护专业标准的建立。

国家卫生行政主管部门分别于2017年和2019年启动第一批（5个）和第二批（71个）安宁疗护试点。截至2019年，我国可以提供安宁疗护服务的机构从35个增加到61个，安宁疗护的床位从412张增加到957张，执业医生的数量从96人增加到204人，执业护士的人数从208人增加到449人，我国安宁疗护工作步入快速发展轨道。2020年6月1日起实施的《中华人民共和国基本医疗卫生与健康促进法》第三十六条明确规定医疗机构应向公民提供安宁疗护，这是安宁疗护首次被写入我国法律，安宁疗护从此有法可依。

（二）生前预嘱的发展现状

《中华人民共和国民法典》第一千零二条明确保护自然人的生命尊严，自然人可对自己的生命和健康进行处置从而维护生命尊严。基于此思考，临终者在意识清醒时事先为自己未来的医疗选择作出安排，从而避免家人在救与不救间的两难，减轻医生对违反法律和职业道德的顾虑。

1. 生前预嘱的概念 生前预嘱（advance directives，AD），又被称为预设医疗指示，指个人在有表意能力和决定能力时，事先对失去表意能力时想要接受的医疗救治的一种指示。生前预嘱是在患者对疾病及治疗充分知情同意基础上，事先进行自主选择，作为终末期制订安宁疗护方案的依据。其核心理念是尊重生命处置权，保障立嘱人的尊严死亡。生前预嘱的实施，在尊重患者价值观的前提下提高终末期的照护质量，减轻家属心理、经济负担的同时，也减少医疗资源的浪费。

2. 生前预嘱的分类 根据范围的不同，主要有两种分类：第一类是让个体提前确定治疗的程度与目标，并将这些程度与目标让家属与医生知悉并记录；第二类则是一种综合概念，其包含第一类的外延，并将其扩展到家属可以参与。

3. 生前预嘱的特点

（1）自愿性：生前预嘱是在患者清醒的情况下签署的。

（2）时效性：生前预嘱只有当患者本人处于生命末期时才启用。

（3）指示性：生前预嘱为本人在生命末期对接受医疗、护理措施作出的明确指示。

4. 生前预嘱的发展　　生前预嘱由美国律师路易斯首先提出。1976年，美国加州议会通过的《自然死亡法案》，允许患者依照自己意愿，不使用生命支持系统延长临终过程，自然死亡。截至2017年，美国约37%的成年人口已签署生前预嘱。2005年，英国通过《精神卫生法》，确定生前预嘱的法律地位，保护18岁以上具有决定心智能力者事先表达拒绝治疗的意愿。2011年，泰国通过《国家卫生法》，患者可签署生前预嘱，拒绝接受只以延长生命为目的的医疗行为，且法律免除医疗人员因执行患者意愿所产生的任何责任。2018年，韩国通过《善终法》，终末期患者可以签署生前预嘱，拒绝4项人工延长生命的治疗，包括心肺复苏、呼吸机治疗、化疗和透析治疗。

时至今日，美国、英国、澳大利亚、德国、加拿大、瑞士、新加坡、韩国、日本等国家和中国香港、台湾等地区先后以普通法或者专门立法的形式对生前预嘱制度作出规定。中华人民共和国香港特别行政区法律改革委员会在2006年作出生前预嘱相关建议，特区政府于2009年开展公众咨询，但由于当时生前预嘱仍被公众视为禁忌，特区政府在2010年决定"未适宜以立法形式推行有关安排"。中国台湾地区规定患者在意识清醒时可签署生前预嘱，指示当意愿者发生疾病末期、不可逆转的昏迷、永久植物状态、极重度失智、部门公告的重症疾病时，希望或拒绝的医疗方法。2022年6月颁布的《深圳经济特区医疗条例》将患者"临终决定权"以生前预嘱为载体作出明确规定，使患者的临终选择权有了制度保障。

5. 生前预嘱的伦理意义

（1）提高患者临终生存质量，改善死亡结局：生前预嘱的核心价值在于推崇生命与死亡尊严，在很大程度上减少患者临终痛苦，提高其生存质量。制订生前预嘱既有助于化解家属选择困境；又能在很大程度上减少患者与家属、家属与医护人员之间的矛盾。

（2）保障患者特殊拒绝权：对患者生命自主权与临终医疗自主权的保障，很大程度上取决于对患者行使医疗特殊拒绝权的保障。患者的特殊拒绝权从根本上是尊重生命尊严的主要体现，通过生前预嘱制度可以保障患者行使该权利，能够彰显对患者生命的尊重。

（3）规避传统医疗替代决定方式的弊端：生前预嘱制度使患者可以提前对丧失医疗决定能力后的医疗选择作出安排，或者通过生前预嘱向他人表达希望得到尊重的意愿，并甄选1到2位执行辅助人，帮助自己尽可能完整地实现预嘱内容，以此来规避传统医疗替代决定方式的弊端，将权利交回患者。

> **相关链接** ｜ 2009年"选择与尊严"公益网站就发布了一版医学预嘱：《我的五个愿望》（以下简称《愿望》）。《愿望》中的"由我选定的人帮助我引用生前预嘱"指的是执行辅助人，辅助人做决定必须严格遵照《愿望》内容，而不能代替患者做

出任何医疗决定。生前预嘱的执行辅助人，即生前预嘱"提供者"，也可由近亲属以外的人担任。其范围可参考意定监护人的范围，近亲属以外的亲属、朋友以及其他组织，在其愿意并具备保管和代为提出生前预嘱的情况下，可以成为生前预嘱的"提供者"，代患者向医疗机构提供符合要求的生前预嘱，并监督医疗机构在患者不可治愈的伤病末期或者临终时按照预嘱内容执行。

四、安宁疗护的护理伦理原则

1. 理解和照护临终者　临终者在生命的最后阶段不仅要承受躯体病痛的煎熬，而且要忍受由此产生的焦虑、恐惧等不良情绪的折磨，导致其生存质量降低。医护人员在认识临终者的生理、心理特点及行为反应的基础上，对患者的某些行为失常、情绪变化要予以理解。面对身心承受巨大痛苦的临终者，应积极履行医护人员的道德义务，并以最真挚、亲切、慈爱的态度对待他们。同时，医护人员要宽容大度，满足患者的合理要求，使患者始终得到精神上的安抚，在生命的最后时刻得到照护，安详离世。

2. 保护临终者权益　有些临终者未进入昏迷状态，仍具有情感、思维和想象力等，医护人员应格外注意尊重与维护他们的权利和利益，如允许临终者保留自己的生活方式，参与治疗、护理方案的制订，保护隐私等。即使临终者已处于昏迷状态，医护人员也要尊重其清醒时留下的意愿和家属的代理或监护权。

3. 尊重临终者生活　尽管死亡是生命发展的必然过程，但是临终者仍有生活的权利，任何人都有尊重他们生活的伦理义务。临终也是生活，只不过是一种特殊的生活状态。尊重临终者最后生活的需求实质上是对患者人格的尊重。因此，医护人员要认识患者最后阶段生活的意义，并利用与患者接触的机会进行交谈，指导患者理解生命弥留之际的意义，安慰和鼓励患者，满足其合理需求。同时，医护人员要照顾临终者的日常生活，安排或增加患者与家属会面的机会和时间，让他们说出自己的心愿，尽量帮助患者实现。总之，医护人员要像对待其他可被治愈的患者一样，平等地对待临终者，赋予他们临终生活的价值和意义。

4. 创造良好的休养环境　目前，由于家庭单元缩小、控制临终症状难度较高、安宁疗护机构不足等原因，绝大部分临终者在普通医疗机构中去世。护士需要尽量营造整洁、舒适、温馨的环境，例如使用色彩温暖的窗帘，或在病房内陈列患者熟悉的装饰品等，并提供足够舒适的空间给陪护的家属和友人。

5. 关爱临终者家属　护士一方面要鼓励家属参与照顾临终者，减轻家属的紧张情绪；另一方面也要教会家属照顾临终者的专业知识和方法，使之有能力、有信心参与日常护理工作。护士应注重对家属的关心，尽量帮助其解决实际困难，如为陪护者提供方便、适宜的探视时间以及协助准备丧葬事宜等。

第二节 死亡观与护理伦理

一、传统死亡标准

（一）传统死亡标准的界定

人类社会早期以呼吸停止作为判断死亡的标准，后来演变为以心肺功能停止（即心跳、呼吸停止）为死亡的标志。现已发现的石器时代弓箭刺中公牛心脏象征死亡的洞穴壁画，正说明这一观念。古希腊人将心脏视为生命的中心。《道兰氏医学辞海》曾将死亡解释为："心跳及呼吸停止所显示的外表生命的消失。"1951年美国出版的《布莱克法律辞典》将死亡定义为："生命之终结，人之不存；即医生确定的血液循环完全停止及由此导致的呼吸、脉搏等身体重要生命活动的终止之时。"这种以呼吸、心跳停止作为判定死亡的标准在人类历史上沿用了几千年。

（二）传统死亡标准面临挑战

随着生物医学的发展，以及人类对自身的深入认识和理解，传统死亡标准受到前所未有的挑战。

1. 生物学挑战 随着医学生物学的发展，人们逐渐认识到人的死亡并不是一个时间点，而是在分子水平上逐渐发生的一个过程。例如人的心跳和呼吸停止后，头发和指甲的生长仍在继续，骨细胞也能再继续存活一段时间。此外，在一些特殊条件下，例如低温或因某些药物影响，患者的心跳、呼吸可能微弱到难以探测而被误认为已经停止。再者，死亡的过程可能会因某些"人工条件"的加入而发生逆转，例如在患者自主心跳、呼吸停止时，机械通气、体外膜肺氧合等技术可以替代心肺功能，为患者自主心跳、呼吸的恢复提供可能。因此，仅以自主心跳和自主呼吸停止作为判断死亡的标准来指导医疗护理决策并不科学。

2. 社会学挑战 人类社会越来越多地认识到，社会属性之于"人"的重要性。有部分患者因大脑皮质受到不可逆损害而失去意识，但由于皮质下的生命中枢功能尚存，因此仍存在心跳和呼吸。人在这时没有意识，不具备延续自己生命的基本能力，并且各种社会活动停止，人正常的生物属性和社会属性基本终止。传统死亡标准是否适用于此类患者，受到越来越多的质疑。

二、脑死亡标准

脑死亡标准的出现，是传统死亡标准受到不断挑战的产物，给人类传统的死亡观带来颠覆性改变。对脑死亡标准的接受和认定，是关乎每个人生死观的重大伦理问题，更向医学、法律和哲学等多个学科提出挑战。目前全球各国对死亡标准的采纳一般有两种模式，包括一元模式，即以脑死亡作为唯一标准；二元模式，即心肺死亡和脑死亡标准并存，根据不同情况选择不同标准。

（一）脑死亡的概念及标准

1959年，法国学者Mollaret和Goulon首次提出脑死亡的概念，当时以"深度昏迷"命名，引起各国学者关注。由于历史沿革的关系，目前全球各国对脑死亡的认定并不完全一致。当前采纳脑死亡标准的国家中有两种不尽相同的观点，以美国为代表的多数国家强调以全脑死亡为判断依据，以英国为代表的国家强调以脑干死亡为判断依据。

1. 美国标准　美国医学界将脑干和大脑皮层功能全部丧失的状态称为全脑死亡（whole brain death）。美国对脑死亡的判断以全脑死亡为标准。

（1）哈佛标准：1968年，美国哈佛大学医学院以不可逆昏迷（irreversible coma）为名制订出诊断标准，这是世界上第一个脑死亡诊断标准：① 患者完全丧失对外部刺激和身体内部需求的所有感受能力和反应能力；② 持续1h以上无自主呼吸，且停用人工呼吸机3min而无自主呼吸；③ 所有反射消失；④ 脑电图检查呈等电位（或称脑电静息/直线性脑电图）。

（2）《统一死亡判定法》：1981年，美国医学、生物学及行为研究伦理委员会制订的《统一死亡判定法》规定，个体呈现以下任何一项指征可判定为死亡：① 循环及呼吸系统功能发生不可逆性的停止；② 整个脑部的所有功能，包括脑干功能不可逆性停止。死亡判定必须与一般所接受的医学标准一致。这个标准明确规定在美国判定死亡可以有两种不同的标准，即心肺死亡和全脑死亡。

（3）《成人脑死亡的判定指南》：1995年，美国神经病学会在《统一死亡判定法》的基础上颁布了一份指南，对脑死亡判定的医学标准进行详细描述，并于2010年结合循证医学证据对该指南进行更新。

2. 英国标准　在英国，把脑干功能不可逆丧失的状态称为脑干死亡。脑干一旦被破坏，一切脑干反射和呼吸功能将全部丧失，并且由于脑干网状结构的破坏导致大脑皮层的意识和认知功能丧失，所以脑干功能丧失必将导致全脑功能丧失。因此，英国对脑死亡判断的重点放在脑干死亡的判定上。

（1）《脑死亡的诊断》：1976年，英国皇家医学学院会议公布《脑死亡的诊断》备忘录，首次确认脑死亡概念，并提出脑死亡诊断标准。当出现以下情况，医生可考虑为患者作出脑死亡诊断：① 深度昏迷，但须除外由于药物抑制、原发性低体温和内分泌代谢疾病等情况造成的可逆性昏迷；② 患者自主呼吸困难或者自主呼吸完全停止，需要借助呼吸机维持呼吸，但须除外因肌肉松弛药或其他药物引起的呼吸困难或停止的情形；③ 患者遭受不可治疗的、结构性的脑损害。

确认脑死亡的测试为所有脑干反射消失，即：① 瞳孔固定且无瞳孔对光反射；② 无角膜反射；③ 前庭－眼反射消失；④ 在躯体任何区域接受足量强度刺激后，在脑神经分布范围内无运动反射；⑤ 无对气管刺激的窒息反射；⑥ 当脱离呼吸机达到足够时间，使动脉血二氧化碳分压（$PaCO_2$）上升到足以刺激呼吸的指数时，仍不出现呼吸运动。

（2）《死亡诊断备忘录》：1979年，英国皇家医学院公布的《死亡诊断备忘录》提出，无论其他器官（包括心脏）的功能是否通过人工方式得以维持，脑死亡的认定即认为患者死亡。这一份备忘录被视为英国医学界正式确认"脑死亡即死亡"的标志。

（3）《脑干死亡诊断之准则》：1998年，由英国卫生部制订的《脑干死亡诊断之准则》中明确指出，脑死亡的判定依据为"脑干死亡"。

3. 中国标准　1986年6月，在南京召开的"心肺脑复苏座谈会"上，与会医学专家倡议并草拟了我国第一个《脑死亡诊断标准（草案）》。1999年5月，中国器官移植发展基金会、中华医学会器官移植学分会和《中华医学杂志》编辑委员会在武汉召开中国人体器官移植法律问题专家研讨会，与会专家提出《器官移植法（草案）》和《脑死亡标准及实施办法（草案）》。2003年由卫生部脑死亡判定标准起草小组起草，由中华医学会组织专家讨论并通过《脑死亡判定标准（成人）（征求意见稿）》和《脑死亡判定技术规范（征求意见稿）》。2013年，国家卫生和计划生育委员会脑损伤质控评价中心对原脑死亡判定标准进行修订，完成《脑死亡判定标准与技术规范（成人质控版）》。该标准中明确指出："脑死亡是包括脑干在内的全脑功能不可逆转的丧失，即死亡。"可以看出，将"全脑死亡"定为脑死亡标准使我国在判定脑死亡时更加严格谨慎，从而最大限度地保护个人的生命权。2019年，国家卫生健康委员会脑损伤质控评价中心等相关组织共同发布《中国成人脑死亡判定标准与操作规范（第二版）》；2021年，国家卫生健康委员会脑损伤质控评价中心等相关组织共同发布《脑死亡判定实施与管理：专家指导意见（2021）》。成人脑死亡的判定标准如下：

（1）判定的先决条件：① 昏迷原因明确；② 排除各种原因的可逆性昏迷。

（2）临床判定：① 深昏迷；② 脑干反射消失；③ 无自主呼吸（靠呼吸机维持，自主呼吸激发试验证实无自主呼吸）。以上3点必须全部满足。

（3）确认试验：① 正中神经短潜伏期体感诱发电位显示N9和/或N13存在，P14、N18和N20消失；② 脑电图（EEG）显示电静息；③ 经颅多普勒超声显示颅内前循环和后循环呈振荡波、尖小收缩波或血流信号消失。确认试验的优选顺序依次为①、②、③；以上3项中至少两项阳性。

（4）判定时间：对临床判定和确认试验结果均符合脑死亡判定标准者可首次判定为脑死亡。首次判定12h后再次复查，结果仍符合脑死亡判定标准者，方可最终确认为脑死亡。

脑死亡判定分3个步骤：第一步进行脑死亡临床判定，对符合判定标准（深昏迷、脑干反射消失、无自主呼吸）的进入下一步；第二步进行脑死亡确认试验，至少两项符合脑死亡判定标准的进入下一步；第三步进行脑死亡自主呼吸激发试验，验证自主呼吸消失。上述3个步骤均符合脑死亡判定标准时，确认为脑死亡。

（二）实施脑死亡标准的伦理争议

1. 有利于科学地判定死亡　对于溺水、冷冻或服用中枢神经抑制药自杀等的患者，若以传统死亡标准来判断，在心跳、呼吸极为微弱的情况下，容易被误判为死亡而放弃救治。脑死亡的判定标准详细而准确，最大可能地减少误判情况的发生，更好地维护患者生命。

2. 有利于维护个体尊严　脑死亡者因永久性地丧失维持生命所需的一切感知、运动，生命的维持必须依靠外界支持。这样的个体作为社会人是死亡的。脑死亡标准可以带领人类走出伦理困境，终止对脑死亡者无价值的医疗护理支持，使其安详地走向生命的终点。

3. 有利于节约医疗资源　现代医学技术可以帮助处于脑死亡状态的患者维持呼吸和心跳，但这需要耗费巨大的医疗资源。对家庭而言，把大量的医疗资源用于脑死亡患者身上，虽然延长他们的"存活"时间，但并不能使患者起死回生，而只能增加家属的经济和心理负担。对社会而言，无疑是医疗资源的巨大浪费，严重影响卫生资源的公正、合理分配。脑死亡标准确立后，不仅节约卫生资源，符合社会公共利益，也减轻家庭的负担，具有明显的伦理价值。

2003年2月23日，患者李某因脑干出血送进我国某三级甲等医院。虽经多方救治，仍处于深昏迷状态，无自主呼吸，但心跳还能维持。医院征得家属同意后，严格按照国际通用的脑死亡标准和我国原卫生部颁布的《成人脑死亡判定标准（第三稿）》，对患者进行3次脑死亡诊断，结果均为脑死亡。该患者的亲属和子女在了解脑死亡的真正内涵后，郑重地在放弃治疗协议书上签字。2月25日23时5分，帮助患者维持30余小时呼吸的呼吸机被拆除。21分钟后他的心脏也停止跳动。医院对外正式宣告该患者的死亡。据悉，这是我国正式认定的首例脑死亡。同时，医院在该患者逝世1个多月后，公布了他在医院抢救和接受脑死亡诊断全过程的录像资料。

请思考：

1. 试对上述案例进行伦理学分析？

2. 试分析为什么医院在该患者逝世1个多月之后公布脑死亡诊断的录像？

（三）实施脑死亡的依据

（1）生物学依据：脑死亡标准具有科学基础。系统论认为人是由不同组织、器官和系统组成的具有一定功能活动的有机整体；而驾驭人体整体功能的是人的大脑。主宰人体的脑神经细胞是一类高度分化的终末细胞，死亡后恢复和再生的可能性极小。当脑神经细胞的死亡数量达到或超过一定极限时，人的感知、思维、意识以及自主活动和基本生命中枢的功能将永久丧失。脑神经细胞的这种解剖学、生理学和病理学特性，构成了将脑死亡作为人类死亡诊断依据的科学基础。一旦脑死亡，人体将没有意识，不能思维，无法进行自主运动，丧失了人的基本特征。

（2）社会学依据：实施脑死亡的社会学意义远大于它的生物学意义。人不仅是"生物的人"，同时也是"社会的人"。"人具有社会性"体现在，人在所处的社会关系中扮演特定的角色，既享有一定的权利，又要履行相应的义务。当人进入脑死亡状态时，虽然可以借助仪器和药品维持其心跳和呼吸，但从"人的社会性"这一观点出发，其社会属性已经不复存在。

（3）国家没有制定并颁布正式的法律条文承认脑死亡，但脑死亡标准被医学界普遍接受，医护人员根据患者生前预嘱或其相关家属的意愿，由家属在脑死亡标准和传统死亡标准之间进行选择，并根据家属意愿在履行知情同意的前提下严格实施。但由于缺乏法律对脑死亡标准的许可，用脑死亡标准宣布个体死亡缺乏法律依据，存在一定风险，须慎重且严格地实施和监管。

三、安乐死的护理伦理要求

1986年，陕西省汉中市的中国第一例安乐死事件曾经引发国内社会各界、公众和舆论的广泛关注，医学界、法学界、伦理学界、社会学界等还对此展开深入讨论。随着社会发展和人类文明的进步，人们关于死亡的观念不断发生演变，对生存质量的追求也日渐提高。安乐死带来的伦理问题已是当今中国不得不面临的伦理挑战。

请思考：应该如何面对安乐死带给社会的挑战？

（一）安乐死概述

安乐死一词来源于希腊文"euthanasia"，"eu"是"好的（good）"的意思，"thanasia"是"死亡（death）"的意思，euthanasia即"好的死亡"。安乐死（euthanasia），指不治之症的患者或濒临死亡的人，由于不堪忍受躯体和精神的极度痛苦，在患者及其家属的要求下，由医生按照法定程序，对其停止救治或施以人道的方法使其无痛苦地死亡的过程。在我国，安乐死尚未立法。

（二）安乐死分类

根据执行方式，安乐死分为主动安乐死和被动安乐死。

1. 主动安乐死（active euthanasia） 指医护人员对确认无法挽救其生命且正遭受极端痛苦的患者，根据本人主观意愿，按照一定程序，采取主动措施，如使用药物，主动结束或加速结束患者的生命，又称为积极安乐死。

2. 被动安乐死（passive euthanasia） 指对于确认无法挽救其生命且正遭受极端痛苦的患者，根据本人的主观意愿，按照一定程序，撤除治疗或仅给予维持治疗，缩短患者进入不可逆死亡过程所持续的时间，又称消极安乐死。此外，根据死亡意愿的提出者，也有的学者主张将安乐死分为自愿安乐死和非自愿安死。自愿安乐死是指患者本人要求或同意采取安乐死；非自愿安乐死是指针对那些无行为能力的患者施行安乐死，如有严重畸形的婴儿、脑死亡者等，他们无法表达自己的愿望，通常由其家属提出安乐死的建议。

（三）安乐死的伦理争议

1. 支持安乐死的伦理依据 随着人类社会生产力的发展，丰富的物质财富满足了人类基本的生理需求；对人的关心更多地深入到心理和精神层面，因此生存质量和人性尊严受到越来越多的关注。

（1）能解除疾病的痛苦：临终者通常存在呼吸困难、疼痛、意识障碍、恶心、呕吐、腹水、肠梗阻、贫血和恶病质等症状。随着死亡临近，对症状的控制越来越困难。例如，一些癌性疼痛剧烈到使人痛不欲生的程度。更进一步，躯体症状会严重影响情绪，使患者异常痛苦。实施安乐死能够解除临终者的痛苦。

（2）有利于维护人的尊严：人生的意义不只是"活着"，对尊严的追求是人的特质。尊严是富有理性的人独立选择自己的生活，并通过追求自由、创造价值，使其的选择得到他人或社会的认可和尊重的心理状态和理想。当处于疾病医治无望且极度痛苦状态时，人的尊严往往因疾病的折磨而不复存在。生命在这种无尊严状态下盲目维持，是对生命的亵渎。个人如果选择安乐死，是其坚守个人尊严的体现。

（3）有利于保护人权：人有生命权，人同样有死亡权。生命权是最基本的人权，但是生命权同时也是一种义务。对常人而言，生的欲望及义务阻却了死亡的动机及权利，因此当一个人能够扮演正常的社会角色，有能力履行其责任和义务时，选择死亡或自杀并不被认可和鼓励。然而，当一个人罹患疾病，生存质量非常低劣或已无意识时，已没有能力履行自身义务，没有能力承担其社会责任，而且这种情况并非临终者本人所期望，临终者对此没有任何过错和责任。此时，其生存的义务减弱或消失，而死亡的权利就得以彰显，具有现实的合理性。选择安乐死，表明临终者在面对生命的长度和质量必须做选择时，选择了生存质量，因此实施安乐死是对临终者死亡权利的尊重。

（4）有利于构建积极的生死观：死亡总是与哀伤、恐惧等负性情绪紧密联系，原因之一是由于临终者经历痛苦的疾病终末期。安乐死能缩短人临终前苦苦挣扎的时间，使人在相对舒适、安详的状态下离世，有助于减轻人类对死亡的恐惧。此外，在生死之间，有人选择坚持，忍受疾病的痛苦；有人选择放弃，确保生存的质量。这两种人都是勇敢的。安乐死给人在生死抉择时提供多一个选项。允许人对自己的生死作出勇敢的选择，是构建积极生死观的重要组成部分。

（5）有利于合理分配医疗卫生资源：医疗卫生资源整体不足与分配不均的问题存在于全球各国。一方面，巨额的医疗资源耗费在医治无望的绝症患者身上，使其痛苦地活着。另一方面，许多应当得到救治的患者却因医疗资源的欠缺得不到应有的救治。安乐死可使有限的公共卫生资源应用于所需之处，有利于卫生资源公平、合理地分配。

2. 反对安乐死的伦理依据 反对实施安乐死的声音强烈而持久，秉持这种观点的人认为安乐死违背人类伦理道德，是不能接受的。

（1）违背生命权：生命是人最宝贵的财富，更有许多宗教认为生命是神圣的，例如基督教认为生命由上帝赋予，人没有权利结束人（包括自己）的生命。安乐死结束人的生命，违反了人类最基本的伦理原则。此外，有人虽然肯定安乐死的伦理正当性，却认为实施安乐死，无法避免其被滥用或误用甚至被别有用心的人利用，给人类的生命带来危害。因此，为了避免这些情况，不能在人类社会实施安乐死。

（2）亵渎自由意志：安乐死要求由临终者自己提出申请，表面看是自由意志（free will）的体现，事实上临终者"求死"的要求，通常是受到现实逼迫而造成的，例如患者觉得自己成为别人的负担，或者因为不堪痛苦的临终症状选择安乐死。因此，选择安乐死可能并不是出于人的自由意志。

（3）存在被滥用的可能：安乐死可能从三方面存在无法避免地被滥用的可能性。首先，医生方面。医生是患者病情的判断者，又是安乐死的执行者，虽然有来自家属、法律人士等的监督，但碍于医学科学极强的专业性，要对医生的判断完全理解并作出评价是非常困难的。要作出性命攸关的抉择，要求医生具备精深的专业知识、高尚的人品和稳定的精神情绪。若医生自身出现问题，将会贻害无穷。其次，患者方面。安乐死会鼓励心理脆弱的患者过早地产生绝望情绪而放弃生的愿望，他们会草率地用死亡去应对一切困难。最后，家属方面。家属的绝望情绪可能对患者产生胁迫，使患者认为自己是家人的负担而选择安乐死，甚至安乐死可能被不良家属利用而成为草菅人命的工具。

（4）有悖于医护人员的职业道德："不伤害"是医学、护理学伦理准则之一，即医护人员绝对不会做有损于患者生命的行为。实施安乐死是对这条伦理准则的违反，将会动摇人类历史长久以来形成的对医护人员信任的根基。

（5）催生社会的消极气氛：安乐死要求对现代医学技术无法治愈的人实施，但随着时间的延伸、人类社会的发展，谁也不能保证不会出现转机。若选择安乐死，人一旦死去就不会再有任何转机出现，患者带着绝望走向死亡，而这种负性情绪也会刻印在活着的人心中，催生社会的消极气氛。

（6）给护理学发展带来不良影响：人类医学、护理学的进步，一直是从"不能"到"能"的过程。很多在今天看来无法治愈的绝症，可能在不久的将来就能被攻克。如果仅仅以死亡去"应对"无法治愈的疾病，人类就可能永远止步不前，医学、护理学进步的动力将被阻隔甚至摧毁。

3. 对安乐死保持中立者的伦理依据 有人认为虽然安乐死从理论上是符合伦理道德的，但安乐死的立法及实施会带来一系列社会问题，因此这部分人最终对安乐死采取中立的态度，尤其强调安乐死立法应谨慎。

（1）安乐死立法可能会让符合安乐死条件但本人不愿意离开人世的患者产生无形的心理压力。在安乐死没有立法的情况下，患者即使极度痛苦、病入膏肓，但只要患者愿意，完全可以选择继续活着，并不会出现外在的心理压力或不适。但是如果颁布法律允许对符合安乐死条件的人实施安乐死，那么对这些患者来说无形就会产生一种心理压力。因为这些患者可以从社会法律中透视出社会对他们的期待和评价，认识到自己已经成为社会与家庭的负担，会失去尊严，于是最后就可能在"社会期待"的迫使下，违心地作出安乐死的决定。

（2）安乐死合法化可能会淡化医护人员对符合安乐死条件的患者应承担的社会责任，甚至会导致对安乐死的滥用。

（3）安乐死合法化可能会造成一些社会群体恐惧。尽管实施安乐死需要依照严格的程序进行，但安乐死的合法化，至少意味着从医生那里不仅可以得到治疗方案，还可能得到安乐死的许可证。因此，安乐死立法势必造成人们对医护人员及医院的恐惧。

（4）安乐死立法并不能消除非法安乐死的存在。主张安乐死合法化的目的之一，就是消除非法形式的安乐死，严格安乐死的程序，使安乐死公开、透明。事实上，任何法律的有效实施都离不开伦理的支撑，伦理是最高意义上的法律，对于解决不了的问题简单地将其合法化，并不能解决所有问题。因此，持中立观点的学者认为，安乐死合法化可能带来的弊端及风险远远超过它的益处。医院可以依据特殊的情况不禁止安乐死，但绝对不能鼓励安乐死。而安乐死立法就有可能导致鼓励安乐死的后果。因此，在患者身患绝症且极度痛苦时，患者家属或医生可以基于爱的理由满足患者安详死亡的要求，法律在验证患者的要求、家属及医生的真正善良动机之后，可作出一个非常宽容的判决。这种方法，也许比安乐死合法化能使患者家属及医护人员更加谨慎地、严格地选择和实施安乐死。

总之，由于安乐死涉及复杂的医学、社会、伦理和法律等问题，我国尚未对安乐死进行立法。因此，我国医护人员对临终患者只能提供安宁疗护而不能实施安乐死。

四、尸体护理的伦理规范

对死者的尸体进行最后的护理是终末期护理的重要环节。护士应以充满爱心的态度和细致的技术操作，体现对死者的爱护与尊重。

1. 严肃认真，一丝不苟 在进行尸体护理时，护士应始终保持尊重死者的态度，主要内容包括各类管道的移除、尸体的清洁等。尸体护理是死者在人间停留的最后一站，是死者接受的最后一项护理。尸体护理应遵循死者的宗教信仰、家庭习惯等。护士要将其视为一个人，认真、细致地按照尸体护理的程序施以护理，动作要轻柔，并保护其隐私。

2. 妥善处理遗物、遗嘱　护士应清点死者的遗物，及时交予亲属。若亲属不在现场，应由两名护士共同清点、登记后交由病区专人保管，并及时通知家属认领。

3. 消毒隔离，防止疾病传播　对死者的物品应彻底消毒。对有传染病的死者，应在尸体护理过程中严格执行消毒隔离制度，防止疾病的传播扩散。

4. 尊重家属的情感需求　尸体护理时，由于死者刚离世，是死者家属情绪最悲伤的时刻，护士要尊重和满足家属的合理要求。例如，同意家属参与尸体护理工作，使他们可以送亲人最后一程；也可以给予家属足够的时间和安静、隐私的空间，使家属能够与亲人做最后的道别。

5. 适当遮挡，减少惊扰　为避免给周围的患者及家属带来惊扰，应尽可能在患者临终前将其移至单人房间。若条件不许可，在进行尸体护理的过程中，护士要注意使用屏风等进行遮挡。

案例思考　　　　　　　　　　　　　　**实习护生小张的"犹豫"**

小张是某大学护理学专业四年级学生，目前在一家三级甲等医院老年病房实习了两周。小张照护十多天的李大娘去世了，她感到很难过。带教老师吴护士问她："你可以和我一起为李大娘做尸体护理吗？"小张有些犹豫，她问老师："我行吗？"老师说："行，我带你一起做。"小张在吴老师的带领下，顺利完成了尸体护理。吴老师问小张的感受，小张含着泪水诚恳地说："我很荣幸能送大娘最后一程。"

请思考：在进行尸体护理时应遵守哪些护理伦理要求？

学习小结

本章介绍了安宁疗护、生前预嘱、脑死亡、安乐死等概念，阐述了安宁疗护的特点、安乐死的分类和道德要求，实施脑死亡标准的伦理价值、安宁疗护的伦理意义和生前预嘱的发展现况。学生通过对本章节的学习能够运用安宁疗护的理论知识，提高民众对安宁疗护的熟悉和接受程度；能够恪守尸体护理伦理规范，为逝者科学地实施尸体护理。学生通过学习，应能够在实施安宁疗护和尸体护理时，遵从职业操守；具有尊重、关爱临终者及其家属的人文精神和职业伦理规范。

**复习
思考题**

一、选择题

1. 安宁疗护的主要目标是
   A. 治愈疾病
   B. 延长生命
   C. 提高患者生存质量
   D. 减轻患者家庭负担
   E. 缓解疼痛

2. 安宁疗护中患者最主要的护理问题是
   A. 疼痛
   B. 营养失调
   C. 咳嗽、咳痰
   D. 恶心
   E. 呕吐

3. 关于安宁疗护的特点，以下说法不正确的是
   A. 以临终者为主要对象
   B. 以家庭式照料为中心
   C. 以社会志愿者为主导
   D. 以全面照护为手段
   E. 以医护人员为主导

4. 世界上最早建立的现代安宁疗护机构是
   A. 拉合塔安宁疗护院
   B. 松堂关怀医院
   C. 圣克里斯托弗安宁疗护医院
   D. 威林安宁疗护院
   E. 南汇护理院

5. 李护士护理一位曾是艺术家的临终者，病人很想能再有机会画画，李护士协助为其准备素描工具，下列哪项不是体现安宁疗护的护理伦理原则
   A. 理解和照护临终者
   B. 保护临终者权益
   C. 尊重临终者生活
   D. 创造良好的休养环境
   E. 减轻临终者负担

   答案：1. C；2. A；3. C；4. C；5. E

二、简答题

1. 简述安宁疗护的特点和道德要求。
2. 简述实施脑死亡标准的伦理价值。

3. 简述护士实施尸体护理时应遵守的伦理道德。

（王庆华）

第九章	护理科研工作中的伦理道德	

学习目标

知识目标	1. 掌握　护理科研伦理规范；涉及人的护理科研伦理原则。 2. 熟悉　涉及人的生命科学和医学研究含义及其类型；涉及人的护理科研伦理审查。 3. 了解　科研不端行为的防范机制。
能力目标	1. 能够正确辨别护理科研工作中的不端行为。 2. 能够遵循科研伦理原则开展护理科研活动。
素质目标	具有基本的护理科研道德情感和正确的科研伦理价值观。

第一节　护理科研伦理概述

案例思考

"黄禹锡事件"——科学殿堂中的骗局

韩国科学家黄禹锡在动物克隆领域掌握的技术得到了世界科学界的承认，他得到了政府极大的支持和民众近乎膜拜的景仰，拥有着"克隆之父""民族英雄"以及"韩国最高科学家"等耀眼的光环。然而这个放牛娃出身、经不懈奋斗才获得成功的科学家，最终在虚荣心膨胀、急功近利的欲海中，酿造了悲剧。2006年1月10日，韩国首尔大学公布了黄禹锡造假事件的调查结果，确认他在国际权威杂志《科学》上发表的2篇论文确属编造数据，随之韩国政府取消其"最高科学家"称号，免去其担任的一切公职。黄禹锡等6人因涉嫌欺诈罪、挪用公款罪并违反《生命伦理法》被提起公诉。

回首这场轰动世界的科学丑闻，这个悲剧不光是黄禹锡个人的，也是科学界的，这事件的警示意义在于一个对人类有杰出贡献的科学家，道德品质也应是高尚的，而且是成就其事业的关键。

请思考：通过此案例，你如何理解科研伦理？

护理科学研究的目的是探索护理现象的本质、护理活动的规律，产生新的护理思想和知识，解决各类护理实践中的问题，为医学护理学科发展作出贡献。当这些插上科技翅膀的白衣天使在护理科研的蓝天里翱翔时，面临的不仅是科研中的未知与难题，还面临着伦理与良知的挑战，而只有把握了道德的"罗盘"，"天使"才能在科研天空的飞翔中校准航向。

一、护理科研的特点

1. 研究内容的广泛性　随着医学模式的转变和人们对护理工作需求的增加，护士的职责范围和工作内容、工作形式有了新的理解、新的变化和新的要求。护理学与人文科学、自然科学知识的交叉与渗透，形成的分支学科丰富了护理学专业的内容，由此护理科研的内容也随之扩展而具有广泛性。现代护理学研究内容主要向5个方面扩展：① 由单纯的护理学理论研究向相关学科理论结合研究发展；② 由单纯的医院内临床护理研究向院外社区护理、家庭护理研究发展；③ 由单纯的疾病护理研究向预防、保健、康复护理研究发展；④ 由单纯的生物因素研究向生物、心理、社会等因素综合护理研究发展；⑤ 由单纯的以患者为对象研究向以全人群护理为对象研究发展。随着医学科学的发展，护理科研也逐步走上了全球化的道路，国家之间、地域之间的合作日益增多，护士在重视本学科的同时，还应特别关注相关学科的最新发展和动态，才能树立全面的、综合的、客观的研究方法和态度。

2. 研究对象的特殊性　护理科研的研究对象是人，人的自然属性和社会属性决定了研究对象的特殊性。研究过程和研究成果直接关系到人的身体健康与生命安危，涉及千家万户的悲欢离合。因而护理科研的内容从选题设计、成果鉴定到应用，研究人员都应具有很强的预见性和责任心。临床试验研究及应用，不仅要关注近期疗效，还要考虑远期效果；不仅要考虑到对患者治疗、护理的实际作用，还要考虑到由此带来的副作用。护理科研对象的特殊性不仅使科研的难度增加，同时还要求研究者对人们的健康利益负责。

3. 研究过程的复杂性　护理科研研究对象的特殊性，决定了研究过程的复杂性。首先，人体的生命活动和健康疾病的变化是一个极其复杂的过程，同一病变在不同的人体由于个体的差异性可能呈现不同的临床表现，同一护理措施、方法应用于不同的护理对象会产生不同的效果和作用。人体生命活动的复杂性使护理科研的目的和效果在一定时间、一定范围内带有一定的局限性。其次，对人的生命健康和疾病的护理研究不能单纯地应用生物医学模式的规律和方式，还必须运用心理学、社会学、伦理学等人文社会科学的知识加以综合分析，采用观察法、实验法、测验法和临床评估法等方法进行研究，才能得出正确结论。再次，因人的生命不可逆性决定了护理科研方法的选择应非常谨慎，某些研究的应用效果难以在短期内直接显示出来，增加了护理研究的复杂性。因此，对带有任何损害性的研究手段必须加以严格控制，护理工作者除恪守医学实验研究的伦理规范外，还应科学、周密、合理、谨慎地进行科研设计。

4. 研究成果的两重性　护理科研成果与医学领域其他研究成果一样，具有社会公益性与危害性。护理科研的宗旨和内涵，决定了护理科研成果的社会公益性，保证了护理科研成果服务于民众、服务于社会，与人的价值、社会价值相一致。反之，离开社会公益性的科研成果则会背离科研的核心宗旨，具有社会危害性，是不为社会所接受和认可的，从而失去了护理科研的意义。这就要求护士在护理研究、成果鉴定和推广应用中，应以严肃的科学态度、严密的科学方法，尊重客观规律、尊重科学，作出正确评价。

案例思考　　　　　　　　　　记忆中难以抹去的"海豹畸形儿"

　　　　　　沙利度胺，又名"反应停"，1957年在联邦德国首次作为处方药上市，研究结果显示它能在妇女妊娠期治疗呕吐反应，并有安眠作用，临床疗效明显，于是它成了"孕妇的理想选择"。"反应停"被大量生产、销售，迅速流行于欧洲、亚洲、北美洲、拉丁美洲的17个国家，仅在联邦德国就有近100万人服用过"反应停"。但随之而来的是出生了许多短肢以及脏器畸形的婴儿，形同海豹，被称为海豹肢畸形。1961年这种畸形终于被大量的流行病学调查和试验证实是孕妇服用"反应停"所导致的，短短的几年导致12 000多名婴儿的畸形。经过媒体的进一步披露，人们才知道，在"反应停"出售之前，有关的研究机构与人员并未仔细检验其可能产生的副作用。这是一个可怕的丑闻，更是一次惨痛的教训，它以高昂的代价促成了著名的赫尔辛基宣言这一国际医学界的基本道德标准的诞生，同时该事件被列为人类近代发展史上最值得铭记的二十大教训之一。

　　　　　　请思考：该案例反映的科研伦理焦点问题是什么？

二、护理科研伦理规范

1. 动机纯正、淡泊名利　目的和动机支配着科研人员的科研行为，贯穿于科研过程的始终。护理科研的根本目的在于寻求增进健康、预防疾病、恢复健康、减轻痛苦的途径和方法，发展护理学理论和技术，为人类健康服务。护理研究者有了纯正的科研目的和动机，才会不图个人名利，不计较个人得失，勇于探索并献身科研工作。如果将护理科研仅仅作为个人职称晋升、追逐名利的途径，就可能在研究的关键时刻进退失据、迷失方向，或在功成名就之后丧失科研的热情与动力。

2. 尊重科学、实事求是　护理科研的任何一项研究都可能直接或间接地作用于人体，可能影响到人体健康与安全。因此，研究过程的每一环节都必须尊重科学的客观规律，不应受到任何因素影响，人为地任意修改统计数据，将研究结果夸大或缩小。尊重科学、实事求是，保证研究成果的科学性，是研究者的基本道德。

3. 团结协作、合理竞争　在科研领域中充满了竞争，但更需要合作。护理科研人员之间的团结协作、互相尊重，不仅有利于个人优势的发挥，而且有利于弥补个人的不足和缺陷。在研究过程中，护士应注重：① 平等待人，参加的研究人员不论职位高低、分工如何、技术能力大小，都应相互尊重、关系平等、发扬学术民主。② 团结互助，研究人员之间、协作单位之间要互相支持、互通信息、以诚相待。③ 合理竞争，竞争是发展科技的重要手段，勇于参与竞争是敢于挑战科研难题的自信表现。在护理科研领域中尊重他人成果，通过优势互补，壮大科研力量，在合作基础上的合理竞争是符合现代伦理道德规范的。④ 公平公正，任何研究成果都是集体劳动的智慧结晶，任何人不能独享集体劳动成果。必须公平地对待科研成果，以科研贡献的实际大小为依据分享各方应获得的荣誉和物质利益。

4. 资源共享、正确保密 鉴于共同的研究目的，在从事同一研究工作的系统和个人之间提倡交流观点，在仪器设备、信息资料等方面提倡资源共享，杜绝对有价值的原始研究资料和资源进行封锁垄断，据为己有。在研究中对涉及研究对象隐私的资料要进行保密。在现阶段商品经济社会中，为了保证某项研究的知识产权，保护国家、集体和个人利益，排除外界的干扰，在有限的时间内顺利完成研究工作，对研究工作和内容的暂时保密是允许的，也是符合科研伦理的。

第二节 涉及人的护理科研伦理

案例思考　某科研小组，对中、重度哮喘的患者给予不同剂量的呋塞米雾化吸入治疗进行单盲人体试验。自愿参加的受试者被随机分成治疗组与对照组，并且所有的受试者在实验前停用平喘药1天，除对有明显低氧血症的患者给予30%氧气吸入外，均不加用其他药物。治疗组给予不同浓度呋塞米生理盐水溶液雾化吸入20分钟，对照组仅给予生理盐水雾化吸入，观察4小时。结果治疗组85%的受试者有效，对照组82%的受试者肺功能较前恶化。

请思考：涉及人的生命科学和医学研究中应遵循什么样的科研伦理原则？

一、相关概念界定

（一）涉及人的生命科学和医学研究的含义

2023年2月，国家卫生健康委员会联合教育部、科技部和中医药管理局等有关部门发布的《涉及人的生命科学和医学研究伦理审查办法》（以下简称《办法》）规定，涉及人的生命科学和医学研究是指以人为受试者或者使用人（统称研究参与者）的生物样本、信息数据（包括健康记录、行为等）开展的以下研究活动：① 采用物理学、化学、生物学、中医药学等方法对人的生殖、生长、发育、衰老等进行研究的活动；② 采用物理学、化学、生物学、中医药学、心理学等方法对人的生理、心理行为、病理现象、疾病病因和发病机制，以及疾病的预防、诊断、治疗和康复等进行研究的活动；③ 采用新技术或者新产品在人体上进行试验研究的活动；④ 采用流行病学、社会学、心理学等方法收集、记录、使用、报告或者储存有关人的涉及生命科学和医学问题的生物样本、信息数据（包括健康记录、行为等）等科学研究资料的活动。

与2016年12月国家卫生和计划生育委员会颁布的《涉及人的生物医学研究伦理审查办法》相比，新的《办法》将"涉及人的生物医学研究"拓展为"涉及人的生命科学和医学研究"，不限于医学研究；将"受试者"拓展为"研究参与者"，包括人体研究的受试者，以及提供个人生物样本、信息数据、健康记录、行为等用于涉及人的生命科学和医学研究的个体，强化对人的尊重；并将人体本身以及人的细胞、组织、器官、体液、菌群等和受精卵、胚胎、胎儿纳入人或者人的生物样本范畴。

（二）涉及人的生命科学和医学研究的类型

通常情况下，涉及人的生命科学和医学研究就其对研究参与者的影响来说，主要包括以下类型：① 对研究参与者采取干预措施，以便获得相关安全性和有效性的信息，如药物临床试验、医疗器械临床试验、医疗新技术临床研究等；② 与研究参与者直接接触，通过采血或采集组织标本、访谈或调查问卷等形式收集研究参与者的生物样本或健康记录、行为等其他数据信息；③ 收集既往保存的研究参与者的生物样本或数据信息等，涉及隐私且可辨别个人身份。

涉及人的生命科学和医学研究包括但不限于人体试验。人体试验（human trial）是以健康人或患者作为研究参与者，用人为的试验手段，有控制地对研究参与者进行研究和观察的行为过程。人体试验作为涉及人的生命科学和医学研究的主要形式，就其研究参与者的参与意愿而言，大致可分为以下 6 种类型：

1. **自然试验**　是不受研究者控制，在自然条件下进行的人体试验。如战争、水灾、地震、瘟疫、核泄漏以及疾病突发事件等对人体造成的影响或伤害，由此自然发生或演变而进行的试验研究。此类人体试验的设计、过程、手段和后果都不受人为的控制与干预，相反还是出于医学动机进行的有益工作，因此大多数情况下的自然试验并不违背伦理原则。

2. **自体试验**　研究者因担心试验会对他人带来不利影响，或者试图通过试验亲身感受以获取第一手资料，或者由于其他原因而在自己身上进行试验。此类试验有结果准确等优点，但具有一定的风险，体现了科研人员探索真理的崇高献身精神。

3. **志愿试验**　指研究参与者在对试验的目的、方法、意义、风险等信息充分知情的前提下自愿参加的试验研究。研究参与者可以是患者，也可以是健康人或社会志愿者。此类试验有益于人类医学领域研究，又出自研究参与者意愿，但研究者应承担对研究参与者的道德责任。

4. **强迫试验**　指在一定的政治或武力压迫下，强迫研究参与者接受自己不愿意参加的人体试验。这种人体试验违背了研究参与者的意愿，不仅侵犯了研究参与者的人身自由，而且可能对研究参与者造成严重的身体和精神的伤害。不论后果如何，研究者在道德和法律上都会受到谴责和制裁。

5. **欺骗试验**　指通过向研究参与者传达虚假信息的方式，引诱或欺骗研究参与者参加的人体试验。这种人体试验侵犯了研究参与者的知情同意权，损害了研究参与者的利益，是不道德的，研究者应该受到道德的谴责。一旦给研究参与者带来严重伤害，研究者将受到法律的制裁。

6. **试验性治疗**　通常指对病情严重的患者在常规治疗无效时所采用的一种尝试，或者诊断不明而通过试验性治疗效果作出诊断。不论试验性治疗的结果好坏，研究者一般不受道德谴责。

二、涉及人的护理科研伦理原则

1. **科学目的原则**　涉及人的生命科学和医学研究应当具有科学价值和社会价值，不得违反国家相关法律法规，不得损害公共利益，以提高诊疗水平和护理质量，推动生命科学和医学事业发展，促进人类健康为目的。承担救死扶伤职责的白衣天使，在进行科学研究时，如果把猎奇、作秀或沽名钓誉作为自己的研究目的，损害和玷污的不仅仅是个人的形象和声誉，而是整个医学界白衣天使的形象和声誉，更为严重的是损害了研究参与者的健康利益。

2. **知情同意原则**　知情同意是所有涉及人的生命科学和医学研究开展的前提条件。知情，即研究参与者充分知悉研究的目的、方法、预期益处、可能出现的不适、潜在危险以及可能承受的不适与困难等信息。同意，即研究参与者在充分知悉的基础上不受任何欺骗、胁迫、劝诱、恐吓或任何强迫手段的驱使，自主、理性地表达同意或拒绝参加研究的意愿的权利。研究者开展研究前，应当获得研究参与者自愿签署的知情同意书，允许研究参与者或者研究参与者监护人在任何阶段无条件退出研究。知情同意书应当包括以下内容：① 研究目的、基本研究内容、流程、方法及研究时限；② 研究者基本信息及研究机构资质；③ 研究可能给研究参与者、相关人员和社会带来的益处，以及可能给研究参与者带来的不适和风险；④ 对研究参与者的保护措施；⑤ 研究参与者的权利，包括自愿参加和随时退出、知情、同意或者不同意、保密、补偿、受损害时获得免费治疗和补偿或者赔偿、新信息的获取、新版本知情同意书的再次签署、获得知情同意书等；⑥ 研究参与者在参与研究前、研究过程中和研究后的注意事项；⑦ 研究者联系人和联系方式、伦理审查委员会联系人和联系方式、发生问题时的联系人和联系方式；⑧ 研究的时间和研究参与者的人数；⑨ 研究结果是否会反馈给研究参与者；⑩ 告知研究参与者可能的替代治疗及其主要的受益和风险；《办法》中还增加了两处规定：一是，应告知研究数据和研究参与者个人资料的使用范围和方式，是否进行共享和二次利用，以及保密范围和措施；二是，涉及人的生物样本采集的，还应当包括生物样本的种类、数量、用途、保藏、利用（包括是否直接用于产品开发、共享和二次利用）、隐私保护、对外提供、销毁处理等相关内容。

3. 维护研究参与者利益原则 涉及人的生命科学和医学研究中，应始终将研究参与者的利益放在首位考虑。① 不能因研究的科学和社会利益而忽视研究参与者人身安全与健康权益，研究风险受益比应当合理，使研究参与者可能受到的风险最小化。② 应当公平、合理地选择研究参与者，入选与排除标准具有明确的科学依据，公平、合理地分配研究受益、风险和负担。③ 第三，对研究参与者参加研究不得收取任何研究相关的费用，对于研究参与者在研究过程中因参与研究支出的合理费用应当给予适当补偿；研究参与者受到研究相关损害时，应当得到及时、免费的治疗，并依据法律法规及双方约定得到补偿或者赔偿。④ 切实保护研究参与者的隐私权，如实将对研究参与者个人信息的收集、储存、使用及保密措施情况告知研究参与者并得到其许可，未经研究参与者授权不得将研究参与者的个人信息向第三方透露。⑤ 对涉及儿童、孕产妇、老年人、智力障碍者、精神障碍者等特定群体的研究参与者，应当予以特别保护；对涉及受精卵、胚胎、胎儿或者可能受辅助生殖技术影响的，应当予以特别关注。

4. 研究方法科学原则 为保证研究结论的客观性，增强研究的可信度，必须严格遵守研究方法科学原则。严谨的科研设计是避免大规模、无序而有风险的科学研究的关键环节，保证了研究参与者的利益。在研究结束后，研究人员必须做出实事求是的科学报告。任何篡改数据、编造材料的行为都不符合科研伦理原则。

5. 伦理审查原则 伦理审查是保证涉及人的生命科学和医学研究符合伦理要求的必要组织程序，是保证涉及人的生命科学和医学研究的伦理性质的基本环节。《办法》明确规定，开展涉及人的生命科学和医学研究应当按照要求开展伦理审查，二级以上医疗机构、设区的市级以上卫生机构（包括疾病预防控制机构、妇幼保健机构、采供血机构等）、高等学校、科研院所等机构应当设立伦理审查委员会，对所有研究参与者的临床医学和健康研究项目进行事先的审查，提出修改要求，决定是否批准，对项目进行跟踪复审，对研究在科学、伦理和规范方面是否符合国际和国内相关规范和指南进行监督，其宗旨是保护研究参与者的权利和福祉。

相关链接 | **《纽伦堡法典》的产生**

1945年11月至1946年10月在德国纽伦堡审判中揭露：在第二次世界大战期间，纳粹医生约瑟夫·门格尔曾在数十万名犹太人身上进行过恐怖的医学试验，一些囚犯甚至遭到活体解剖，门格尔因此被人称作"死亡天使"。他在1 500多对双胞胎身上进行各种恐怖的人体试验，包括将各种化学药剂注入双胞胎的眼中，企图改变眼睛的颜色；把双胞胎缝在一起创造"连体婴"等。根据档案记载以及幸存者的证词，专家确认法西斯医生在活人身上做了以下一系列试验：① 从子宫颈上切下组织或将整个子宫切除；② 在青年妇女身上切除卵巢做绝育手术；③ 用大批犯人来实验毒物的作用；④ 对男人进行阉割或用X线施行绝育；⑤ 在活人身上做人工传染疟疾、诱发伤寒、人工受孕等。基于这些残忍试验的历史教训，纽伦堡审判之后，在专家、学者的帮助下，法庭起草了一部行为法规，即《纽伦堡法典》。在医学人体试验中，这部法典是具有里程碑意义的文件。人类自由的伦理学价值和人的神圣不可侵犯性是这部法典的两块基石。

三、涉及人的护理科研伦理审查

（一）伦理审查委员会及其人员组成

《办法》中规定，开展涉及人的生命科学和医学研究的二级以上医疗机构和设区的市级以上卫生机构（包括疾病预防控制、妇幼保健、采供血机构等）、高等学校、科研院所等机构是伦理审查工作的管理责任主体，应当设立伦理审查委员会，开展涉及人的生命科学和医学研究伦理审查，定期对从事涉及人的生命科学和医学研究的科研人员、学生、科研管理人员等相关人员进行生命伦理教育和培训。伦理审查委员会对涉及人的生命科学和医学研究进行伦理审查，包括初始审查和跟踪审查；受理研究参与者的投诉并协调处理，确保研究不会将研究参与者置于不合理的风险之中；组织开展相关伦理审查培训，提供伦理咨询。

伦理审查委员会的委员应当从生命科学、医学、生命伦理学、法学等领域的专家和非本机构的社会人士中遴选产生，人数不得少于7人，并且应当有不同性别的委员，民族地区应当考虑少数民族委员。伦理审查委员会委员应当具备相应的伦理审查能力，定期接受生命科学和医学研究伦理知识及相关法律法规知识培训。必要时，伦理审查委员会可以聘请独立顾问，对所审查研究的特定问题提供专业咨询意见。独立顾问不参与表决，不得存在利益冲突。伦理审查委员会委员任期不超过5年，可以连任。伦理审查委员会设主任委员1人，副主任委员若干人，由伦理审查委员会委员协商推举或者选举产生，由机构任命。

国家卫生健康委负责全国医疗卫生机构开展的涉及人的生命科学和医学研究伦理审查监督，国家中医药局负责涉及人的中医药学研究伦理审查监督。教育部负责全国高等学校开展的涉及人的生命科学和医学研究伦理审查监督，并管理教育部直属高等学校相关工作。其他高等学校和科研院所开展的涉及人的生命科学和医学研究伦理审查的监督管理按行政隶属关系由相关部门负责。县级以上地方人民政府卫生健康、教育等部门依据职责分工负责本辖区涉及人的生命科学和医学研究伦理审查的监督管理。

《办法》新增了条款：机构开展涉及人的生命科学和医学研究未设立伦理审查委员会或者伦理审查委员会无法胜任审查需要的，机构可以书面形式委托有能力的机构伦理审查委员会或者区域伦理审查委员会开展伦理审查。通过委托伦理审查，对于提高伦理审查的质量和范围具有重大意义。

（二）伦理审查委员会的工作运行

伦理审查委员会应当建立伦理审查工作制度、标准操作规程，健全利益冲突管理机制和伦理审查质量控制机制，保证伦理审查过程独立、客观、公正。

1. 研究者提交伦理审查申请　涉及人的生命科学和医学研究的研究者在申请初始伦理审查时应当向伦理审查委员会提交下列材料：研究材料诚信承诺书、伦理审查申请表、研究人员信息、研究所涉及的相关机构的合法资质证明、研究经费来源说明、研究方案和相关资料、知情同意书、生物样本和信息数据的来源证明、科学性论证意见、利益冲突申明、招募广告及其发布形式、研究成果的发布形式说明、伦理审查委员会认为需要提交的其他相关材料。

2. 伦理审查的方式　伦理审查委员会对涉及人的生命科学和医学研究的审查主要有会议审查、简易程序审查、应急审查和免除审查等方式。

（1）会议审查：会议审查是通过召开伦理审查委员会会议进行审查，并在受理后30天内开展伦理审查并出具审查意见。

（2）简易程序审查：以下情形可以适用简易程序审查的方式：① 研究风险不大于最小风险的研究；② 已批准的研究方案做较小修改且不影响研究风险受益比的研究；③ 已批准研究的跟踪审查；④ 多机构开展的研究中，参与机构的伦理审查委员会对牵头机构出具伦理审查意见的确认等。简易程序审查由伦理审查委员会主任委员指定两个或者以上的委员进行伦理审查，并出具审查意见。审查意见应当在伦理审查委员会会议上报告。简易程序审查过程中，出现研究的风险受益比变化、审查委员之间意见不一致、审查委员提出需要会议审查等情形的，应调整为会议审查。

（3）应急审查：在疫情暴发等突发事件紧急情况下，一般在72小时内开展伦理审查、出具审查意见，并不得降低伦理审查的要求和质量。相关要求可详见《涉及人的临床研究伦理审查委员会建设指南（2020版）》。

（4）免除审查：《办法》中新增规定，使用人的信息数据或者生物样本开展以下情形的涉及人的生命科学和医学研究，不对人体造成伤害、不涉及敏感个人信息或者商业利益的，可以免除伦理审查，以减轻科研人员不必要的负担，促进涉及人的生命科学和医学研究开展。例如：① 利用合法获得的公开数据，或者通过观察且不干扰公共行为产生的数据进行研究的；② 使用匿名化的信息数据开展研究的；③ 使用已有的人的生物样本开展研究，所使用的生物样本来源符合相关法规和伦理原则，研究相关内容和目的在规范的知情同意范围内，且不涉及使用人的生殖细胞、胚胎和生殖性克隆、嵌合、可遗传的基因操作等活动的；④ 使用生物样本库来源的人源细胞株或者细胞系等开展研究，研究相关内容和目的在提供方授权范围内，且不涉及人胚胎和生殖性克隆、嵌合、可遗传的基因操作等活动的。

3. 伦理审查的内容 研究是否违反法律法规、规章及有关规定的要求；研究者的资格、经验、技术能力等是否符合研究要求；研究方案是否科学、具有社会价值，并符合伦理原则的要求；中医药研究方案的审查，还应当考虑其传统实践经验；研究参与者可能遭受的风险与研究预期的受益相比是否在合理范围之内；知情同意书提供的有关信息是否充分、完整、易懂，获得知情同意的过程是否合规、恰当；研究参与者个人信息及相关资料的保密措施是否充分；研究参与者招募方式、途径、纳入和排除标准是否恰当、公平；是否向研究参与者明确告知其应当享有的权益，包括在研究过程中可以随时无理由退出且不会因此受到不公正对待的权利，告知退出研究后的影响、其他治疗方法等；研究参与者参加研究的合理支出是否得到了适当补偿；研究参与者参加研究受到损害时，给予的治疗、补偿或者赔偿是否合理、合法；是否有具备资格或者经培训后的研究者负责获取知情同意，并随时接受研究有关问题的咨询；对研究参与者在研究中可能承受的风险是否有预防和应对措施；研究是否涉及利益冲突；研究是否涉及社会敏感的伦理问题；研究结果是否发布，发布方式、时间是否恰当等。

4. 伦理审查的结果 伦理审查委员会可以对审查的研究作出批准、不批准、修改后批准、修改后再审、继续研究、暂停或者终止研究的决定，并应当说明理由。伦理审查委员会作出决定应当得到超过伦理审查委员会全体委员二分之一同意。委员应当对研究所涉及的伦理问题进行充分讨论后投票，与审查决定不一致的意见应当详细记录在案。经伦理审查委员会批准的研究需要修改研究方案、知情同意书、招募材料、提供给研究参与者的其他材料时，研究者应当将修改后的文件提交伦理审查委员会审查。经伦理审查委员会批准的研究在实施前，研究者、伦理审查委员会和机构应当将该研究、伦理审查意见、机构审核意见等信息按国家医学研究登记备案信息系统要求分别如实、完整、准确上传，并根据研究进展及时更新信息。对已批准实施的研究，研究者应当按要求及时提交研究进展、严重不良事件，方案偏离、暂停、终止，研究完成等各类报告。伦理审查委员会应当按照研究者提交的相关报告进行跟踪审查。学术期刊在刊发涉及人的生命科学和医学研究成果时，应当确认该研究经过伦理审查委员会的批准。研究者应当提供相关证明。

第三节 科研不端行为的伦理防范

案例思考 某医院在职人员李某开展了一项关于癌症患者复发恐惧的现况研究，收集完患者的问卷资料后，为尽快发表期刊论文，他并未进一步录入与分析这些数据，而是交由中介代理机构代写，并向期刊代理投稿。期刊编辑部收稿后，编委审稿时通过数据库检索发现该文题目及内容与另一本期刊已发表的一篇文献雷同，研究对象稍有不同，但两篇文章的作者单位不同，且该文未加引用。编辑部在进一步调查时发现，第三方中介在投稿系统上注册多个用户名，且每个用户名使用的邮箱和手机号都不同，存在一稿多投的现象，遂将该论文退稿。

请思考：科研不端行为有哪些表现形式？如何防范？

一、科研不端行为的主要表现

（一）科研不端行为的含义

科研不端行为（scientific misconduct）是指违反科学共同体公认的科研行为准则的行为，它既包括各种科研不道德行为，也包括各种科研违法行为。不同国家不同部门对科研不端行为有不同的界定，如美国国家科技政策办公室将其界定为在计划、实施、评议研究或报道研究结果中伪造（forge）、篡改（tampering）或剽窃（plagiarism）；中国科学院将科研不端行为界定为研究和学术领域内的各种编造、作假、剽窃和其他违背科学共同体公认道德的行为，滥用和骗取科研资源等科研活动过程中违背社会道德的行为。

国内外普遍认为，科研不端行为主要包括3种特征：① 违反科学界通用的伦理标准，或严重背离相关研究领域的行为规范。② 不端行为是明知故犯或是肆无忌惮的。③ 不端行为不包括错误或观点的分歧。可以说所有违背科研伦理与法律规范及其他触犯科研诚信原则的行为，均属科研不端行为。

（二）科研不端行为的表现形式

科研不端行为的表现形式很多，在科研活动的过程中缺乏严谨的科学态度、浮躁浮夸、急功近利，主要表现为5种类型：

1. 科研立项中的不端行为 ① 将本人正在评审的立项课题的保密内容泄露给他人；② 在基金项目申请中，申报信息造假，杜撰前期基础或夸大事实，以谋求立项；③ 故意隐匿科研项目实施后可能存在的负面影响；④ 抄袭或窃取同行的课题申请方案；⑤ 科研项目的重复申报。

2. 科研过程中的不端行为 ① 隐瞒事实真相，采用欺骗、诱惑或强迫的手段取得研究参与者的"同意"，违背了知情同意原则；② 对某些生物安全、放射性材料等的使用和处理，忽视政策或违规处理；③ 违反所在研究机构的生物安全规定而未尽告知义务，将他人暴露于生物风险之中；④ 研究中发生不良事件而不报告；⑤ 研究中虐待动物或对动物造成不必要的伤害，违反动物实验伦理；⑥ 为达目的，任意编造、篡改或拼凑数据，以获得本人想要的结果；⑦ 操纵实验或其他评价方法，夸大或捏造实验观测结果；⑧ 未经许可，复制他人研究数据或软件程序等；⑨ 为了应对资助方的压力，随意修改研究的设计、方法或结果；⑩ 过度使用、忽略或剥削研究生的科研劳动。

3. 论文发表中的不端行为 ① 争名：不依据研究贡献大小安排次序，以与论文研究无重要关联的特殊服务，或以权势要求获得署名及署名排位；② 挂名：将对论文研究没有贡献的人列为作者；③ 借名：未经他人同意，将权威专家、学者列为作者之一或致谢者，借助名人之名发表论文；④ 盗名：未告知合作研究者，将研究论文以独撰形式发表或申请个人专利，侵占集体研究成果；⑤ 未经授权运用他人的设计或思路，或对这种使用未给予应有的感谢；⑥ 一稿多投或一稿多发，同一研究成果在两种或两种以上不同期刊上发表相同的论文，或同一研究论文以不同题目在不同期刊发表；⑦ 为了个人目的或利益，抄袭、剽窃他人的论文，或买卖论文。

4. 科研成果鉴定与评审中的不端行为 ① 在对科研成果进行同行的鉴定或资助部门验收的时候，采用各种手段收买评议人，以做出不合理的评价；② 评审中出具虚假的效益报告；③ 在成果评价中，因同行相轻或个人恩怨，刻意贬低或夸大研究价值及贡献，做出不切实际的评议结果。

5. 科研经费使用中的不端行为　① 转移、挤占和挪用科研经费；② 骗取经费、装备和其他支持条件等科研资源。

二、防范科研不端行为的伦理意义

1. 维护护理科研的正确方向　纯正的目的和动机是科学研究的灵魂，它支配着研究人员的行为，贯穿于科研工作的始终，是保证科研活动造福人类的前提。古今中外，许多研究者为了人类的健康，为了生命科学和医学事业的发展，以锲而不舍的钻研精神献身于科学研究工作。他们不仅是真知的探索者，而且也常常是道义的引领者，故往往备受社会的敬重。然而当今对学术荣誉及与之密切相关的各种利益的追求日益激烈，引发了一些科研人员的价值冲突，产生了导致科研不端行为的职业和社会诱因。科研不端行为亵渎了科学研究的圣洁性，阻碍了科学技术的发展和应用。因此，应当防范科研不端行为，端正科研动机和目的，以此维护护理科研的正确方向。

2. 合理获取和应用护理科研成果的重要前提　科研的道路是艰难曲折的，护士必须具有高尚的道德品格、坚强的意志、无私的奉献精神才能攀登科学的高峰。当今社会，在象牙塔里、知识殿堂、高山仰止的教授、学者和意气风发的天之骄子中，为了不同目的而层出不穷的科研造假事件、损害研究参与者利益的问题，震动了全球科学界，同时把科学家的学术道德问题推向公众关注的焦点。护理科研活动及其成果的应用，与其他研究一样，总是与人、社会和生态系统发生一定的联系，由此而产生对人、对社会的影响、后果和价值等伦理问题。只有防范科研不端行为，弘扬科学道德，才能合理地获取和应用科研成果。

3. 培养护理科研人才的必然要求　在大力提倡开展护理科研工作的同时，对护理科研人才的学术能力和学术道德的培养被提升到重要的位置。对于护理科研人才培养来说，科研能力的培养和提高是无止境的，而良好的科研道德可以促进护士科研能力的培养和提高，有助于护理学术界学术道德水准的维护，并使之进入良性循环的发展轨道。因此，防范科研不端行为，提升科研伦理素养是护理科研人才培养的必然要求，也是护理科研队伍自身建设的重要方面。

4. 调节护理科研过程中各种关系的基本条件　护理科研是一项集体创造的活动，它不仅涉及前人的成果和旁人的经验，在重大课题研究中还须依靠多学科、多专业人员的通力合作。因此，防范科研不端行为是科研活动中每位护理科技工作者应当遵守的伦理规范、行为准则和应具备的伦理素养，这既表现出护理科技工作者在从事科研活动时的价值追求和理想人格，也具体反映了科技工作者在护理科研活动中正确处理个人与个人、个人与集体、个人与社会之间相互关系的行为准则或规范，是建立一种高效、有序、适于护理科研的人际环境的基本条件。

三、科研不端行为的防范机制

1. 倡导科研诚信，重视科研伦理教育　科研诚信是科技创新的基石。2018年，中共中央办公厅、国务院办公厅印发的《关于进一步加强科研诚信建设的若干意见》中明确指出，从事科学研究的企业、事业单位、社会组织应将科研诚信工作纳入日常管理，加强对科研人员、教师、青年学生等的科研诚信教育，在入学入职、职称晋升、参与科技计划项目等重要节点必须开展科研诚信教育。科技计划管理部门、项目管理专业机构以及项目承担单位，应当结合科技计划组织实施的特点，对承担或参与科技计划项目的科研人员有效开展科研诚信教育。因此，应当加强对护理科技工作者的科研伦理教育，倡导在护理科研工作中秉承求实、创新、自由、独立的科学精神，恪守科研伦理准则和诚信行为规范。

2. 规范管理机制，健全科技评价体系　科研管理体制的不规范成为科研不端行为产生的温床，科技评价体系的不健全成为科研不端行为产生的助推力。2021年国务院办公厅发布的《关于完善科技成果评价机制的指导意见》中明确提出，针对科技成果具有多元价值的特点，科学确定评价标准，开展多层次差别化评价，提高成果评价的标准化、规范化水平。例如基础研究成果以同行评议为主，鼓励国际"小同行"评议，推行代表作制度，实行定量评价与定性评价相结合；应用研究成果以行业用户和社会评价为主，注重高质量知识产权产出，把新技术、新材料、新工艺、新产品、新设备样机性能等作为主要评价指标。坚决破解科技成果评价中的"唯论文、唯职称、唯学历、唯奖项"问题，坚决反对"为评而评"、滥用评价结果，防止与物质利益过度挂钩，杜绝科技成果评价中急功近利、盲目跟风现象。只有健全科技评价体系，还科技评价于科学共同体，才能制止科研的浮躁情绪，激励出原创性成果，从而减少科研不端行为的发生。

3. 完善制度建设，加强科技伦理治理　防范科研不端行为，加强源头治理，伦理先行。科技伦理是开展科学研究、技术开发等科技活动需要遵循的价值理念和行为规范，加强科技伦理治理，制度是基础。2022年中共中央办公厅、国务院办公厅印发的《关于加强科技伦理治理的意见》从制定和完善科技伦理规范和标准，建立科技伦理审查和监管制度，提高科技伦理治理法治化水平，加强科技伦理理论研究等方面对制度建设作出具体部署。引导科技人员自觉遵守科技伦理要求，主动学习科技伦理知识，增强科技伦理意识，自觉践行科技伦理原则，坚守科技伦理底线，发现违背科技伦理要求的行为，要主动报告、坚决抵制。科技项目/课题负责人要严格按照科技伦理审查批准的范围开展研究，加强对团队成员和项目/课题研究实施全过程的伦理管理，发布、传播和应用涉及科技伦理敏感问题的研究成果应当遵守有关规定，严谨审慎。

4. 建立惩戒机制，整治科研不端行为　受到法律惩治和对科研不端行为的披露与正面教育同样重要。国家层面设计的顶层制度《中华人民共和国著作权法》《中华人民共和国专利法》《中华人民共和国科学技术进步法》《中华人民共和国促进科技成果转化法》《中华人民共和国科学技术普及法》等多部法律法规都有涉及科研不端行为的相关惩处条款，为整治国内科研不端行为提供了一定的法律依据。针对科学研究中的科研不端行为、学术浮躁、学术腐败等现象，教育部、科技部等政府管理部门也加强了制度建设，如《教育部关于严肃处理高等学校学术不端行为的通知》《科研诚信案件调查处理规则（试行）》等，以惩处科研不端行为，增强广大科研人员的自律意识，减少科研不端行为的发生。目前，我国各高等院校、科研机构等也陆续制订了基层执行政策，并实施了本单位规制科研不端行为的相关措施。应建立、健全科研不端行为的处罚和不良信用记录制度，建立综合公示平台。一旦违规，严肃查处，提高违规成本，对科研不端行为零容忍。在科研不端行为中挖掘其法律成分，让科研违法行为理所当然地进入法律关系，合理扩充法律规范的调整范围，使科研不端行为中违背法律规范的科研违法行为公正地受到法律制裁，这对预防和遏制科研不端行为，减少科研不端行为的社会危害性是必要的。

相关链接 | **政府管理部门颁布的科研诚信相关主要文件**

1999年，科技部、教育部等联合发布《关于科技工作者行为准则的若干意见》

2002年，教育部发布《关于加强学术道德建设的若干意见》

2009年，教育部发布《教育部关于严肃处理高等学校学术不端行为的通知》

2014年，国家卫生计划生育委员会发布《医学科研诚信和相关行为规范》

2016年，教育部颁布《高等学校预防与处理学术不端行为办法》

2018年，中共中央办公厅、国务院办公厅印发《关于进一步加强科研诚信建设的若干意见》

2019年，科技部、中央宣传部联合发布《科研诚信案件调查处理规则（试行）》

2020年，科技部印发《关于破除科技评价中"唯论文"不良导向的若干措施（试行）》

2021年，国家卫生健康委员会、科技部、中医药局联合发布《医学科研诚信和相关行为规范》

2022年，科技部等二十二部门印发《科研失信行为调查处理规则》

学习小结

本章首先介绍了护理科研的特点和科研伦理规范，学生通过对本部分的学习能说出护理科研伦理规范的内容；其次从相关概念界定、科研伦理原则、科研伦理审查等方面介绍了涉及人的护理科研伦理，学生通过对本部分的学习能正确复述涉及人的生命科学和医学研究含义及其类型，理解涉及人的护理科研伦理原则，熟悉涉及人的护理科研伦理审查的方式与内容；最后介绍了科研不端行为的主要表现、防范科研不端行为的伦理意义与科研不端行为的防范机制，学生通过对本部分的学习能正确辨别护理科研工作中的不端行为，能够遵循科研伦理原则开展护理科研活动。

复习思考题

一、选择题

1. 护理科研的特点是
   A. 内容单一
   B. 开展容易
   C. 过程复杂
   D. 任务宽松
   E. 措施简单

2. 下列关于涉及人的生命科学和医学研究类型的描述中，错误的是
   A. 我国著名传统季德胜蛇药片的研制，是采用自体试验而获得的

B. 第二次世界大战中，德国纳粹强迫战俘进行的截肢、绝育等是强迫试验

C. 社会志愿者参与志愿试验，研究者无须承担对研究参与者的道德责任

D. 对病情严重的患者在常规治疗无效或者诊断不明时，可通过试验性治疗的效果作出诊断

E. 通过向研究参与者传达假信息的方式，引诱或欺骗研究参与者参加的人体试验，侵犯了研究参与者的知情同意权

3. 下列符合科研不端行为表现形式的是

A. 严格保密本人正在承担的课题立项评审的保密内容

B. 在研究中发生不良事件进行报告

C. 隐瞒事实真相，采用欺骗、诱惑的手段取得研究参与者的"同意"

D. 遵守在研究机构的生物安全规定并履行告知义务

E. 经许可使用他人研究数据或软件处理程序

4. 护士李某正开展一项关于胃癌患者癌因性疲乏的现状调查，在征得患者同意后进行问卷调查，为加快研究进度，她编造了部分的问卷材料，并在统计分析时篡改了部分数据，其行为主要违背了哪项科研伦理原则

A. 科学目的原则

B. 知情同意原则

C. 维护研究参与者利益原则

D. 伦理审查原则

E. 研究方法科学原则

5. 某大学生王某论文被撤稿，进行调查发现其在以第一作者身份撰写论文后，伪造了通讯作者电子邮箱，随后委托其同学投稿。根据其同学自述，他在投稿推荐审稿人环节伪造审稿人邮箱，从而掌控此邮箱并向编辑部反馈编造的审稿意见。王某的行为属于

A. 科研立项中的不端行为

B. 科研过程中的不端行为

C. 论文发表中的不端行为

D. 科研成果鉴定与评审中的不端行为

E. 科研经费使用中的不端行为

答案：1. C；2. C；3. C；4. E；5. D。

二、简答题

1. 简述护理科研伦理规范。

2. 简述涉及人的护理科研伦理原则。

3. 简述科研不端行为的主要表现形式。

（张　旋）

第十章 护理管理工作中的伦理规范

10章

学习目标

知识目标
1. 掌握 护理管理伦理、护理决策的概念；护理管理的伦理原则。
2. 熟悉 伦理在护理决策中的意义；护理决策伦理选择的基本要求。
3. 了解 护理决策伦理选择的基本程序；提升护理决策伦理选择能力的对策。

能力目标
1. 能够运用护理伦理学和护理法律法规的知识指导护理实践活动。
2. 能够做出正确的护理决策，解决护理伦理难题。

素质目标
具有基本的护理管理伦理理念和护理决策能力。

第一节 护理管理伦理

案例思考

一天，某医院血液科病房某患者家属来找护士长反映问题，原来他发现护士上班时有玩手机游戏的现象，这让他感到不安，他担心护士由于玩手机而忽略对患者的照护，于是要求护士长换一个年龄稍大一些的护士值班，还说现在的年轻人都痴迷玩手机。护士长在安抚患者和家属的情绪后，开始调查当班的护士、医生及护士助理，发现玩手机的现象确实存在，特别是夜间及周末。于是护士长做了一个决定——护士上班不许带手机。然而，这一决定引发了科室内所有护士的不满，有护士针对此事向医院护理部投诉。

请思考：

1. 此案例暴露了该病房在护理管理中存在哪些伦理问题？

2. 护士长的决策是否符合护理管理伦理原则？

　　管理行为遍布于所有行业，所有管理都存在着相应的管理伦理规范。护理管理伦理（nursing administration ethic）是指在护理管理活动中形成的各种道德现象、伦理关系以及用来协调各种伦理关系的伦理原则和规范的总和。护理管理伦理直接决定了护理服务质量，也决定了服务对象的感受。护理管理伦理的本质在于将伦理的实践作用和护理管理活动有机地结合起来，使护理管理获得深层次的精神动力，促使护理实践达到合乎伦理与理性的发展。护理管理伦理的核心在于对患者生命、尊严及权利的重视，为个体、家庭及社会提供高水平的护理服务；充分调动护士的工作热情，提高护士整体素质，为促进全民大健康奠定坚实的基础。而护理管理者的伦理水平则是衡量护理管理者的职责履行、管理能力及效果的重要标准。

一、伦理在护理管理中的意义

1. 丰富护理管理理论　护理管理是护理工作的重要内容之一，我国护理管理学现已逐渐形成了自己的学科体系，并逐渐向现代化、科学化、标准化、制度化和法治化的方向发展。随着生物-心理-社会医学模式的发展，护理管理也不仅局限于技术层面的管理，还要加强护理管理者的伦理素养。树立护理管理的伦理学理念，尊重护士的信念，约束护士的行为，重视护士的伦理素养，提高护士的综合素质，监督护士将有利、尊重、不伤害、公正的护理伦理学基本原则运用到患者的日常管理中，提升患者整体健康水平。这些伦理要求既拓展了护理管理的理论知识体系，又可以使护理管理学具备坚实的伦理学支撑，保证了护理管理工作朝着更科学的方向发展。

2. 规范护理管理行为　护理管理的职责包括行政管理、人力资源管理、财务管理、临床质量控制、风险管理等。有效的护理管理能够为医护人员维持良好的工作环境，为患者提供满意的服务，促进护理专业及医院发展。当今时代是一个变革的时代，人们的价值观念、伦理思想也出现了多元化，这就增加了护理管理的难度。护理管理过程中融入伦理学知识，护理实践中融入伦理学理念并兼顾护患双方的利益，对护士的护理科研及护理管理活动等进行伦理审视已经成为护理管理的重要任务。伦理学通过在伦理原则下制订的外在制度及其内化的动力作用来规范护理管理者及护士的行为。因此伦理在规范护理管理行为的过程中具有积极的意义。

3. 和谐护理管理关系　建设和谐的护理管理伦理关系是建设社会主义和谐社会的重要组成部分。与护理管理相关的关系至少包括以下几个方面：① 人与人之间的关系，如护患关系、医护关系、护护关系、管护关系；② 人与组织之间的关系，如护士与科室及其医疗机构之间的关系；③ 组织之间的关系，如医联体内部医院与社区卫生服务中心之间的关系，医疗机构与卫生主管部门之间的关系；④ 人、医疗机构与社会之间的关系；⑤ 人与自然环境之间的关系。护理伦理学通过明确的伦理规范促进各种关系的和谐，规范护士的行为，保证各项护理工作的顺利进行。

4. 提升护理管理水平　护理工作的主要任务是维持并促进人类健康，具有典型的社会属性，护理管理者将伦理学知识应用到护理管理实践中，有助于从各方面提高护理管理水平。

（1）护理人力资源管理：护理人力资源规划、招聘与岗位匹配、护士培训与开发、绩效管理、薪酬管理、员工关系管理等方面都可能涉及伦理问题，如处理不当，会降低护士工作满意度，导致工作效率低下，不利于组织目标的实现。护理管理者遵循人力资源管理中的伦理规范，能提升护理人力资源管理水平，使护理团队更健康、更长远地发展。

（2）护理质量持续改进：护理质量管理是护理管理的核心，是护理管理实践的基本任务，也是护理管理水平的重要体现，护理质量不仅取决于护士的综合素质和技术水平，而且与护理管理方法和管理水平密切相关。护理质量的持续改进不仅需要护士遵循准则、规定、程序、方法等，更要求护士具备优秀的伦理素养及良好的工作态度。

（3）护理安全管理：护理安全管理是护理管理的重要任务之一。护理安全管理主要包括患者安全管理和护士安全管理。其中患者安全管理包括医院感染控制、环境安全、患者用药安全、医疗设备器具的安全管理。护士长在医院感染控制的管理中责任重大，护士的手卫生、消毒隔离、患者用药等很多护理操作是由护士独立完成的，是护士慎独精神、伦理素养和责任心的体现。在护士安全管理过程中，保证护士不暴露于危险因素中，保证其身心健康，都涉及护理管理者的伦理素养。因此，伦理原则对于保证护理管理安全、提升护理管理水平至关重要。

（4）护理冲突与处理：护理冲突的处理是体现护理管理水平的重要方面。护理冲突主要包括护士之间的冲突、护患冲突、护士与其他医务人员之间的冲突等。护理冲突与处理是护理管理工作的难点，如果组织内部冲突得不到有效控制，会使护士产生或增加职业倦怠感，使护士自身满意度下降。同时，如果护患冲突处理不当，则会造成护理纠纷，引发社会问题。护理冲突的形成通常与多个责任因素有关，如管理制度不完善、护士操作违反规程、患者期望值与得到的护理服务有差距等。因此，护理冲突的管理涉及许多令人深思的伦理问题，护理管理者要善于在处理护理冲突的过程中运用伦理学的理论与原则，提高自己的护理管理水平。

二、护理管理的伦理原则

1. 以患者为中心的原则 以患者为中心是指护理管理者在管理活动中，以患者的需求作为医疗照护的基础与依据。为满足患者的需求，需要做到以下几点：① 护士要以精湛的护理技术，尽最大的可能帮助患者减轻或解除生理上的病痛，提升患者舒适度；② 护理管理者要保证护理环境的温馨，护理设备的正常运转，护理活动无差错、无事故，护士品德高尚，能为患者提供心理安抚，使患者能感受到在疾病治疗、护理过程中的身体及心理安全；③ 要注重护士人文关怀及共情能力的提升，从社会特征、心理特征等方面对患者进行多元的了解，满足患者的社交需求；④ 护理实践活动中，充分尊重患者的隐私权、知情同意权和选择权等，使患者在接受帮助的同时感受到被尊重；⑤ 护理决策过程中，要将患者及其家属的选择与倾向纳入考虑范围，充分调动患者的主观能动性，使其配合治疗，真正参与到护理计划中，以促进疾病的康复。

2. 以护士为本的原则 以护士为本强调护士的主体地位，强调对护士的尊重、关心和理解。以护士为本是以人为本的原则在护理管理中的具体体现，要求护理管理者重视护士价值，维护其尊严和权利。以调动护士的积极性，做好护士的服务为根本，即以人作为护理管理的根本，并通过加强人的伦理管理来保证和促进护理事业的发展。护士是护理管理的客体，同时也是护理工作的主体，是医疗护理服务的实践者和直接提供者。临床护理工作中，要求护理管理者给予护士充分的自主权，护士可以自主安排自己的工作，护理管理者在保证护理质量的前提下，应尊重护士的护理决策权。

护理管理者遵循以护士为本的管理原则，全面落实人本管理思想，保证广大护士的利益不受损害，关心护士的物质生活和精神需求。既要进行制度管理，亦要进行人性化管理，为他们生活质量的改善、执业素养的提升、护理技能的培养等创造适宜的条件，使他们的潜能得以充分挖掘，从而以良好的状态投入工作，以饱满的热情为患者提供优质的护理服务。

以护士为本的护理管理伦理理念提示在护理管理中，要体现护士的民主管理制度，使护士真正参与医院及护理管理的民主决策、民主管理和民主监督。护理管理者应树立服务意识，将对护士的尊重、关心、支持落实到各项护理管理和服务措施中，借此唤起护士情感上的共鸣，充分激发他们的智慧和积极性，让他们感到自己不仅是被动的管理客体，同时还是富有主动性和创造性的主体，使其与护理管理者共同去实现护理的管理目标。

3. 以提高护理服务质量为中心的原则　随着现代社会的进步和医学的发展，人们对健康和医疗护理服务质量的要求不断提高，尤其是在社会经济迅猛发展的背景下，公众对护理服务质量的要求也越来越严格，护理服务质量与患者的安全息息相关。护理服务质量的优劣主要取决于广大护士的技术水平和道德水准。护理管理者要重视对护士伦理素养的培养，注意对护士人文精神的培养，护士的人文精神决定了护理工作的质量；让护士从思想上意识到护理工作的重要性和神圣性，从根本上改变其为了工作而工作的思想，提高工作质量；强化护士责任感，培养其为护理事业奉献的精神；提高护士沟通能力，促进良好护患关系的建立；还要建立科学、合理的用人机制，防止护理人才的流失，稳定护理队伍。护理管理者要坚持质量持续改进的理念，不断提高护理服务水平，保障患者安全，获得社会对护理行业的认可。

提高护理服务质量，还需要实行精细化管理。护理管理者应为服务对象提供方便、快捷的就医流程，减少其就医的等待时间，简化入院流程，优化出院流程；创设温馨的治疗、护理环境，让患者在疾病治疗的同时，保持身心的愉悦，提高患者满意度；坚持精、准、细、严地对待诊疗及护理的每一个环节，减少或杜绝护理差错事故的发生，以优质的服务质量赢得患者的信任。

第二节　护理管理的伦理规范

案例思考　夜班护士小李为患者陈某进行糖耐量试验的标本采集工作，已经成功完成了空腹、半小时及1小时的血标本采集，在距离最后一次采血还有40分钟的时候，家属来找小李，要求她提前为患者进行最后一次采血，家属说家里有急事，患者必须回家一趟。小李告诉家属，这样会导致最后化验结果不准确，可家属非常坚持，并说已经与医生沟通，且医生也已经同意了。小李随即与医生沟通，医生说："就差这一点时间，没有太大影响的，就给他采了吧，要不明天还得重新采集，会延长患者的住院时间，影响治疗效果的。"小李认真思考后，还是没有按照医生说的去做，引来了患者及其家属的不满。

请思考：

1. 护士小李的行为是否符合护理伦理要求？

2. 案例中涉及哪些伦理问题？

一、护士执业资格管理的伦理规范

（一）护士的执业资格

为了维护护士的合法权益，规范护理行为，促进护理事业发展，保障医疗安全和人民健康，我国的《护士条例》中规定了护士的法律资格。

护理工作必须由具有护士执业资格的人来承担，要取得护士执业资格，必须通过国务院卫生主管部门组织的护士执业资格考试，取得护士执业证书，然后向拟执业地省、自治区、直辖市人民政府卫生主管部门提出申请，并经护士执业注册后方能从事护理工作。

申请护士执业注册，应当具备以下条件：① 具有完全民事行为能力；② 在中等职业学校、高等学校完成国务院教育主管部门和国务院卫生主管部门规定的普通全日制3年以上的护理、助产专业课程学习，包括在教学、综合医院完成8个月以上护理临床实习，并取得相应学历证书；③ 通过国务院卫生主管部门组织的护士执业资格考试；④ 符合国务院卫生主管部门规定的健康标准。护士执业注册申请，应当自通过护士执业资格考试之日起3年内提出；逾期提出申请的，除应当具备前款第①、②、④项规定条件外，还应当在符合国务院卫生主管部门规定条件的医疗卫生机构接受3个月临床护理培训并考核合格。⑤ 护士执业注册有效期为5年。

在护士的执业生涯中，不仅要履行救死扶伤、增进健康、预防疾病、减轻痛苦的职责，还要遵纪守法、依法执业，自觉遵守国家法律法规，遵守医疗卫生行业规章和纪律，严格执行所在医疗机构各项制度、规定，熟知护理工作中的伦理与法律问题，保障患者利益，树立良好的护士职业道德规范，维护自身权益。

（二）禁止执业的情况

《护士条例》第二十一条明确规定，医疗卫生机构不得允许下列人员在本机构从事诊疗技术规范规定的护理活动：① 未取得护士执业证书的人员；② 未按相关规定办理执业地点变更手续的护士；③ 护士执业注册有效期届满未延续执业注册的护士。在教学、综合医院进行护理临床实习的人员应当在护士指导下开展有关工作。

1. 试用期护士　试用期护士是指具有护理专业毕业证，并通过了护士执业资格考试，等待办理执业注册的新入职护士，或新调入的有护士执业资格证还未进行执业地点变更的护士。试用期护士虽具备了一定的护理专业理论知识和技能，但尚未成为法律意义上的护士，同时，由于其经验、技术和能力存在不足，独立执业会影响临床的护理质量，给患者安全和健康带来隐患。试用期护士应在注册护士的监督指导下开展护理工作，不能独立上岗，不得独立从事创伤性或侵入性操作，否则被视为无证上岗、非法执业。

2. 实习护士与见习护士　实习护士是已经完成了全部理论课程学习，但尚未毕业，尚未取得护士执业资格，到医院参加实习的护理学专业学生。从法律上讲，实习护士在参加临床实习过程中，必须按照卫生行政主管部门的有关规定，在执业护士的严密监督和指导下，为患者实施护理。见习护士是在理论课程学习的过程中，学生到医院实地观看临床护理实践的护理学专业学生。见习护士在医院见习过程中，不得进行任何护理实践操作。实习护士和见习护士在进入临床前，医院应按照相关条例和制度的要求，严格进行岗前培训，使其明确自己法定的职责范围，严格遵守操作规程。安排责任心强、临床护理经验丰富、具有带教资格的执业护士进行带教，带教老师应具有一定教学能力，对实习、见习护士进行指导。明确带教老师责任，实习护士在带教老师的监督指导下，如护理操作中发生差错，除本人要承担一定的责任外，带教老师也应承担相应的法律责任。如脱离带教老师的监督擅自开展护理工作，对患者造成了伤害，应接受相应的处罚，如发生了差错则应自行承担法律责任。

二、护士执行医嘱管理的伦理规范

医嘱是医师在医疗活动中下达的医学指令，是医师对患者进行诊断和病情判断后，根据治疗需要对患者在饮食、用药、化验等方面的指示。医嘱分为长期医嘱、临时医嘱和备用医嘱3类。医嘱内容包括护理常规、护理级别、饮食种类、体位、各种检查和治疗，以及药物名称、剂量和用法等。医嘱的内容及起始、停止时间应当由医师书写。执行医嘱是护士在护理工作中应当履行的一项重要职责，是护士对患者实施治疗、护理措施的依据，也是护士最重要的工作内容，执行医嘱的人员，必须是具备执业注册资格的护士。护士在执行医嘱时应注意以下伦理规范：

（一）正确执行医嘱

正确执行医嘱是护士保证患者治疗效果和医疗安全的首要工作。护士在执业过程中应当准确、及时、有效地执行医嘱，随意篡改医嘱或无故不执行医嘱都属于违法行为。护士在执行医嘱时应注意：

1. 在护理工作中，护士应按规定核对医嘱，当医嘱准确无误时，应及时、正确地执行。

2. 执行医嘱前认真核对，包括医嘱类型、医嘱内容、医嘱执行时间、医嘱停止时间，确定无误方可执行。护士可使用掌上电脑（personal digital assistant，PDA）进行扫描，记录执行日期、时间，并由执行人员签名。

3. 护士要合理处理医嘱，要按照医嘱执行要求的轻重缓急执行医嘱，可先执行临时医嘱，后执行长期医嘱。

4. 医嘱执行后，应认真观察疗效与不良反应，及时进行记录并向医师反馈。

5. 临时医嘱须由接班护士执行的，应向有关人员交代清楚，做好标本容器、特殊检查要求（如禁食、术前用药等）各项准备，并在交班报告中详细交班。

6. 对于各种原因导致未能及时执行医嘱的情况，应及时报告医师，做好记录并交班。

7. 对于过敏性药物，应先执行皮试医嘱，双人共同查看皮试结果，做好记录并双人签字，告知医师皮试结果后，方可执行过敏性药物医嘱。

8. 护士在执业活动中，发现患者病情危急，应当立即通知医师。但是在实际工作中，有时医师不能马上赶到，而急危重症患者病情紧急，必须即刻采取紧急措施进行抢救。在这种状况下，护士作为专业技术人员，应当先行实施必要的紧急救护，如给氧、吸痰、止血、建立静脉通道、行胸外心脏按压和人工呼吸等。待医师到达后，护士立即汇报抢救情况并积极配合医师进行抢救，同时做好记录，并请医师及时补开医嘱。《护士条例》第三十一条规定，护士在执业活动中发现患者病情危急未立即通知医师的，由县级以上地方人民政府卫生主管部门依据职责分工责令改正，给予警告；情节严重的，暂停其6个月以上1年以下执业活动，直至由原发证部门吊销其护士执业证书。

（二）慎重执行口头医嘱

在护理工作中，护士要慎重执行口头医嘱，口头医嘱仅限于紧急抢救急危重症患者时执行。护士执行口头医嘱时须注意以下几点：

1. 在对急危重症患者紧急抢救过程中，医师下达口头医嘱后，护士须向医师复述一遍，双方确认无误后方可执行。

2. 执行口头医嘱给药前，应严格核对患者姓名、药名、药物浓度、药物剂量、给药途径等，确保用药安全，并保留使用过的药物空瓶，抢救结束再次双人核对后，方可弃去空瓶。

3. 抢救结束后，医师应及时补记医嘱，完善医嘱内容、时间并记录。护士应准确记录患者病情、生命体征、用药情况、抢救结果等。

4. 特殊药物如剧毒、麻醉药物等不能执行口头医嘱。

5. 电话接到重要报告结果时，要对检验结果进行复述，确认无误后方能记录。

6. 护士擅自执行口头医嘱或电话医嘱均视为违规，一经发现应酌情给予处理。

（三）拒绝执行问题医嘱

1. 护士发现医嘱违反法律、法规、规章制度或者诊疗技术规范，或怀疑医嘱存在错误时，护士有权拒绝执行，并向开具医嘱的医师提出问题。在护理工作中，护士要不断强化自身素质，正确分辨医师所开医嘱是否为问题医嘱。

2. 护士发现问题医嘱，应及时与医师沟通，维护良好的医护关系，尽量通过有效沟通解决问题。如果护士拒绝执行问题医嘱，而医师强制要求执行的，必要时，应当向该医师所在科室的负责人或者医疗卫生机构负责医疗服务管理的人员报告，由管理者出面妥善解决问题。

3. 如果护士明知医嘱有误，可能给患者造成损害，甚至酿成严重后果，却执行了错误医嘱，护士将与医师共同承担所引起的法律责任。

三、护理文件管理的伦理规范

护理文件是护士在护理活动过程中通过护理评估、诊断、计划、实施等形成的文字、符号、图表等资料的总和，是护士对患者进行病情观察、实施治疗护理措施的原始文件记载。护理文件按照记录形式不同，可分为纸质文件和电子文件；按照记录内容，包括体温单、医嘱单、护理评估单、护理记录单、健康教育计划、转运交接单等。护理文件既是医护人员观察诊疗效果、调整治疗护理方案的重要依据，也是衡量护理质量的重要资料，能为医学研究提供原材料，提供法律上的证明文件，是病历的重要组成部分，是评价医院护理管理水平的关键指标之一。为了更好地为患者服务，规范病历书写，提高病历书写质量，使医疗信息为当前医疗、卫生改革服务，国家卫生管理部门制订了全国统一的《病历书写基本规范》。

（一）规范书写护理文件

《病例书写基本规范》第三条规定，病历书写应当客观、真实、准确、及时、完整、规范。

1. 病历书写应规范使用中文和医学术语，通用的外文缩写和无正式中文译名的症状、体征、疾病名称等可以使用外文，要求文字工整，字迹清晰，表述准确，语句通顺，标点正确。

2. 护理文件书写时，一律使用蓝黑墨水，绘制体温单中体温、脉搏标识时，应分别使用蓝色和红色笔。计算机打印的病历应当符合病历保存的要求。

3. 护理文件应当按照规定的内容书写，并由相应的护士签全名，签名要清晰、容易辨认。执行完医嘱后应及时在相应的护理文件上签全名，原则上谁执行谁签名。记录电子文件时，护士不得将本人的电子病历账号和密码交由其他人使用，应遵循账号专人专用，谁记录、谁负责的原则。

4. 病历书写过程中出现错别字时，应当用双直线划去错别字，保留原记录清楚、可辨，并注明修改时间，修改人签名。不得采用刮、粘、涂等方法掩盖或去除原来的字迹。

5. 因抢救急危重症患者未能及时书写病历时，有关医务人员应当在抢救结束后6h内据实补记，并加以注明。

6. 病历书写一律使用阿拉伯数字书写日期和时间，采用24h制记录。护士在记录护理文件时，应逐页、逐项填写，每项记录前后均不得留有空白，以防添加。

7. 见习、实习或试用期护士不得独立签名，应由持有护士执业资格证的带教老师审阅、修改并签名。进修护士书写的护理文件应该由上级护士或本医疗机构执业护士审查、修改并签名。

（二）妥善保管护理文件

护理文件是护士从事护理工作是否合乎法律规范的重要档案和证据，对医疗、预防、教学、科研、医院管理等都有重要的作用，必须按照规定妥善保管。《中华人民共和国民法典》第一千二百二十五条规定，医疗机构及其医务人员应当按照规定填写并妥善保管住院志、医嘱单、检验报告、手术及麻醉记录、病理资料、护理记录等病历资料。按照《医疗机构病历管理规定》，医疗机构应当严格病历管理，任何人不得随意涂改病历，严禁伪造、隐匿、销毁、抢夺、窃取病历。患者住院期间及出院后，护理文件的保存须注意：

1. 在患者住院期间，其住院病历由所在病区负责集中、统一保管。除涉及对患者实施医疗活动的医务人员及医疗服务质量监控人员外，其他任何机构和个人不得擅自查阅该患者的病历。因科研、教学需要查阅病历的，须经患者就诊的医疗机构有关部门同意后查阅，阅后应当立即归还，不得泄露患者隐私。患者不得自行携带病历出科室，外出会诊或转院时，只允许携带病历摘要及检查、化验汇报单。公安、司法机关因办理案件，需要查阅、复印或者复制病历资料的，医疗机构应当在公安、司法机关出具采集证据的法定证明及执行公务人员的有效身份证明后予以协助。

2. 患者出院后，对病历资料中的医疗护理文件应当及时整理、归档、补充，避免遗失或不全。未纳入归档病历的护理文件如输液单、医嘱执行单等也应按照时间妥善保存，以便查阅。进入病案室后的病历不得再借出进行重新修改。医疗机构应当受理相应人员和机构复印或者复制病历资料的申请，医疗机构可以为申请人复印或者复制的病历资料包括门/急诊病历和住院病历中的住院志（即入院记录）、体温单、医嘱单、化验单（检验报告）、医学影像检查资料、特殊检查/治疗同意书、手术同意书、手术及麻醉记录单、病理报告、护理记录、出院记录等。医疗机构复印或者复制病历资料时，可以按照规定收取工本费。

（三）护理文件的法律作用

护理文件作为病历的重要组成部分，在发生医疗纠纷时，护理文件会成为法庭的重要证据之一，是判断医疗纠纷性质的重要依据。《医疗机构从业人员行为规范》第三十二条规定，护士应按照要求及时准确、完整规范书写病历，认真管理，不伪造、隐匿或违规涂改、销毁病历。《中华人民共和国民法典》第一千二百二十二条规定，患者在诊疗活动中受到损害，因违反法律、行政法规、规章以及其他有关诊疗规范的规定，隐匿或者拒绝提供与纠纷有关的病历资料；遗失、伪造、篡改或者违法销毁病历资料之一的，推定医疗机构有过错。患者有权要求封存和启封其病历。《医疗事故处理条例》第十六条规定，发生医疗事故争议时，死亡病例讨论记录、疑难病例讨论记录、上级医师查房记录、会诊意见、病程记录应当在医患双方在场的情况下封存和启封。封存的病历资料可以是复印件，由医疗机构保管。《医疗事故处理条例》第二十八条规定，若发生医疗事故，负责组织医疗事故技术鉴定工作的医学会应当自受理医疗事故技术鉴定之日起5日内通知医疗事故争议双方当事人提交进行医疗事故技术鉴定所需的材料。在医疗机构建有病历档案的门诊、急诊患者，其病历资料由医疗机构提供；没有在医疗机构建立病历档案的，由患者提供。医疗机构无正当理由未依照本条例的规定如实提供相关材料，导致医疗事故技术鉴定不能进行的，应当承担责任。

相关链接 | **世界上"最早的病历"**

早在公元前6世纪，古希腊阿戈利斯湾的东海岸伯罗奔尼撒半岛的一个村子里，矗立着一尊"医神"阿克勒庇俄斯神像，这里几乎每天都有不少患者前来顶礼膜拜，祈祷自己的病早日得到根治。为此，庙内的祭司们便专门腾出一间房子来，为这些虔诚的患者治病，并将每个患者的病情、症状、治疗结果记录在案，作为个人病历妥善保管起来。这就是世界上最早的病历。

四、药品管理的伦理规范

在临床护理工作中，给药是护士最常见的一项工作，关系到患者的生命安全和治疗效果，而药品管理是护理管理者的一项重要职责。因此，医院应有严格的药品管理制度，护士要熟练掌握各类药物的管理要求，在给药过程中要遵循安全、有效、经济的用药原则，及时观察及报告患者的不良反应，确保用药安全。

（一）基数药品管理规范

为了使患者得到及时、有效的治疗，临床科室储存一定数量的基数药品，在基数药品管理中应该注意遵循以下原则：

1. 各科室基数药品的品种、数量根据科室病种和需求申请，由医务科会同护理部确定，报药剂科备案。

2. 对基数药品实行动态管理，一般情况下，先进先出，防止过期失效。

3. 定期核对药品种类、数量、有效期等是否有变化。班班交接，交接班者签全名，任何人不得私自取用。

4. 各药物的存放部门应间隔一定距离放置药品，根据药品种类与性质（如注射药、内服药、外用药、消毒剂等）分别定位存放，做到标识清楚、专人负责；对包装相似、药名相似、一品多规或多剂型药物分开存放，并有明晰的警示，以防止在取用过程中混淆。

5. 防止药品积压、变质，发现有沉淀、污染、变色、过期、瓶签与瓶内药品不符、标签模糊或有涂改的，不得使用。

（二）急救药品管理规范

为了满足急救、抢救等应急预案药品的需求，急诊科、各病区、手术室等部门必须储备一定量的急救药品，以便及时抢救患者，急救药品一般存放于抢救车内或急救箱中。在急救药品管理中须注意以下原则：

1. 设置抢救车或急救药品处，根据急救药品种类与性质分别放置并进行编号，定品种、定数量、定存放位置。护士须掌握各类药品位置，方便抢救时迅速拿取药品。

2. 建立急救药品目录清单，专人管理，逐班交接，每日清点，保证急救药品处于备用状态。

3. 定期检查药品质量，防止积压变质；如发生沉淀、变色、过期、药瓶标签与盒内药品不符、标签模糊或有涂改的应及时更换。

4. 抢救结束后，应及时清点、补齐药品，保证药品种类齐全，以备后用。

（三）毒麻药品管理规范

毒麻药品包括麻醉药品、第一类精神药品等药物。为加强对麻醉药品和精神药品的管理，保证麻醉药品和精神药品被合法、安全、合理使用，防止麻醉药品和精神药品流入非法渠道，根据《中华人民共和国药品管理法》和其他有关法律的规定，制定了《麻醉药品和精神药品管理条例》。在临床工作中，毒麻药品主要应用于癌症晚期或术后镇痛的患者，应严格该类药品的保管、使用、领取、交接、登记等制度，确保用药安全。在毒麻药品管理中须注意：

1. 各病区建立毒麻药品基数卡，设专柜存放，专人加锁管理，不得与其他药品及物品混放。

2. 建立毒麻药品使用登记本，注明患者姓名、床号，使用药名、规格、剂量、数量、使用日期、时间，护士正楷签全名。

3. 有醒目标识，数量固定，明确责任，班班交接，正楷签全名。

4. 定期检查毒麻药品是否符合规定，检查药物性状。如发现沉淀、变色、过期、标签模糊等药品，停止使用并交药剂科处理。

5. 对所有毒麻药品必须遵医嘱使用，并需要医师开具专用处方，使用后保留空瓶，其他人员不得私自借用、取用。

6. 使用后及时补充，护士凭毒麻药专用处方、空安瓿进行领取，处方需字迹清楚，不能涂改。

7. 对一次注射未用完的药，要登记余量后销毁并由双人核查、双人签字。

（四）高危药品管理规范

高危药品是指药理作用显著且迅速，临床使用不当或错误使用会导致人死亡或严重伤害的药品。临床常见的高危药品主要包括高浓度电解质、高浓度葡萄糖、医疗用毒性药品、放射性药品等。为了保证高危药品的合理使用，减少不良反应，在高危药品管理中须注意：

1. 各病区根据用药情况，确定高危药品的种类，由科室申请，医务处、护理部及药剂科确定，设置高危药品基数。

2. 对高危药品应设置专门的存储处，不得与其他药品混放，且标识醒目，每日核对，严格交接。

3. 加强对高危药品的效期管理，保持先进先出，保证安全有效。

4. 护士进行该类药品的配制与使用时，须严格执行给药原则，核对患者姓名及床号、药品名称、药物剂量及给药途径5项内容。并实行双人复核，确保配制与使用准确无误。

5. 对高危药品应严格按照法定给药途径和标准给药浓度给药，使用高浓度药物时按要求稀释配制到安全浓度后才可给患者使用，护士在调配和使用静脉用高危药品时必须注明"高危"，并做好交接。

第三节　护理决策伦理

案例思考　22时，伴随着急促的脚步声，急诊科用平车推来了一位癫痫持续状态的患者王某。经过紧急处理后，患者停止抽搐进入镇静状态。护士告知家属，现在普通病房已经没有床位了，只有一张800元的特需床位还空着。可是患者的经济情况并不乐观。经过一番考虑后，家属决定先在特需病房住一晚，待次日有出院患者再迁至普通病房。夜班护士下班前跟护士长及负责护士进行了交班，可是当天却没有出院的患者，所以王某只能在特需病房继续治疗。王某的家属要求护士长将患者迁至走廊，但是医院规定病房不允许在走廊加床。

请思考：

1. 护士长在安置该患者时遇到的护理管理伦理难题是什么？

2. 护士长应如何安置该患者？

护理决策（nursing decision），是指护士根据护理专业理论和经验，针对临床工作中的实际情况，经过调查研究和科学思考，从一系列备选方案中确定最佳护理方案的过程。护理决策的制订应该考虑伦理因素，决策的制订程序必须经得起伦理原则和规范的检验。具体来说，护士应依据一定的伦理原则，分析护理工作中所涉及的伦理问题和各方利益，制订备选方案及预期结果，最后对方案进行最合理的选择。护理决策存在于护理管理工作、临床护理工作的各个方面，影响管理效率、护理质量、护患关系等，伦理在护理决策过程中的意义重大。

一、伦理在护理决策中的意义

（一）有助于保证护理决策的科学性

护理决策是对护理方案及措施的选择，需要护士掌握相关专业知识，拥有丰富的临床经验，充分了解患者的病情，从而确定最科学的方案。在这个过程中，护士要面临许多风险和不可预测性，同时伴随着一系列伦理难题的产生，增加了护理决策的难度。在临床护理实践中，大多数事件的发生是随机的，护理措施的选择受到许多因素的影响。对患者来说，护理措施的效果具有不确定性和不可预测性，如何选择最好的护理方案，很难简单做出评判。因此，护士不仅要帮助患者科学地分析护理措施的适用性，同时还应该从伦理角度帮助患者分析面临的问题，进行伦理思考与评判，做出合理的伦理选择，从而保证护理决策的科学性与准确性。

例如，护士在面对护理一个危重症患者和处理大量日常事务性工作时，要确定合理的工作顺序，即做出计划决策；同时护理多个患者时，护士要确定哪些患者是需要立即进行干预的，哪些是可以稍后处理的，即做出优先决策。这些决策过程都需要进行伦理思考，需要遵守护理伦理的基本原则和规范，做出最科学的护理决策。

（二）有助于解决护理决策的伦理困境

在生物-心理-社会医学模式背景下，护理工作的内涵和外延不断深化和扩展，护理实践的伦理意义和护理主体的道德地位更加突显；同时，由于社会老龄化、疾病谱的变化、社区医疗服务实力提升等因素，护理实践越来越需要护士对自身的行为作出独立的判断和决策。近年来医学科技的快速发展，新的伦理问题越来越多，如放弃治疗的伦理问题、脑死亡的伦理问题、安宁疗护的伦理问题等，伴随着医学伦理难题的出现，护理伦理难题也相应而生，这些问题常常需要护士给予非常规的伦理判断和决策。护士面临的各种伦理选择越来越多，伦理在护理实践及决策中的作用越来越重要。通过对护士伦理决策能力的培养，提高护士解决伦理难题的能力，有助于妥善解决护理决策中面临的伦理问题，为患者提供高质量的护理服务。

（三）有助于构建和谐的护患关系

护患关系是护理人际关系的重要组成部分。构建和谐的护患关系，有利于促进护理工作的顺利开展，也是全社会精神文明建设的需要。护理决策不仅可以解决护理问题，也是护士价值取向的体现，同时对护患关系也会产生重要影响。

护士决策的过程是建立在与患者充分沟通、交流的基础上的。在护理决策中，如果护士在重视技术决策的同时，也重视伦理决策，与患者进行积极、有效的沟通，可以减少不必要的护患纠纷，有助于构建和谐的护患关系；反之，如果不重视决策中的伦理问题，缺乏沟通和人文关怀，可能导致护患关系的紧张和矛盾，甚至引发护患冲突。

（四）有助于提升护士的职业认同感

护士学习护理决策伦理知识和进行护理伦理决策的过程，本身就是一种伦理实践和伦理素养提升的过程。护士通过伦理学习和实践，不仅能够按照伦理原则和规范律己行事，而且能够熟练地处理护理实践中的伦理难题，有助于提升职业认同感和价值感。反之，如果长期面对大量的伦理问题，护士不具备伦理思考与决策能力，就会给护士造成心理压力，影响工作热情，并产生对工作的倦怠情绪，影响护理服务质量。

二、护理决策的伦理选择

（一）护理决策伦理选择的基本要求

1. 尊重科学事实　尊重科学事实是护士进行伦理判断的前提与基础。纯粹出于满足道德理想而忽视科学事实的护理决策行为事实上是忽视了伦理的基本要求。因此，护士尊重科学事实是进行护理决策的基本前提和基础。

2. 遵循伦理原则　护理伦理原则是具有普遍指导意义的行为规范，护士需要深刻理解伦理原则的深层内涵以及伦理原则体系的层次结构，以便在遇到护理伦理难题时，能够把握好不同层次伦理原则的逻辑顺序，充分运用伦理原则做出正确、适当的护理决策。

3. 遵守法律法规　国家、卫生部门颁布的相关法律法规以及医院、部门制定的相关规章制度、条例都是做出护理决策的重要依据。依据国家的法律法规和相关的规章制度做出护理决策不仅可以保证患者的合法权益，也可以保证护理决策受到法律和制度的保护。

4. 注重时效性　护理决策的伦理选择是有时效性的，护士应该在适宜的时间内做出护理决策，否则就会影响决策的效果。

5. 适时的动态调整　临床护理工作是一个动态的过程，进行护理决策时要根据科学的预测和评估做出伦理选择，实施过程中可能会因为某些突发事件需要做出及时的调整，护士应该重新对护理问题进行伦理思考与评估，完成伦理选择的动态调整。

（二）护理决策伦理选择的程序

护士在面临伦理问题时，或者需要做出护理决策的伦理选择时，不仅要掌握法律法规、护理伦理规范及原则等理论基础知识，还要遵循合理的决策程序，经过理性的思考，使护理决策的伦理选择有章可循，做出恰当的判断及选择。国外部分学者提出了一些伦理决策模式，如席尔瓦（Silva，1990）伦理决策模式、阿洛斯卡（Aroskar，1980）伦理决策模式、汤普森（Thompson，1981）等的伦理决策模式等，可以帮助护士系统地评估面对的伦理问题，并作出最佳的伦理决策。例如：席尔瓦伦理决策模式将解决伦理问题的过程分为6个步骤，包括收集资料、评估问题、确立问题、考虑可能的行动、选择及确定行动方案、检讨及评价所作的决定及采取的行动。阿洛斯卡则认为解决伦理难题时，必须在有效的时间内及现有的价值系统下，了解事实的现况，对于所面临的伦理问题，根据伦理理论加以澄清来做决定。而汤普森则提出了更加详细的伦理决策步骤。结合已有的伦理决策模式以及我国护理工作的实际情况，下面介绍一种护理决策伦理选择的程序。

1. 对应激的认知　护士进行护理决策时，应考虑该护理决策与伦理问题是否有相关性，是否涉及法律问题，是否与规章制度有关，本决策的最后时间限制，并列出与本决策有关的任务清单。

2. 获取并分析资料　护士应获得与护理决策有关的时间、地点、人物的事实资料，并取得与决策可能有关的法律、规章制度、专业知识方面的资料，从伦理角度进行深入分析。

3. 列出备选方案　在资料分析的基础上，列出各种具有可行性的备选方案，从伦理学角度分析各种方案的优缺点。在此过程中，应多换位思考，如果是医生，或者是患者、家属，会做出怎样的选择，并作为备选方案。

4. 进行结果预测　考虑各项基本伦理原则和伦理规范，预测可能导致的结果，并以此作为伦理决策的依据。进行结果预测时，要注意：第一，仔细审视自身的价值观及其他相关人员的价值观，并将自身及他人的价值观进行比较，分析出可能出现的重要结果；第二，要预测到其他相关人员可能的态度，如患者、家属、医生是否支持。

5. 做出伦理选择　护士根据对资料的分析、结果的预测等，在多个备选方案中做出最后的伦理选择。

6. 测试伦理选择　选择医生、患者、家属、其他社会工作者，或者护理同事，对做出的伦理选择进行测试。测试的问题可以是您认为我的做法合乎道德吗，或合乎伦理规范吗，测试的目的是使护士无道德自责感。

（三）提升护理决策伦理选择能力的对策

1. 提高护士的专业知识与实践技能　掌握扎实的护理专业知识与实践技能是护士进行正确护理伦理决策的前提。护士只有不断丰富护理专业知识，提升护理实践技能，才可能准确、有效地判断遇到的护理问题和应采取的护理措施，在遇到护理决策的伦理问题时，才具有专业判断的能力，给出专业的护理决策，做出符合伦理要求的选择。

2. 提高护士的伦理知识储备与判断能力　丰富的伦理知识是护士进行护理决策的另一重要前提。在进行护理决策的伦理选择时，必须知道存在什么样的伦理问题，能够辨别技术问题、伦理问题的不同之处，这就需要护士系统地学习医学伦理知识与护理伦理知识，提高自身的伦理知识水平。做护理决策时需要遵循怎样的伦理原则和规范，将护理专业知识和伦理知识有机结合以解决护理问题，在这一过程中培养和锻炼护士的伦理判断能力，使其做出的护理决策符合伦理要求。

3. 提高护士的法律知识储备和意识　法律法规作为道德的补充形式，对于护理决策的伦理选择具有重要的意义。我国有比较健全的、针对护士的法律法规，明确规定了护士的权利和义务，护士要以此为依据，在护理实践中遵纪守法，恪守规章制度，不侵犯患者的利益，保护护士自身的合法权益。护士在做护理决策时，必须依据相关的法律和制度，为患者提供标准的护理服务。

4. 提高护士的伦理协商与伦理咨询能力　由于价值观不同及护患双方信息的不对称性，伦理沟通和协商是达成护理决策共识的重要途径，护士应该具备伦理咨询与协商能力。护士应充分尊重患者的自主权，但同时要向患者和家属详细解释实际情况，告诉患者和家属不同方案可能带来的不同效果，提出护士认为的最佳的伦理决策，争取获得患者和家属的认可。如果最后护士制订的决策方案得不到认可，护士应了解被拒绝的真实理由，需要做出具有针对性并合理的解释工作，如果最后患者和家属仍然不接受，护士应该尊重他们的选择。

5. 提高护士了解他人价值观的能力　护士在进行伦理选择的时候，应充分了解患者及其家属的价值观，不能简单地用自身的价值判断代替患者及其家属的价值判断，避免主观臆断，做出错误的护理决策。因此，在照护具有宗教信仰或不同价值观的患者时，只有全面、深入地了解患者和其家属的价值观，才能真正做到尊重患者的价值观或自主权。

理论与实践　　　　　　　　　　　**共享决策模式的兴起**

护理决策是护理活动的重要组成部分，共享决策模式（shared-decision making，SDM）近年来逐渐兴起。护患共享决策模式是一种鼓励护士与患者共同参与的护理决策模式，在该模式中护士与患者就某一医疗决策多种选择的利弊进行充分沟通，结合患者个人喜好、社会与文化背景以及受教育与经济水平等多方面因素，最终达成患者较为满意、护士能够认可的护理伦理决策。国外已有多个学科将SDM应用于临床实践。SDM可以采用两种模式：一种是护患互动模式；另一种为"中间人"模式，"中间人"一般是患者非常信赖的人，可作为信息中转站，有助于减少护患商讨过程中的矛盾。

学习小结

本章首先介绍了护理管理伦理的概念，阐述了护理管理的伦理意义、伦理在护理管理中的原则，学生通过对本章节的学习能说出护理管理伦理的概念和护理管理的伦理原则，复述伦理在护理管理中的意义，正确理解和处理当前护理管理中的伦理问题；其次详细介绍了护理管理工作中的伦理规范，包括护士执业资格管理的伦理规范、护士执行医嘱管理的伦理规范、护理文件管理的伦理规范、药品管理的伦理规范，学生通过学习能够简述护理管理工作中的伦理规范；最后介绍了伦理在护理决策中的意义、护理决策的伦理选择，学生通过学习能说出伦理在护理决策中的意义、护理决策的伦理选择的基本要求。

**复习
思考题**

一、选择题

1. 申请注册的护理专业毕业生，应在教学或综合医院完成临床实习，其时限至少为
   A. 3个月
   B. 6个月
   C. 8个月
   D. 10个月
   E. 12个月

2. 护士执业注册申请，应当自通过护士执业资格考试之日起多久内提出
   A. 5年
   B. 3年
   C. 2年
   D. 8个月
   E. 1年

3. 护士赵某发现医师医嘱可能存在错误，但仍然执行错误医嘱，对患者造成严重后果，该后果的法律责任承担者是
   A. 开写医嘱的医师
   B. 执行医嘱的护士赵某
   C. 医师和护士赵某共同承担
   D. 医师和护士赵某无须承担责任
   E. 医疗机构承担责任

4. 为具备护士执业资格以从事护理专业活动，应先获取
   A. 护士执业资格证书
   B. 高等学校护理学专业毕业证书
   C. 专科护士培训合格证书
   D. 护理员资格证书
   E. 护理技能比赛获奖证书

5. 患者找到护士甲，指出护士乙发的药片与以往不同要求更换，经核查发现确实存在发错药的问题，护士甲的最佳选择是
   A. 直接给患者换药
   B. 找到护士乙，请求再次核对
   C. 告诉患者自己不清楚
   D. 让患者去找护士乙
   E. 报告护士长
   答案：1. C；2. B；3. C；4. A；5. B。

二、简答题

1. 简述伦理在护理管理中的意义。
2. 简述护理管理的伦理原则。
3. 简述护理决策伦理选择的基本要求。

（王明丽）

护理伦理素养与评价

学习目标

知识目标	1. 掌握　护理伦理素养的含义、护理伦理素养的提升方法、护理伦理评价的含义。 2. 熟悉　护理伦理素养的境界、护理伦理评价的方式、护理伦理评价的方法。 3. 了解　护理伦理评价的标准、护理伦理评价的依据。
能力目标	1. 能够运用护理伦理评价标准分析护士在护理实践中的问题。 2. 能够结合护理实践进行自我伦理素养的提升。
素质目标	形成基本的护理伦理素养情感和正确的护理伦理价值理念。

第一节　护理伦理素养

案例思考　张奶奶，78岁，因"脑梗死急诊"入院，在神经内科住院治疗2月余，病情逐渐好转。老人出院时，丧失了吞咽能力，不得不长期使用鼻饲管。因为缺乏鼻饲管护理知识，家属十分焦虑。段护士见状，主动指导家属如何去照护老人，义务为老人家属提供电话咨询、视频指导，只要家属有需求，随时提供耐心指导，直到家属满意。后来，该院神经内科护士团队随时为老人家属提供居家护理指导。几年来，老人的家属不但学会了使用和护理鼻饲管，还能指导和帮助老人每日康复锻炼。老人的身体康复情况良好。

请思考：你是如何理解护士所具备的伦理修养及其所处的境界？

一、护理伦理素养的含义

护理伦理素养（nursing ethical cultivation）是指护士在护理伦理认识、情感、意志、信念、习惯等方面按照伦理学的原则和规范进行的自我培养，经过学习和实践的陶冶和磨砺，把护理伦理的基本原则和规范转化为个人内在品质的过程，以及在此基础上达到的修养水平。护理伦理素养是护士伦理实践活动的基本要求之一，是建立在高度自觉性的基础上，培养护士高尚品德的内在因素，体现了个体的自律。同时，护理伦理素养的形成也是一个长期渐进、艰苦磨砺的过程。在这一过程中，必须要有坚强的毅力和坚定的决心，通过护理实践的锻炼才能形成高尚的护理伦理素养。护理伦理素养的意义主要包括：

1. 护理伦理素养有利于提高护士素质 护士在护理实践中，时刻依照护理伦理原则和规范自觉地检点、反省自己的行为，锻炼意志，这是护理伦理素养形成的关键，也有利于提高自身的整体素质。

2. 护理伦理素养有利于提高护理工作质量 护士护理伦理素养水平的高低，关系到患者的根本利益。护士只有加强伦理素养，培养强烈的事业心、责任感和使命感，才能圆满地完成本职工作，促进护理质量的提高。

3. 护理伦理素养有利于形成优良护理行风 每个护士自觉地提高自身的伦理素养水平，其纯洁的心灵、热情的态度、美好的语言、高尚的情操，将有利于良好护理行业风气的形成。

二、护理伦理素养的境界

境界是指事物的水平高低或程度深浅，而护理伦理素养的境界（the realm of nursing moral cultivation）是指护士在护理实践中，遵循护理伦理原则，依据护理伦理规范，对患者、社会、职业和自我等方面做出道德选择、道德判断和道德行为的能力水平的高低。由于不同护士的护理伦理境界不尽相同，可以将护士的护理伦理境界大致分为4个层次。

1. 自私自利 这是最低层次的护理伦理素养境界。其特点是认识和处理一切关系均以个人名利为轴心，斤斤计较个人得失。具体表现为自私自利，遇事先替自己打算，当个人利益不能得到满足时就会消极怠工，甚至会大吵大闹；不安心本职工作，利用工作之便，走后门，甚至向患者索贿或受贿，将护理职业作为其谋取个人私利的工具；工作责任心不强，服务态度恶劣，不钻研业务，常发生差错。对处于这种伦理素养境界的护士，必须予以高度警惕，加强护理伦理素养教育。

2. 先私后公 这是较低层次的护理伦理素养境界，迫切需要提高。其特点是认识和处理公私关系时，能够从朴素的人道主义情感出发，希望在追求和获得个人利益的同时，又不伤害他人和集体的利益，但往往偏重个人利益。具体表现为服务态度忽冷忽热，服务质量时好时坏；当个人利益与集体利益发生矛盾时，往往把个人利益看得较重。对处于这种护理伦理素养境界的护士，虽不必过于苛责，但也不能听之任之，任其自由发展，若不接受教育，发展下去就容易跌入自私自利的境界。因此，必须对其进行护理伦理素养教育。

3. 先公后私 这是占主导地位、较高层次的护理伦理素养境界。中华民族自古就有"公义胜私欲"的道德要求，"先天下之忧而忧，后天下之乐而乐"的伦理追求。其特点是处理各种事情时一般都以社会利益为重，能做到先公后私、先人后己，以利他为重、利己为轻。同时，也关注个人利益，主张通过自己的诚实劳动和服务获得正当、合理的个人利益。具体表现为工作认真负责、团结协作；关心患者利益和疾苦，体贴患者，服务态度好；能正确处理个人与他人、集体利益的关系，当利益关系发生矛盾和冲突时，能做到个人利益服从集体利益，当不发生利益矛盾和冲突时，也不忘力争自己的合法权益。这种境界是有利于社会发展的，是应该提倡的，也是对护士伦理素养的广泛性要求。处于这种护理伦理素养境界的护士，只要努力进取，自觉地进行伦理素养锻炼，就可以达到最高层次的伦理素养境界。

4. 大公无私 这是最高层次的护理伦理素养境界。其特点是一切言行都以是否有利于社会利益为准则，廉洁奉公，公而忘私，能够为社会、集体、他人不惜牺牲个人的一切，是先公后私道德境界的升华，是护理伦理素养的发展方向。具体表现为具有全心全意为人民健康服务的思想和为护理事业献身的人生观，能自觉地把人民的健康利益摆在首位，对工作极端负责，对患者极端热忱，为了患者的利益能够毫不犹豫地牺牲个人利益乃至生命。其高尚的道德行为，无论遇到何种情况始终如一。南丁格尔、林菊英、王琇瑛等护理先辈，历届南丁格尔奖章的获得者，还有在医疗战线上默默奉献的优秀白衣战士，都是这种护理伦理素养境界的典范，是值得护士学习的楷模，这是对护士伦理素养的先进性要求，也是推动社会经济发展和全面进步所需要的。值得注意的是，由于现阶段人们的思想道德呈现出层次性、差别性、多样性等特点，不可能对所有护士提出完全相同的道德标准。在这种情况下，护理伦理素养实践活动一定要从实际出发，既鼓励先进，又照顾多数，把先进性的要求同广泛性的要求结合起来。广泛性要求是护理伦理素养实践活动的底线，有了这条底线的约束，护士就有了一条准绳，向先进性提高也有了一个扎实的基础；先进性要求指明了社会前进的方向，激励并召唤护士为实现理想而奋斗，在推动社会进步中起着重要作用。两者是辩证统一的关系，广泛性要求是先进性要求的基础，先进性要求是广泛性要求的导向。因此，要坚持两者的有机结合，适时地、有针对性地对各层次护士提出具体要求，使之有所遵循，从善向上，逐步提高自身的护理伦理素养。

相关链接 | 道德韧性由 Oser 和 Reichenbach 等于 2005 年首次提出，指个体即便在自身利益受到威胁的情况下，依旧能够拒绝诱惑，坚守自身道德操守。但此时道德韧性仅被视为战争道德创伤的保护因素。在道德实践中，个体在坚守道德信仰的基础上，灵活应对道德困扰事件，即在危及道德完整性的道德情境下，通过道德勇气等方式维护自身道德观念；在不触及道德原则时，适当妥协以获得良好的道德结果。此外，个体可通过自我反思、沟通、合作等方式从道德困扰中恢复，并进一步塑造道德韧性。2012 年 Howe 等提出在临床实践中，医护人员伦理素养与道德韧性也具有相关性。

三、护理伦理素养的提升方法

护理伦理素养的形成是在护理实践基础上的自我完善、自我提高的过程，护理实践也是检验护理伦理素养境界的主要标准，护士只有在护理实践中运用自己所认识的护理伦理原则和规范指导自己的言行，并用实践的结果来反观自己的思想水平和伦理素养境界，才能发扬优点，改正缺点，不断提高自己的护理伦理素养水平，培养优秀的护理品质。具体地说，护士提高护理伦理素养可通过以下几种方法：

1. 学习求知 知是行的开端，是培养护理伦理素养的第一步。古希腊人清楚地看到了美德与知识的联系，认为"知识即美德"，而知识只能通过学习获得。一方面，护士要学习科学的思想理论，特别是护理伦理学理论，这对于培养护理伦理素养是必不可少的，并将理论知识转化为个人的思想觉悟和品德，增强善恶、是非、荣辱观念，保证自己护理伦理素养行为方向的正确性。另一方面，护士要学习科学文化知识，特别是护理科学知识和人文知识，提高自身的基本素质，并在实践中锻炼和提高自己发现问题和处理问题的能力。

2. 躬行实践　护理伦理素养不仅表现为认知层面，更要在日常的生活和工作中躬行，护士在学习和掌握了护理伦理学知识之后，应当紧密联系社会和护理工作，学以致用，注意将各种知识尤其是伦理素养知识转变为护理伦理素养实际行动，同时经常反思自己的言行，"一日过后应三省，警钟常在耳边鸣"，及时发现自己的伦理素养缺陷并加以弥补、纠正，认清自己的伦理素养差距并予以缩小、消除。这样才可能真正理解护理伦理素养的内涵，培养发自内心的、高尚的护理伦理素养。

3. 持之以恒　护理伦理素养贯穿于护士职业生涯的始终，其内容也会随着社会和护理科学的发展而不断地变化发展，因此对护理伦理素养的培养对于护士而言是永无止境的。《礼记·中庸》中说："君子遵道而行，半途而废，吾弗难已矣。"良好的护理伦理素养品质的形成，既非一蹴而就，亦不能一劳永逸，需要培养毅力，坚持不懈、持之以恒。特别是在遇到困难和阻力时，若回避矛盾绕道走，即使具有良好护理伦理素养的护士，其优秀品质也会随着时光的流逝而逐渐失去光彩；而只有以坚韧不拔的毅力和持之以恒的信心，才能不断向理想境界迈进。

4. 力争慎独　慎独是提升护理伦理素养的一种重要方法，又是护理伦理素养所要达到的一种较高的精神境界。要做到慎独是极不容易的，需要经过一个由不自觉到完全自觉的过程。首先，热爱专业、无私奉献，是力行慎独的基础。护士应牢记自己的职责，把患者利益放在首位，在工作中自觉严格遵守各项规章制度，技术操作精益求精、准确无误。其次，严谨细心、审慎无误是提高慎独修养的必要条件。护士应加强自律，认真、审慎地对待护理工作，及时、准确地完成各项治疗护理任务，使患者得到最佳的服务。一名护士若达到慎独的境界，就能自觉地遵行高尚的护理道德行为，自我克制、谨慎、一丝不苟地去为患者服务，不做任何不利于患者的事，即使发生了某些错误或缺点，也会受到良心的自责，自觉地予以纠正和改进，在自己的工作岗位上，不断向最高的护理伦理素养境界攀登。

理论与实践　　　　　　　　**情感教育**

情感教育是培养学生情感、态度、价值观的教育，不仅关注学生的知识、技能，更关注对学生的思想、态度、情感、价值观的培养，关注对学生的人格、个性、道德、法律意识的培养，也是进一步提升护士伦理素养的重要举措。伦理作为人类的一种特殊知识，并不只依赖于理性化的知识传播，而是更多地依赖于人类感情纽带的互感、同感、共鸣，实施情感教育正是借助人类情感的互感、同感、共鸣达到道德教育的目的。从理论层面来看，伦理学认为人的情感与伦理之间具有紧密的内在联系。情感对于伦理的践行不可或缺，情感教育激发护士对真善美的正面情感，以及对假恶丑的负面情感，从而有助于护士作出正确的伦理选择，而且可以使一些抽象的伦理观念，比如仁爱、公正等因情感的加入而变得浅显易懂。情感教育有助于培养护士情感的共鸣－移情能力。

第二节 护理伦理评价

案例思考　一位中年务农的结核病患者，由于缺乏医学知识，对自己的病不清楚，看到又拍片又验血，又吃药又打针，心情很紧张。有一天，护士刘某进病房发口服药，患者询问护士自己的病能不能治好。此时刘护士正在核对口服药，并没有直接回答这个问题，患者认为自己病情比较严重，打算出院，放弃治疗。

患者低下了头，饭也不吃了，找着医生要出院。护士长询问原因后，告诉患者，治疗过程中的检查是为了更好地了解病情，从而制订更合适的治疗方案。请相信医生和护士的专业能力，请患者配合治疗，直至这位患者消除了顾虑，答应坚持治疗。

请思考：针对此案例，尝试对案例中的护士进行护理伦理评价。

一、护理伦理评价概述

（一）护理伦理评价的含义

评价是指对人或事物的价值判断，伦理评价是评价活动的一种方式。护理伦理评价是指在护理实践活动中，人们依据一定的护理伦理观念、标准和原则，对护理行为和活动的价值作出的伦理评判，它是护理伦理实践活动的重要组成部分。

（二）护理伦理评价的作用

1.提高临床护理质量　护理伦理评价能够提升护士的专业素质和伦理素养水平，帮助护士提高工作能力，更好地服务于患者，提高临床护理质量。

2.保护患者权益　护理伦理评价可以帮助护士更好地理解和保护患者的权益，确保护理工作遵循患者的需求和权益，避免不良事件的发生。

3.提高患者的满意度　护理伦理评价可以提高护士的服务水平和工作质量，提高患者的满意度，增强患者对护理工作的信任和认可度。

4.提高护士的伦理素养水平　护理伦理评价可以促进护士的道德观念和行为的提升，提高护士的道德水平和职业素养，使护士更加注重职业道德和职业操守。

5.促进护理专业的发展　护理伦理评价可以促进护理专业的规范化和标准化，推动护理专业的健康发展，提高护理专业的整体水平。

总之，护理伦理评价对于提高临床护理质量、保护患者权益、提高护士的道德水平、促进护理行业的发展以及提高患者的满意度具有重要的作用。

二、护理伦理评价的标准和依据

标准是衡量事物的尺度、准则。所谓护理伦理评价的标准是指在护理伦理评价中用来衡量被评价的客体时，评价主体所运用的参照系统。但是，明确了伦理评价的标准，只解决了伦理评价的前提条件。要对一种行为作出善恶判断，必须进一步探讨伦理评价的依据，根据动机与效果、目的与手段作出判断。

（一）护理伦理评价的标准

1. 疗效标准　即护理行为是否有利于患者减轻痛苦或恢复健康。护理学的任务是维护人的生命，帮助患者恢复健康，增进人类健康，护理行为是否有利于患者疾病的康复、缓解或减轻痛苦，是否有利于保障患者的生命安全，是评价和衡量护士的行为是否符合伦理素养原则以及伦理素养水平高低的重要标志，是护理科学的根本目的之一。

2. 社会标准　即护理行为是否有利于保护和改善人类生存环境。人类的生存环境包括自然环境和社会环境，护士在治病救人的同时也担负着预防疾病，提高生命质量的重任。因此，护士必须做好预防保健，将人的医疗护理利益和健康利益、眼前利益和长远利益、个人利益和社会利益相结合，促进一切有利于人类健康利益的自然和社会因素的统一。

3. 科学标准　即护理行为是否有利于促进护理科学的发展和社会的进步。护理工作是集科学与伦理于一体的职业活动，既有专业要求又有护理伦理准则，一切符合促进护理科学发展的行为理应受到称赞，给予肯定，并以此作为护理伦理评价的标准，规范护理人员的行为。同时随着护理科研不断发展，护理成效日益显著，护士应在尊重人的身体健康利益的前提下，树立科研意识，积极进行科学研究，促进护理科学的发展与社会的进步。

上述3项标准的中心和实质都是围绕广大护理服务对象的健康利益，三者是辩证统一的。评价主体用这种参照系统去衡量具体的护理行为，符合要求的就被认为是善的行为，反之，则是恶的行为。在实际运用这些标准时，可能还会遇到一些矛盾，例如医院的性质、医疗卫生体制改革等中间环节的参与和渗透；内外部因素的牵涉和干扰；新理论技术带来的新的社会医学伦理问题，以及社会利益、患者利益、医疗卫生机构利益和护士个人利益之间的各种矛盾的碰撞，都将影响伦理评价活动。因此，护理伦理评价是一个十分复杂的伦理认识和实践过程，在进行评价时应遵循这3条客观标准，从整体上去把握，对护理行为作出正确的选择和全面、科学的评价。

（二）护理伦理评价的依据

护理伦理评价的依据是护理行为，而护理行为是在一定的动机、目的支配下采取相应的措施进行的，由此产生一定的行为效果。因此在评价护士行为是否符合伦理原则时就可以根据动机和效果、目的和措施作出判断。

1. 动机和效果　这里的动机是指护士自觉实行某一行为之前的主观愿望或意向，效果是指护士的行为所产生的客观后果。在一般情况下，动机和效果是统一的，良好的动机产生良好的效果，不良的动机产生不良的效果。在这种情况下，无论是根据动机还是根据效果，评价的结果都是一样的。但是由于医疗护理行为受多方面因素的影响和制约，在某些情况下，动机和效果会不一致，甚至出现矛盾，这就需要将动机和效果联系起来分析，切不可简单地以效果来判断动机，也不能以动机来代替效果。

（1）良好的动机，不良的效果：当良好的动机产生不良效果时，就要客观地分析产生不良效果的原因。例如护士竭尽全力想给患者提供高质量的护理，但是由于患者病情复杂，受当时医疗技术水平和医疗护理设施的限制，仍不能使患者痊愈或转危为安，对于这种情况仅仅根据护理效果不理想，就对护士进行责难，对其行为做否定的伦理评价显然是片面的。真正好的动机，虽然有时会"好心办坏事"，例如由于护士自身的技术水平有限未能收到良好的护理效果，但他可以在实践中总结经验教训，不断改正、不断进步，最终达到动机与效果的一致。若在事故发生后，护士不负责任，相互推诿、抱怨，甚至逃避责任，就应当承担伦理甚至法律责任。

（2）不良的动机，良好的效果：当不良动机产生良好的效果时，就要联系动机分析效果，对这种效果作出公正的评价。有些护士出于个人的某种私利，对患者的护理不是一视同仁，而是因人、因权、因地位而异。对于有权、有地位的患者，热情细致、服务周到；对于没权、没地位的患者，态度冷淡、粗心大意。这种行为可能会得到某些患者的满意，甚至还会得到赞赏和表扬。但是对其行为的评价，不能只凭一时一事，而要看其工作的一贯表现，才能得出正确的结论。不良的动机，虽然能在一次或几次的职业行为中"歪打正着"，使其不良动机得以暂时隐蔽，但效果与所需动机的相悖性，必然会在今后的实践中暴露隐藏着的不良动机，最终导致恶的效果。

总之，在依据动机和效果进行护理伦理评价时，始终要把两者统一到护理实践中去。因为实践是检验真理的唯一标准，是辨别善恶的"试金石"。动机与效果相悖，仅是在一时一事或一段时期内的表现，具有暂时性和隐蔽性。而真正具有一定伦理修养的护士在反复的护理实践中，动机和效果总是会呈现出一致性。

2. 目的和措施　这里的目的是指护士在经过自己的努力之后期望达到的目标；而措施则是指为达到这一目标所采取的各种方式与方法。目的和措施既相互联系又相互制约，目的决定措施，措施必须服从目的，没有目的的措施是毫无意义的，没有一定的措施相助，目的也是无法实现的。因此，目的和措施相统一构成了护理伦理评价的又一依据。从护理伦理原则的要求出发，依据护理目的选择护理措施，应遵循以下4条原则：

（1）一致性原则：即选用的护理措施与治疗目的相一致。在护理过程中，护士必须针对治疗的需要，尽力为患者创造适合治疗的环境和条件。

（2）有效原则：即选用的护理措施应经过实践检验，证明对患者是有效的。护士应根据不同的病种、病情，采取有效的护理措施，以达到治愈的目的。

（3）最佳原则：即选用的护理措施必须是最佳的。对于同一种疾病，护理措施可有若干种，但应选择当时、当地护理设备和技术条件允许的情况下痛苦最小、耗费最少、安全度最高、效果最好的最佳护理措施。

（4）社会效益原则：即选用的护理措施必须考虑社会效果。凡可能给社会带来不良效果的护理措施都尽可能不用，当患者利益与社会利益发生矛盾时，护士既要对患者个人负责，更要对社会整体利益负责。目的和措施是辩证统一的，如在护理工作中，大多数护士从患者的健康利益出发选择适当的护理方法服务患者，使患者如期康复，得到患者的肯定和好评，这就表现为目的和措施是相一致的；但也有目的和措施相背离的情况，如有的护士为了改革护理措施开展科研，但在研究和试验过程中采取的方式、方法不太合适又没有及时修正，有可能损害患者的健康或延长疾病的康复时间，这是不符合社会主义医德规范的。因此，有了正确的目的，还必须认真选择措施，在发现措施背离目的的情况下及时改变措施，以免造成不良的后果。

三、护理伦理评价的方式与方法

护理伦理评价活动需要借助一定的载体，运用一定的方式、方法，才能扬善抑恶，把护理伦理原则和规范转化为护士的行为，营造良好的护理职业风尚。

（一）护理伦理评价的方式

1. **社会舆论** 社会舆论是公众对某种社会现象、事件和行为的看法和态度。在一定条件下，社会舆论可成为一种"强制性力量"，传递一定的行为价值信息，促使行为当事人深刻反思行为的社会后果，迫使行为当事人接受来自社会的善恶裁决和准则性指导，对当事人以及其他社会成员起到一定的教育作用。

社会舆论是护理伦理评价中最普遍和最重要的方式，可分为两方面：一方面是社会性的评价，即组织患者及其家属和社会各界对医疗卫生单位及护士进行品评，通过表扬、批评或肯定、否定一些护理行为和做法，形成一种扬善抑恶的精神力量，由此增强护士对自己行为的社会道德责任感；另一方面是同行评价，即医学领域自身的评价。这种评价在医疗卫生单位最常见，它有利于从护理科学的特点和规律出发，进行深层次的职业伦理论证，进而解决各种护理行为是否符合护理伦理规范等方面的问题，是护士实行直接监督的有效途径。

2. **传统习俗** 传统习俗即传统习惯和风俗，是人们在社会生活中逐渐形成的一种稳定的、习以为常的行为倾向和行为规范，对社会成员有着较强的行为制约作用。它既是一种行为准则，又是对伦理规范的重要补充。

护理伦理传统是传统习俗的一个组成部分，例如在漫长的中国古代社会中，向来就有尊敬老人、孝敬老人、赡养老人的优良传统，这既是传统习俗的存留，也是中华民族特有的伦理素养的历史沉淀。护士在护理实践中对老年服务对象的尊敬与爱护，既说明护士秉承了中华民族的优良传统，又体现了护士特定的护理价值观。护理伦理的优良传统对护理伦理评价有重要影响，它能够增强护理伦理信念，促使人们以其为标准进行善恶判断，保证护理活动有序地开展。在伦理评价中，必须依据伦理评价的标准来决定对传统习俗的态度，对传统习俗必须本着"移风易俗"的精神，批判和改进落后的传统习俗，支持和践行进步的传统习俗，促进新的符合护理道德的风俗习惯的形成。

3. **内心信念** 内心信念俗称良心，是护士发自内心的对道德义务的真诚信仰和强烈的责任感，它是建立在对人生、对事业、对社会深刻认识的基础上产生的一种精神力量，决定和制约着护士在护理实践中对自身的行为在善与恶、正当与不正当之间作出选择。内心信念是护士进行护理道德选择的内在动机和构成护理道德品质的基本要素，是护理伦理评价的一种重要方式。一个人一旦形成了坚定的内心信念，就会在内心信念的支配和驱使下，对自己的道德行为进行自我评价和审判，从而促进人们自觉履行道德义务。护士对患者高度负责的内心信念主要体现在倾听患者的需求和意见，尊重患者隐私，以患者最佳利益为重，保持思维冷静与专注，保持自我学习与提高。

总之，在护理伦理评价实践中，社会舆论、传统习俗和内心信念等3种评价方式互相渗透、互相补充。社会舆论、传统习俗对某种护理行为的赞扬或谴责能否起到实际作用，要通过内心信念发挥作用；护士具有了深刻的内心信念，更有利于良好社会舆论和风俗习惯的形成。因此，应把各种伦理评价的方式有机地结合起来，正确地进行护理伦理评价。

（二）护理伦理评价的方法

在进行护理伦理评价时，选择和运用恰当的评价方法是评价取得预期成效的前提和基础。护理伦理评价的方法可分为定性评价和定量评价两种类型。所谓定性，就是判断善与恶；所谓定量，就是判断善与恶的程度。定性和定量方法的结合，使得伦理评价由自发的、笼统的状况转化为有组织的、有计划的活动，保证了伦理评价更加科学化、规范化，并在护理实践中更好地显示出伦理评价的力量。

1. 定性评价　是指在一定范围、环境、条件或时限内，通过社会评价、同行评价、自我评价等形式，对护士的职业行为给予定性的评价。在使用定性评价时应严肃认真，每一评价步骤都应该实事求是、恰如其分地对护士作出公正的评价。

（1）社会评价：是指社会、患者及其家属通过各种形式对护士或医疗单位的职业行为进行的善恶判断。它依靠社会舆论的力量，从而表明倾向性的态度，调整护士的伦理行为，促使护士增强内心信念。这种评价方法是最直接、最具体、最普遍的一种方法。

（2）同行评价：是指护士对同行的职业行为所作的价值判断。同行可以充分利用在一起工作、从事同一种专业、与分管的患者在同一个环境的有利条件，真实、准确地反映出被评价护士的护理伦理素养水平。这种方法能站在专业的角度具体分析护士的职业行为是否符合护理伦理要求。同行评价主要有科室评价和单位评价两种形式。科室评价是指在护士自我评价的基础上，以科室为单位，由科室考评小组根据个人日常的护理行为进行伦理评价。单位评价是指由医疗机构的伦理考评机构组织实施，根据自我考评和科室评价的结果，将日常检查、问卷调查、患者反馈、投诉举报、表扬奖励等记录反映出来的具体情况作为重要参考依据，对护士进行伦理评价。

（3）自我评价：是护士根据护理伦理评价的内容和标准，结合自己的实际工作表现，实事求是地进行自我评价，在护理伦理评价中具有特殊的地位，起着其他方法无法代替的特殊作用。护理伦理原则和规范、社会舆论和护理伦理教育都是存在于个人之外的客观的精神力量，只有内化到人的心灵深处才能实现护理伦理评价的调节作用。护士才会对自己合乎伦理的行为感到满意，并继续坚持这种行为；对于自己不符合伦理的行为感到内疚，促使自己弃旧图新。

社会评价、同行评价和自我评价都是对护士职业行为的伦理鉴定。对获得的护理伦理定性评价信息，可以按照"非常满意、满意、一般、不满意、非常不满意"和"高尚、良好、一般、不良、低劣"两种形式表示。第一种形式用"是否满意"来评价护理职业行为，属外在性质；第二种形式是用"是否高尚"来评价护理职业行为，属内在性质，在实际操作中可以兼而用之。

2. 定量评价　是指把护理伦理所包含的具体内容加以量化，经过系统分析得出较为客观的评价结论。这种方法操作简单、实用性强，能够对具体问题进行具体分析，可以克服定性评价中存在的模糊性、主观性、表面性等弊端。护理伦理定量评价的具体内容通常是各地各级医院结合本地的实际情况，运用护理伦理评价的3个客观标准，根据不同层次、不同岗位，从服务思想、服务态度、护理作风、团结协作等方面确定的。如百分制评分法，即采用百分制评价的考核方法对护士职业行为进行护理伦理评价。首先，拟定与护理伦理有关的考评内容，如服务态度、工作作风、敬业精神、协作精神、科学态度、行为举止、遵纪守法等内容，每一项都应列出详细的评分标准；其次，根据护理伦理评价标准，设置分值进行评价，针对具有普遍性或倾向性的问题设置扣分标准；最后，根据考核的分值确定考核等级。不同的医疗卫生单位或部门，还可以根据本单位或本部门的特点，积极探索科学的、适用的、易行的护理伦理量化评价方法，这对于护士自我认识的提高和护理伦理素养的养成，以及各种奖惩措施的正式实施和护理学科的发展，都具有十分重要的意义。

综上所述，护理伦理素养与评价是护士形成良好护理行为的重要因素，彼此之间相互联系、相互促进。加强护理伦理素养，引导护士树立正确的价值观。正确地进行护理伦理的评价不仅对形成良好的护理伦理素养风尚起着重要作用，而且对于培育护士的职业品质具有十分重要的意义。

学习小结

本章首先介绍了护理伦理素养的基本概念，阐述了护理伦理素养境界的层次和护理伦理素养的提升方法。学生通过对本章节的学习能说出护理伦理素养的概念，复述护理伦理素养的境界，简述提升护士护理伦理素养的主要方法；其次介绍了护理伦理评价的概念，提出了护理伦理评价的标准和依据，根据护理行为的动机和效果、目的和措施进行评价，介绍了护理伦理评价的方式与方法，学生通过学习，能够运用科学的评价标准和恰当的评价方法分析护理实践中的护士行为是否符合护理伦理原则。

复习思考题

一、选择题

1. 护理伦理素养的含义是
   A. 护士按照法律的原则和规范进行的自我培养的修养能力
   B. 护士在护理伦理认识、情感、意志、信念、习惯等方面按照伦理学的原则和规范进行的自我培养的修养能力
   C. 护士在护理伦理认识、情感、意志、信念、习惯等方面按照伦理学的原则和规范进行的自我培养的主要手段
   D. 将护理伦理原则转化为情感、意志、信念的方法
   E. 护士对医疗与护理实践活动的表象进行判断，对内在动机进行判断的修养能力

2. 护理伦理素养的定性评价不包括
   A. 对于自己不符合伦理的行为感到内疚
   B. 患者家属对护士的职业行为进行的善恶判断
   C. 患者对护士的职业行为进行的

善恶判断

  D. 科室考评小组根据护士护理行为给予表扬奖励

  E. 采用百分制评价的考核方法对护士职业行为评价

3. 关于护理伦理素养方面，护理人员做到慎独的理解，下列描述错误的是

  A. 慎独是儒家用语，是讲究个人道德水平的修养，看重个人品行的操守

  B. 慎独是道家重要概念

  C. 慎独是指个人独处无人监督，仍能坚持道德原则和道德信念

  D. 慎独是中性名词，在今天使用它可以有新的内容和含义

  E. 护理伦理素养是有层次的，提倡慎独是希望护士的护理伦理素养达到更高的一种境界

4. 加强护理伦理教育的最终目标是

  A. 养成护理道德行为习惯

  B. 自我反省

  C. 提高护理道德认知

  D. 锻炼护理道德意志

  E. 培养护理道德情感

5. 当动机与效果不一致时，评价护士的行为应以何为依据

  A. 护理行为的客观效果

  B. 护士的主观意愿

  C. 患者及其家属的反映

  D. 护理实践的全过程

  E. 护理伦理原则及要求

  答案：1. B；2. E；3. B；4. A；5. D。

二、简答题

1. 简述护理伦理素养提升的方法。

2. 简述护理伦理评价的作用。

（栗　新）

推荐阅读

[1] 于修成，张云山．辅助生殖的伦理与管理．北京：人民卫生出版社，2014.

[2] 翟晓梅，邱仁宗．公共卫生伦理学．2版．北京：中国社会科学出版社，2016.

[3] 姜小鹰、刘俊荣．护理伦理学．2版．北京：人民卫生出版社，2017.

[4] 陶芳标，李十月．公共卫生学概论．2版．北京：科学出版社，2017.

[5] 唐义红，荣振华．活体器官移植法律与伦理问题研究．北京：中国政法大学出版社，2017.

[6] 王明旭、赵明杰．医学伦理学．5版．北京：人民卫生出版社，2018.

[7] 崔香淑，翟晓梅．护理伦理学．3版．北京：人民卫生出版社，2018.

[8] 孙福川，王明旭．医学伦理学．5版．北京：人民卫生出版社，2018.

[9] 孙玫、郭佳．护理伦理学．长沙：中南大学出版社，2018.

[10] 尹梅．医学伦理学．3版．北京：人民卫生出版社，2020.

[11] 曹志平．护理伦理学．3版．北京：人民卫生出版社，2020.

[12] 杨小丽．医学伦理学．5版．北京：科学出版社，2020.

[13] 王卫红，杨敏．护理伦理学．3版．北京：清华大学出版社，2020.

[14] 张永忠，曹春霞．社区网格员突发公共卫生事件适宜技术．北京：化学工业出版社，2021.

[15] 刘俊荣，范宇莹．护理伦理学．3版．北京：人民卫生出版社，2022.

[16] 姜小鹰，刘俊荣．护理伦理学．3版．北京：人民卫生出版社，2022.

[17] 孙玉宏，唐启群．护理伦理学．3版．北京：北京大学医学出版社，2023.

[18] 李星楠．未成年人医疗同意能力的法律困局与破局．大连：大连医科大学，2021.

[19] 侯滢，李亚军，侯建平．我国智慧医疗发展中数据智能的伦理问题及其适应性治理．中国医学伦理学，2019，32（11）：1406-1421.

[20] 丁涛，郑清华．智慧护理应用现状及发展．循证护理，2020，6（11）：1179-1183.

[21] 刘俊荣．健康的道德负载及其现实意义．医学与哲学，2020，41（17）：1-5.

[22] 张辉，王宇明，李立，等．尊重原则的护理伦理践行与启示．中国医学伦理学，2020，33（03）：309-314.

[23] 李虹彦，王鹏举，昝涛，等．应急演练在新冠肺炎应急管理中的实践．中国护理管理，2021，21（04）：555-558.

[24] 朱俊红，吴宏华，曾迎春，等．灵性关怀认知及相关护理伦理问题的探讨．中华结直肠疾病电子杂志，2021，10（1）：108-112.

[25] 段亚哲，刘静，李烟花，等．"五位一体"的应急护理人才培养模式．解放军医院管理杂志，2021，28（01）：12-15.

[26] 李敏，王少君，杨慧兰．健康道德研究综述及其时代价值探索．中国医学伦理学，2022，35（09）：1035-1041.

[27] 陈咏梅, 丛敏, 王景周, 等. 学术论文中科研伦理失范现状、特征及治理策略思考：基于撤稿观察数据库. 科技管理研究, 2022, 24：198–207.

[28] 张莉昕, 庄一渝. 护士道德韧性研究进展. 护理学杂志, 2022, 37（15）：16–19.

[29] 中华人民共和国国家卫生健康委员会科技教育司.《涉及人的生命科学和医学研究伦理审查办法》文件解读.（2023–02–27）. https://www.gov.cn/zhengce/2023–02/28/content_5743660.htm.

索　引